肩关节镜手术技巧

SURGICAL TECHNIQUES IN SHOULDER ARTHROSCOPY

骨科手术技巧丛书

肩关节镜手术技巧

SURGICAL TECHNIQUES IN SHOULDER ARTHROSCOPY

主　编　姜春岩　鲁　谊　朱以明

编　著　（按照姓氏汉语拼音排序）

　　　　姜春岩　李　旭　李奉龙

　　　　鲁　谊　朱以明

北京大学医学出版社

图书在版编目（CIP）数据

肩关节镜手术技巧 / 姜春岩，鲁谊，朱以明主编.
—北京：北京大学医学出版社，2017.1（2019.7重印）

ISBN 978-7-5659-1500-0

Ⅰ. ①肩…　Ⅱ. ①姜…②鲁…③朱…　Ⅲ. ①肩关节
—关节镜—外科手术　Ⅳ. ① R684

中国版本图书馆 CIP 数据核字（2016）第 262594 号

肩关节镜手术技巧

主　　编：姜春岩　鲁　谊　朱以明
出版发行：北京大学医学出版社
地　　址：（100191）北京市海淀区学院路38号　北京大学医学部院内
电　　话：发行部 010-82802230；图书邮购 010-82802495
网　　址：http://www.pumpress.com.cn
E - m a i l：booksale@bjmu.edu.cn
印　　刷：北京信彩瑞禾印刷厂
经　　销：新华书店
责任编辑：刘　燕　　责任校对：金彤文　　责任印制：李　啸
开　　本：889mm×1194mm　1/16　　印张：9.75　　字数：329千字
版　　次：2017年1月第1版　2019年7月第2次印刷
书　　号：ISBN 978-7-5659-1500-0
定　　价：106.00元

本书由

北京大学医学出版基金资助出版

前　言

肩关节疾病涵盖的范围较广，既包括老年性退行性损伤及病变，也包括各种运动损伤。以往人们对肩关节疾病的认识较为模糊，诊断混淆不清，对很多涉及肩关节疼痛和活动受限的疾病皆以"肩周炎"这一笼统的诊断一言蔽之，很难有效地对不同的肩关节疾病进行有针对性的治疗。几乎所有在我科进修学习过的骨科医师都反映，在开展肩关节领域的临床工作初期，对各类肩关节疾病进行诊断与鉴别诊断是最大的困扰。

目前骨科领域采用微创化治疗的大趋势是毋庸置疑的，肩关节镜在肩关节疾病的治疗中更是占有绝对的主导地位。然而，肩关节镜技术的学习曲线较为漫长。由于肩关节自身的解剖特点，关节周围有丰富的肌肉和软组织包绕和覆盖，亦不可能在术中应用止血带来控制出血而改善视野，加之肩关节镜下的各类手术操作更为复杂，从而使肩关节镜的操作难度明显高于其他关节的关节镜，这也是开展肩关节领域临床工作的另一个巨大障碍。

与各位骨科同道一样，对于上述的困扰和痛苦，我们在从业初期也曾感同身受。随着国内立志于此专业方向的骨科医师日益增多，肩关节外科已成为近年来发展得最为迅猛的骨科亚专业之一。作为这个亚专业的先行者，我们认为自己有责任、也乐于将我们近 20 年的临床经验与体会（包括成功的经验与失败的教训）与全国的骨科同道毫无保留地分享与交流，这也是我与我的团队在极为繁重的临床工作之余编写本书的主要动力。

本书主要面向骨科临床医师，其章节设置基本上涵盖了应用肩关节镜治疗的各类肩关节疾病。每章的编写注重临床实战，首先简要、明晰地介绍各类肩关节疾病的诊断与鉴别诊断，之后明确提出手术的适应证与禁忌证。每章中的手术技巧是重中之重，不仅详尽地介绍了各个步骤的要点，还附加了大量我们在多年临床工作中总结出的技巧以及经验教训，同时配有海量的图片（包括示意图和关节镜手术图片）。本书中所有的病例以及手术图均出自我们自己的病例资料。我们也由衷地希望通过本书能够帮助全国的骨科同道更加顺利地开展肩关节外科专业的工作，使他们尽快度过肩关节镜的学习曲线。

最后，感谢本书的两位共同主编——鲁谊与朱以明医师，以及编者李奉龙与李旭医师。他们都是我的肩关节外科团队中不可或缺的中坚力量，感谢他们在繁重的临床与科研工作之余牺牲自己宝贵的业余时间为本书所倾注的心血，尤其感谢李奉龙医师在本书后期的整理编纂中的巨大付出。同时，我们也感谢北京大学医学出版社的刘燕老师在本书的编纂与出版过程中给予的协助。

姜春岩

2016 年 9 月 20 日，于北京

目　录

第 1 章

肩关节镜基础知识

"好的开始，是成功的一半。"相信读者们都听过这句话。对于希望开始肩关节镜旅程的行医者们，怎样才能保证有一个好的开端呢？从笔者的经验来看，要想做好肩关节镜，最为重要的一步是对肩关节各种疾病本身，包括病因、病理生理、诊断和治疗原则等有较为深刻的认识与理解。我们都知道，最危险的医师，不是手术技术多么糟糕的那一类人，而恰恰是手术技术非常高超，但适应证把握不对的人。如果起跑的方向错了，跑得越快，肯定就会离目的地越远！因此，虽然本书是一本手术学方面的著作，但除了在手术技术方面的介绍外，作者们仍然花费很多的精力与篇幅介绍手术之外的各种基本理念，希望广大的医师读者们在临床上能够严格把握手术指征，因为这一点的重要性要远远超过如何掌握关节镜技术本身。

另外，对于肩关节解剖结构的深入了解，也是成功应用关节镜的一项前提条件。虽然本书旨在介绍关节镜技术在肩关节领域中的应用，但我们从不反对切开手术。相反，通过熟练地掌握切开手术技术，会为进一步应用关节镜技术奠定良好的基础，并大大简化医师从切开过渡到微创这一较为漫长的过程。

第一节 肩关节镜的手术配套器械

"工欲善其事，必先利其器。"完善、一流的手术器械意味着一个良好的开始。

一、关节镜的基本器械

肩关节镜通常可以使用直径 4.0mm 的 30°镜头及配套金属套管，后者配有钝头刺穿器。在初次进入组织的过程中，使用钝头刺穿器既有利于保护组织，又可以保护镜头。

70°镜头虽然可以有局部放大的作用，尤其是在关节内判断肩胛下肌损伤有一定的优势，但大多数情况下不是必需的。因此，在条件有限的医疗机构可不作为常规购置。

其他常规器械包括软组织刨刀、打磨钻头、射频刀头（图 1-1）及视频采集系统（图 1-2）。

肩关节镜的基本操作需要以下器械：钝头交换棒、不同形状的篮钳、异物钳、软组织夹钳、抓线钳、带刻度探钩、组织剥离器和钩针。

二、管路系统

由于肩关节镜无法使用止血带，因此，对水流的控制要求较高。对于初学者，如果不能很好地控制出水与入水，就会造成组织过度肿胀，影响操作。

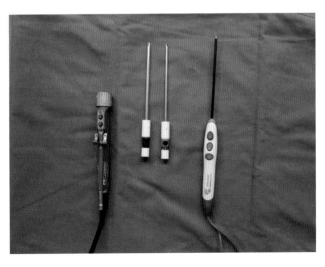

图 1-1 软组织刨刀、打磨钻头和射频刀头

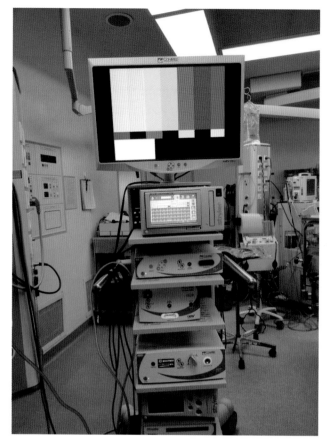

图 1-2　视频采集系统

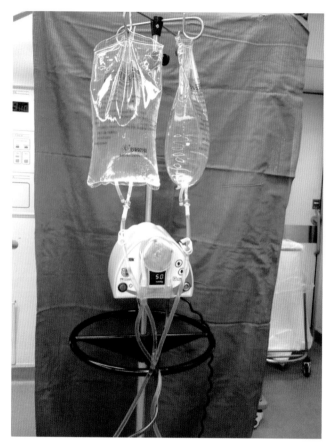

图 1-3　压力泵及管路

而这种影响会进一步延长手术时间，造成组织进一步肿胀，从而形成恶性循环，导致手术失败。因此，在可能的前提下建议使用压力水泵及配套出水与入水管路。水泵压力通常可控制在 35 ～ 50mmHg，尽可能不要超过 80mmHg，以避免过度压力灌注而造成组织水肿。同时注意，管路的直径应较粗（不要使用输液器代替，因其管径过小），并避免使用软管，以避免造成水流阻碍（图 1-3）。

三、带线锚钉

最早的缝合方法是在骨面上做出骨髓道，再以缝合线穿过骨髓道后将软组织缝合到骨床上。Mitek 开发出了最早的缝合锚钉（G1），其形状类似于鱼钩。通过锚钉，术者可以更方便地缝合软组织而不用再做骨髓道。目前市场上的各种缝线锚钉林林总总，大致可分为可吸收锚钉与金属锚钉两大类。金属锚钉价格低廉，便于术后借助 X 线判断锚钉位置；可吸收锚钉最终可在体内降解，从而可避免引发患者的心理不适（表 1-1）。

目前常用的肩袖外排锚钉多是挤压螺钉设计，锚钉尖端带孔，可将内排锚钉的尾线从钉孔中引入。在张紧内排尾线的状态下，将外排锚钉打入骨隧道中，通过锚钉与骨隧道间界面的挤压效应锁紧并固定内排锚钉尾线。具体内容我们将在"全层肩袖损伤"一章中进一步讨论。

目前国内尚缺乏成规模国产品牌的锚钉，相信不久的将来，会有更多成熟的国内产品进入这一领域。

四、过线器械

将锚钉打入骨床后，需要将尾线穿过需要缝合的软组织以打结固定，这就需要过线器械来完成。常用的过线器械有缝合钩和刺穿器。

1. 缝合钩　其工作原理是通过中空的缝合钩将导引线穿入，利用缝合钩穿过需要缝合的软组织，将导引线穿出并连同缝合线一起引出体外，将两者系紧后反向抽动导引线。这样即可将缝合线穿过组织并引出工作通路。

表 1-1	国内市场上主要的国际品牌锚钉（非全部）				
公司	锚钉	材料	直径（mm）	尾线	用途
Arthrex	Corkscrew	可吸收	5.5	双线	肩袖
	SutureTak	可吸收	3.0	单线	不稳定
	PushLock	可吸收	4.5	/	肩袖外排
	Corkscrew	金属	5.0	双线	肩袖
	Corkscrew	金属	3.5	双线	SLAP 损伤*
Mitek	HealixBR	可吸收	6.5	双线	肩袖（骨质疏松）
	HealixBR	可吸收	5.5	双线 / 三线	肩袖
	HealixBR	可吸收	4.5	双线	SLAP 损伤
	HealixPeek	不可吸收，不显影	6.5	双线	肩袖（骨质疏松）
	HealixPeek	不可吸收，不显影	5.5	双线 / 三线	肩袖
	HealixPeek	不可吸收，不显影	4.5	双线	SLAP 损伤
	LupineBR	可吸收	2.9	单线	不稳定
	VersaLock	不可吸收显影	4.9	/	肩袖外排
	Fastin	金属	5.0	双线	肩袖
	Fastin	金属	3.0	双线	肩袖
Smith &Nephew	Twinfix	金属	5.0	双线	肩袖
	Twinfix	金属	3.5	双线	SLAP 损伤
	Twinfix	金属	2.8	单线	不稳定
Linvatec	Super Rivo	金属	5.0	双线	肩袖
	Rivo	金属	3.5	双线	SLAP 损伤
	Mini Rivo	金属	2.8	单线	不稳定

*SLAP 损伤：上盂唇由前向后（superior labrum from anterior to posterior，SLAP）损伤

2. 刺穿器　其工作原理是利用其尖锐的顶端直接从需要缝合的软组织部位贯穿刺入，利用其抓钩部分抓住缝线后带出。

五、打结

在打结过程中，我们建议使用透明套管，打结的缝线应在套管中，这样可以避免缝线反复穿过软组织时形成缠绕或带入邻近组织。套管应尽量选用最小直径，以避免对组织造成过大破坏（图 1-4）。

如果不使用套管，或者条件所限无法使用套管，应注意确保需要打结的缝线经过同一操作通路，之间没有软组织卷入，可使用抓线钳一次将需要打结的两根缝线同时从通路内取出。但这样会增加手术操作的繁琐，延长手术时间。

需要了解，打结是肩关节镜手术操作中一项基本并且十分重要的技术。目前所知的线结超过 1400 多种，绝大多数源自于手结和渔夫结。由于关节镜

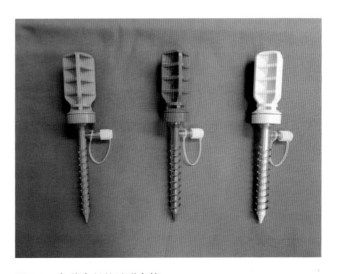

图 1-4　各种直径的透明套管

操作空间有限，并且要将打好的线结通过一段较长的软组织达到需要缝合的部位后才能收紧，因此，仅有少数的线结符合关节镜技术的要求。关节镜下打结的要求有：①打结较为容易，不会占用过多的手术时间。②线结在需要的部位可以锁紧。③锁紧的线结不会再次滑动。此外，在打结的过程中需要注意维持线结的张力，并避免将周围软组织缠绕进去。

现简要叙述线结原理：任何线结都是由两根缝线的尾端组成的，其中一根在打结的过程中要保持张力不变，通常称之为线桩。另一根缝线则称之为围绕线或非桩线，在打结过程中始终处于松弛状态并围绕线桩形成线结。之所以称保持张力的缝线为线桩，是因为线结会沿着该缝线一直滑到组织上，类似于将马的缰绳系在木桩上的过程。

虽然术者可以根据自己的习惯选择两根缝线的其中之一作为线桩，但在缝合组织时应考虑线结所在的位置，决定应选择哪一根缝线作为线桩。以SLAP损伤的修复为例：一根缝线在关节盂表面，另一根缝线在上盂唇的位置（远离关节）。我们不希望打好的线结在关节内形成摩擦而影响活动，就应该选择远离关节的缝线作为线桩，这样在关节盂表面的那根缝线会围绕线桩形成线结并沿着远离关节的方向系紧，使得最终的缝线远离关节。

围绕线在环绕线桩时根据其走行分为正手结（overhand knot）和反手结（underhanded knot）。顾名思义，前者指围绕线从线桩上方绕过形成线结，后者指围绕线从线桩下方绕过形成线结。应注意打结时线桩的长度与张力要保持不变，仅是围绕线松弛地从上方或下方绕过再系紧。

正手结与反手结均为半结（half hitch），即线结在线桩上仍处于松弛状态，需要两个半结彼此锁紧才能达到张力要求。打半结时一定要保持线桩的张力不能发生改变，否则会出现线结的松动，影响打结的效果。沿线桩推线结时，为了确保线桩的张力不变，可以在末端将作为线桩的缝线向远端推出，

再抽紧围绕线，即所谓的"过结系线"（past point），这样可以使得线桩维持张力并系紧线结。

此外，在打结时，为了确保每一个线结的牢固，应在打完一个正手线结后转换线桩，让之前的线桩转变为围绕线，再打反手线。这样打结后两缝线之间可以牢固地系紧。需要注意，在交换线桩的过程中线桩本身不能出现松弛。一个完整的线结通常是由正手结与反手结组成的。要确保线结的安全、有效，通常需要3个以上的整体线结。

线结分为两种：滑动结与非滑动结。滑动结要求两根缝线可以在所穿过的组织中自由拉动，即抽动一根缝线，另一根缝线可以在组织中自由滑动。滑动结通常在体外打好，然后抽动线桩并放松围绕线，线结会沿着线桩经过通道一直滑动到组织上，然后抽紧围绕线，系紧线结。与非滑动结相比，滑动结更有利于维持线结的张力，因此，对于需要有张力缝合的情况下较为适宜。滑动结又细分为锁定结和非锁定结。前者一旦抽紧围绕线，线结自动锁紧并维持原有张力，如田纳西结和三星结；后者需要附加线结以锁紧之前的线结，如邓肯结。笔者这里介绍一下田纳西滑结的打法，并非该线结较其他线结更具有优势，而是因为笔者自身的习惯使然（图1-5）。

如果拉动一根缝线而另一根缝线不能顺利滑动，此时则需要打非滑动结。非滑动结的一个困难在于不仅在体外打好半结（正手结）时要维持线结的张力，将线结经过组织通道推到组织上时要维持张力，而且在打下一个半结（反手结）之前还要维持原有的张力，只有在下一个半结将前一个半结锁紧后张力才能得以保持，因此对技术的要求较高。

由于关节镜操作往往在组织深方，单纯靠术者的双手很难达到该部位，因此，应常规配备推结器和剪线器，代替手指在组织深方的打结与剪线。应注意，在打结的整个过程中，推结器永远应在作为线桩的缝线上。如果要交换线桩，应该相应地交换推结器。

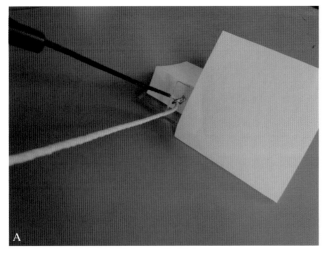

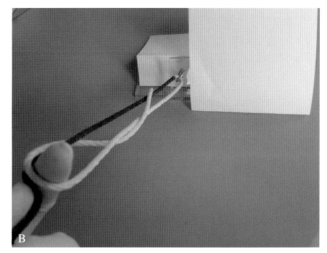

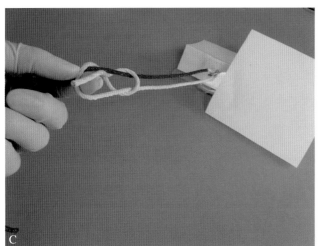

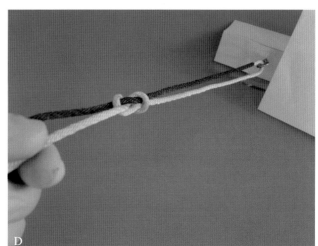

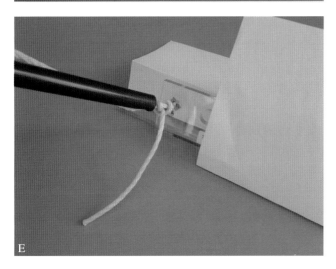

图 1-5 田纳西滑结。A. 紫色线代表线桩，白线代表围绕线；B. 围绕线绕线桩两圈；C. 将围绕线尾从远端的线圈中穿出；D. 修饰线结，使之缩小，从而有利于穿过组织通道；E. 抽动线桩，将线结沿线桩一直滑动到组织上，抽紧围绕线，系紧线结

第二节　肩关节镜的术前准备

一、体位

肩关节镜手术前体位的摆放直接决定了手术是否能顺利完成。通常的体位包括沙滩椅位、侧卧位以及介于其间的体位。体位的摆放并无一定之规，往往取决于术者的习惯。

1. 沙滩椅位　该体位由于类似于躺在沙滩的躺椅上而得名。患者上半身坐起，与地面约成60°，下半身抬起约20°；腰部放置于手术床的关节处并确保没有空置；将头颈部稳定固定，确保气管插管没有脱落危险；将患侧肩关节放置于手术床外以利于操作，确保肩关节可充分后伸与内收、外旋而没有阻挡；下肢骨性突起部分包括膝关节、踝关节等处进行良好的衬垫以防止卡压（图1-6）。

该体位的优点为：①更加"解剖"，有利于初学者建立镜下视像。②有利于在必要时直接转为切开手术而不需要重新消毒铺巾。③术中可以充分地内外旋、内外展肩关节以利于操作。④避免长期牵引造成的神经损伤。通过该体位进行肩袖、肩锁关节和肩峰等部位的手术较为容易。

该体位的缺点为：①由于患者的上身坐起，需要更低的降压才能很好地控制出血，因此，对于存在脑卒中风险的患者较为不利，需要在术前对这种患者仔细评估。②在进行肩关节不稳定手术时，需要助手长时间持续牵引并辅以良好的肌肉松弛，以

利于在盂肱关节下方使用器械进行操作。有条件的医疗机构可以购买"蜘蛛臂"牵引器，使得该项操作得以简化。

2. 侧卧位　采取侧卧位时需要将手术床旋转45°，以使术者可以站在患者的头侧进行操作而不会影响麻醉机和呼吸管路的摆放。对身体的骨性突起部位进行良好的衬垫（对男性患者要注意会阴部位的保护），躯干的前后均应以柔软的气垫固定住，以避免在术中出现身体移动。配合使用牵引架，确保患侧上肢外展60°~70°，前屈15°~20°。牵引重量视患者体重而定，一般不超过3~4kg（大约3L袋的盐水2袋）。在整个牵引过程中还需要对上肢进行包扎与固定，以免牵引滑脱（图1-7）。

侧卧位的优点为：①整个身体与大脑、心脏保持同一水平，控制性降压较为安全。②由于持续牵引，一些沙滩椅位较难达到的狭小空间被人为加大，有利于操作。③较容易达到盂肱关节的各个方向。

侧卧位的缺点为：①需要额外的牵引设备。②一旦需要转为切开手术，需要重新消毒铺巾。③长时间牵引有造成臂丛神经损伤的风险。④术中不能自由地将肩关节旋转与摆放到任意位置。⑤对肩胛下肌等喙突附近结构的操作较为困难并容易造成污染。⑥长期异常体位容易对手术者造成工作劳损。

此外，也有医师结合沙滩椅位与侧卧位的优点，将患者摆放在侧卧位，但躯干后倾，与身体纵轴成

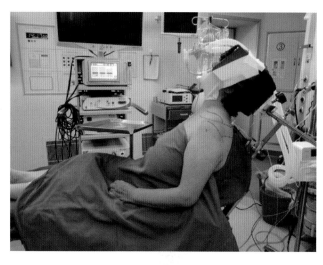

图1-6　沙滩椅位

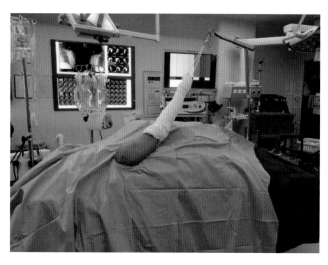

图1-7　侧卧位

20°～30°，可较为容易地进行肩胛下肌等部位的操作。

二、麻醉

关于麻醉本身，涉及较为复杂的问题，并非本书讨论内容。一般来说，肩关节镜手术可施行全身麻醉（简称全麻）或臂丛麻醉，也可结合使用，以便获得较好的降压效果。由于肩关节镜无法使用止血带，因此，利用控制性降压对出血进行控制就显得尤为重要。在保证重要脏器血流供应的前提下，将血压控制在 90mmHg/60mmHg 以下较为适宜，但对于老年患者、合并高血压等内科疾病、发生脑卒中风险较高的患者，可适当调整血压。此外，全麻有利于获得较好的肌肉松弛效果，便于在有限的空间中（如盂肱关节下方）进行操作，这一点是臂丛麻醉无法达到的。全麻又分为气管插管和喉罩给氧两种方式，前者适合于各种体位，后者更适合于侧卧位。对于合并严重的内科疾病而无法耐受全麻的患者，可以单独实行臂丛麻醉，此时以肌间沟入路或锁骨上入路进行臂丛麻醉较为安全。但该种方法要求手术时间一般不超过 2h，否则患者会因长时间处于一个固定的体位而出现不适，尤以侧卧位更需注意。

三、入路

为了避免重复，这一部分仅介绍肩关节镜常用入路。针对具体疾病所做的特定入路，尤其是如镜下喙突移位所需要的一些特殊入路，将在相关章节具体介绍。在建立入路之前，应用记号笔对肩关节的骨性结构提前做出描画，以防止由于手术中组织肿胀而影响入路的准确建立（图 1-8）。

1. 后方入路　经典的后方入路位于肩峰后下角下方 2cm、偏内侧 2cm 的位置。从这一入路进入，穿过冈下肌肌腹，可直接进入盂肱关节。在进入关节时，为了避免伤及关节软骨，建议使用圆钝带金属套管的刺穿器，在刺入肌肉以后轻轻触及肱骨头。然后沿着肱骨头向内侧滑动，仔细寻找关节间隙，确保刺穿器对着前方的喙突以有利于控制进入关节的方向。在进入关节内的瞬间，会有明显的突破与落空感。相反，如果没有这种突破感便直接很容易地进入关节内，我们称之为"穿通征"阳性，提示存在较为严重的肩袖损伤。

在解剖上，该入路与盂肱关节保持平行，因此，适合进行盂肱关节内的手术（如 SLAP 等）。但如进行肩峰下操作时，由于入路偏内，对于外侧肩袖在骨床上的止点观察不是十分清晰；而且由于入路较低，镜头的走向自下方向上方，就很难观察下方的组织结构。因此，在进行肩峰下间隙的操作（例如肩袖修补）时，应将后方入路建立在肩峰后下角偏下偏内 1cm 处（图 1-9）。

2. 外侧入路　外侧入路主要用于肩峰下间隙的观察与操作，入路的建立位于肩峰外缘的外侧 3cm、肩峰前缘的后方 1～3cm 处，视具体情况决定外侧入路的建立偏前还是偏后。如果外侧仅做一个入路，建议在肩峰外缘的中线上较为合适，这样可以从外侧进行整体的观察而不会出现"死角"。如果需要在外侧建立两个入路，以便一个用于观察，另一个用

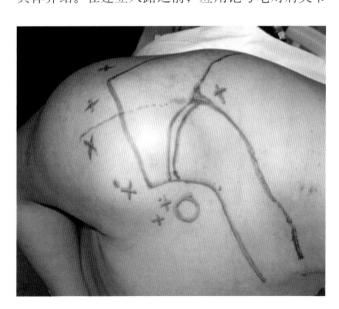

图 1-8　术前标记体表标志

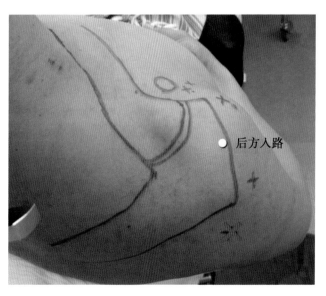

图 1-9　后方入路

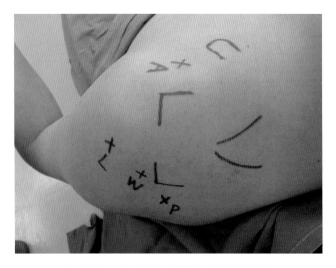

图 1-10   主要手术入路，"L"为外侧入路，"W"为 Wilmington 入路

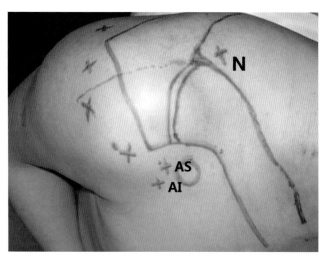

图 1-11   前方入路，"AS"为前上方入路，"AI"为前下方入路，"N"为 Neviaser 入路

于操作，则需要尽可能将两个入路分隔开来，以免镜头与器械在两个入路中互相干扰（图 1-10）。

在其他外侧入路中，Wilmington 入路位于肩峰后下角的偏前、偏外侧各 1cm 的位置。这一入路主要用于修复 SLAP 损伤时置入缝合锚钉（图 1-10）。

3. 前方入路   大多数前方入路位于喙突的外侧。这里远离重要的血管和神经，较为安全，并可以肱二头肌长头肌腱和肩胛下肌作为建立入路的根据。前上方入路可位于肱二头肌长头肌腱的上方，穿经肩袖间隙进入关节；前下方入路位于肱二头肌长头肌腱下方和肩胛下肌上方。这两个入路均可先

由穿刺针进行定位后建立（图 1-11）。

在前方入路中，有时会建立更下方的"5 点钟"入路。顾名思义，在修复 Bankart 损伤时，在前下方入路的更下方 1cm 的位置建立该入路，可以较为容易地在肩盂的 5 点钟位置（右肩）打入缝合锚钉。但该入路会伤及肩胛下肌，仅在必要时采用。

4. Neviaser 入路   该入路位于肩锁关节的后内侧 2 ～ 3cm，由锁骨后缘、肩峰内缘和肩胛冈围成的三角形区域内的软点处，主要用于肩袖内排的缝合和肩胛上神经的探查松解（图 1-11）。

第三节   肩关节镜检查

肩关节镜检查是肩关节镜的一项基本技术，每例肩关节镜手术都要涉及，这就要求术者能够在较短的时间内完成彻底的肩关节镜下检查。达到这一目标需要：①熟悉肩关节的局部解剖。②熟练掌握关节镜操作。③遵从一定的观察顺序，既不重复导致浪费时间，又要彻底不出现遗漏。根据每个术者的习惯不同，可有不同的镜下观察顺序。这里提供笔者建议的观察顺序。

一、盂肱关节

1. 关节   肱骨头与肩盂构成盂肱关节。前者平

滑呈椭圆状，在后外侧存在一个裸区，缺乏软骨与软组织覆盖。由于该部位距离肩袖附着处较近，注意不要误认作肩袖撕裂。肩盂呈梨形，上窄下宽，周围有盂唇组织围绕，中心仅有较薄的软骨覆盖，不要误认作关节炎改变。

2. 上方   近年来上盂唇结构受到较多的关注。这是一个三角形结构，有肱二头肌长头肌腱附丽在盂上结节（图 1-12）。据统计，约有 60% 的上盂唇与肩盂在周边结合一起，而在中央部分盂唇组织并不附丽在肩盂上。这一部分虽然可以被探钩轻易地掀起，但下方肩盂为透明软骨覆盖，边界光滑，相应的盂唇组织也缺乏损伤的表现，有助于与 SLAP

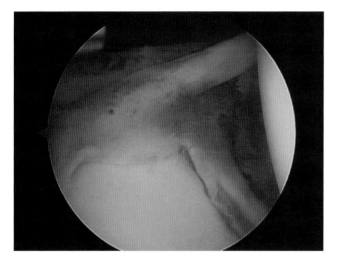

图 1-12 上盂唇

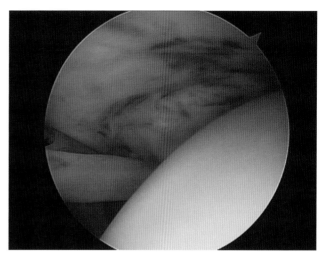

图 1-13 "肩袖索"撕裂

损伤鉴别。部分上盂唇的活动度较大，且随年龄增长会出现一定的退变，所以在作出 SLAP 的诊断时尤其需要谨慎。此外，据统计，约有 12% 的人存在正常变异，上盂唇在结节部位缺如，形成肩盂下孔。

上方的另一个重要结构是肩袖的下表面，可以观察到冈上肌以及冈下肌的下表面，呈"新月体"（rotator crescent）形止于肱骨大结节。与肩袖不同，"新月体"本身缺乏血运。在冈下肌止点与肱二头肌长头肌腱之间常有增厚的关节囊软组织连接，即所谓的"肩袖索"（rotator cable）。这一结构是由喙肱韧带在肩袖肌腱止点处的缺血区周围延续形成的。肩袖索前方紧邻肱二头肌长头，后方至冈下肌腱下缘。有学者推测肩袖索的作用在于像吊桥一样使作用的应力分散，从而保护肩袖止点。因此，当出现肩袖损伤时，只要范围不是很大，冈上肌腱虽然部分断裂，但其所传导的应力仍能通过肩袖索传导到损伤周边完整的肌腱，从而作用于肱骨头。镜下如发现这一结构存在撕裂，提示肩袖本身出现损伤（图 1-13）。

3. 前方　前方的主要组织结构为肩袖间隙。这一结构由肱骨头、肩盂、冈上肌前缘和肩胛下肌上缘共同构成，内有盂肱上韧带、喙肱韧带、肱二头肌长头肌腱关节内部分、关节囊以及盂肱中韧带上部（图 1-14）。

盂肱上韧带是肩关节内收位限制肱骨头向下方移动的最主要结构，通常起自盂上结节，止于小结节上方，经常被肱二头肌长头肌腱及滑膜覆盖。94% ~ 100% 的人在肩关节内收、外旋时可以观察到。

在其下方是盂肱中韧带，经常与肩胛下肌融为

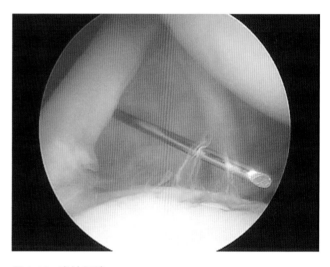

图 1-14 肩袖间隙

一体。在 85% 的人可以在镜下发现，另外有约 1.5% 的人变异为条索状结构直接止于上盂唇。这样就会在局部形成一个洞，称之为 Buford 小体。

在此处还需要检查肩胛下肌，可让助手充分内旋肩关节，在活动过程中检查肌腱的完整性。该肌腱上方也存在"悬吊复合体"结构，连接肩胛下肌和肱二头肌长头肌腱。

4. 下方　沿肩胛下肌向下即是下方最主要结构——盂肱下韧带。该韧带由 2 点到 4 点的前束、7 点到 9 点的后束以及之间的腋襞部分构成，在盂肱关节的稳定性中起主要作用。

5. 后方　在观察后方结构时，可将镜头放置在前方通路内，可以较为充分地观察到后方的盂唇及软组织。

二、肩峰下间隙

肩峰下间隙内有上方的肩峰与下方的肩袖上表面，较为重要的结构包括喙肩韧带、肩袖上表面和联合腱等（图1-15）。

喙突内侧由于有重要的血管和神经，所以仅在必要的操作时才予以显露。如无特殊需要，一般不在此区域进行操作。通过肩峰下间隙将镜头向内侧探查，可以显露完整的喙突、喙突尖端附着的联合腱、喙突基底的喙锁韧带、内侧的胸小肌、臂丛神经及血管结构。此外，沿喙突基底内侧探查，还可以发现肩胛横韧带以及通过其下的肩胛上神经。

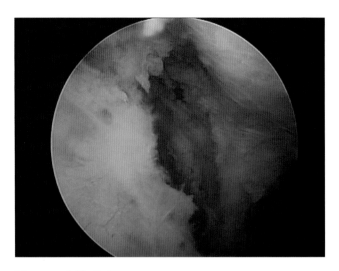

图1-15 肩峰下间隙

相关文献

1. Schenck RC Jr，Kaar TK，Wirth MA，et al. Complications of metallic suture anchors in shoulder surgery. Arthroscopy，1999，15：559.

2. Barber FA. Biology and clinical experience of absorbable materials in ACL fixation. Tech Orthop，1999，14：34-42.

3. Barber FA，Herbert MA，Coons DA，et al. Sutures and suture anchors-update 2006. Arthroscopy，2006，22：1063-1069.

4. Mishra DK，Cannon WD Jr，Lukas DJ，et al. Elongation of arthroscopically tied knots. Am J Sports Med，1997，25：113-117.

5. Loutzenheiser TD，Harryman DT Ⅱ，Ziegler DW，et al. Optimizing arthroscopic knots using braided or monofilament suture. Arthroscopy，1998，14：57-65.

6. Wolf EM. Arthroscopic capsulolabral repair using suture anchors. Orthop Clin North Am，1993，24（1）：59-69.

7. Burkhart SS，Wirth MA，Simonick M，et al. Loop security as a determinant of tissue fixation security. Arthroscopy，1998，14：773-776.

8. Chan KC，Burkhart SS. How to switch posts without rethreading when tying half hitches. Arthroscopy，1999，15：444-450.

9. Weber SC，Abrams JS，Nottage WM. Complications associated with arthroscopic shoulder surgery. Arthroscopy，2002，18（2 suppl 1）：88-95.

10. Skyhar MJ，Altchek DW，Warren RF，et al. Shoulder arthroscopy with the patient in the beach-chair position. Arthroscopy，1988，4（4）：256-259.

11. Palermo P，Cattadori G，Bussotti M，et al. Lateral decubitus position generates discomfort and worsens lung function in chronic heart failure. Chest，2005，128（3）：1511-1516.

12. Baechler MF，Kim DH. Patient positioning for shoulder arthroscopy based on variability in lateral acromion morphology. Arthroscopy，2002，18（5）：547-549.

13. Hoenecke HR，Fronek J，Hardwick M. The modified beachchair position for arthroscopic shoulder surgery：the La Jolla beachchair. Arthroscopy，2004，20（suppl 2）：113-115.

14. Bhatti MT，Enneking FK. Visual loss and ophthalmoplegia after shoulder surgery. Anesth Analg，2003，96（3）：899-902.

15. Detrisac DA，Johnson LL. Arthroscopic shoulder anatomy：pathological and surgical implications. Thorofare：Slack，1986：74.

16. Vangsness CT Jr，Jorgenson SS，Watson T，et al. The origin of the long head of the biceps from the scapula and glenoid labrum：an anatomical study of 100 shoulders. J Bone Joint Surg Br，1994，76（6）：951-954.

17. Maffet MW，Gartsman GM，Moseley B. Superior labrum-biceps tendon complex lesions of the shoulder. Am J Sports Med，1995，23（1）：93-98.

18. Williams MM，Snyder SJ，Buford D Jr. The Buford complex：the "cord-like" middle glenohumeral ligament and absent anterosuperior labrum complex：a normal anatomic capsulolabral variant. Arthroscopy，1994，10（3）：241-247.

19. Steinbeck J，Liljenqvist U，Jerosch J. The anatomy of the glenohumeral ligamentous complex and its contribution to anterior shoulder stability. J Shoulder Elbow Surg，1998，7（2）：122-126.

（鲁 谊 李奉龙）

第 2 章

撞击综合征

第一节 简 介

肩峰下间隙是指位于肩峰下表面与肱骨头之间的一个自然解剖间隙。这一解剖部位是大多数肩关节疼痛发生的主要部位。在这一间隙中，自然存在的三角肌下滑囊与肩峰下滑囊可以使肩袖组织得以在肩峰及三角肌下方平滑地移动。当肩峰下间隙由于种种原因变得相对狭窄时，肩袖组织受到挤压，就会引发以肩痛为主的一系列症状，并最终导致肩袖的损伤。

撞击综合征是指肩峰下间隙由于病理原因出现狭窄，从而对肩袖组织（冈上肌）形成挤压而造成的以肩痛为主的临床症候群。患者的肩峰前下角往往出现骨性结构的变化，并伴随喙肩韧带的增厚。

Neer 最先提出肩袖肌腱在肩关节上举过程中存在反复与喙肩弓碰撞的可能。他指出，在喙肩弓以及肩峰的前 1/3 处的骨赘和增生可以引起肩袖肌腱的撞击和损伤。之后又提出了撞击综合征的分期：第一期，肩峰下水肿和出血，多发生于 < 25 岁的患者，病理表现为肩峰下滑膜增生及无菌性炎症反应；第二期为纤维化和肌腱炎，多发于 25 ~ 40 岁的人群，病理表现为肩峰下滑囊的纤维化和肌腱腱病；第三期为骨赘形成和肌腱撕裂，40 岁以上的患者较多，病理表现以肌腱撕裂为主。Neer 认为 95% 的肩袖损伤由撞击综合征逐渐进展而来，从而确立了肩袖损伤的外撞击理论（机械性因素）。之后的学者们研究了肩关节上举时肩峰下间隙的变化，发现在肩胛骨平面做外展上举时，肱骨和肩峰的间隙逐渐变窄，在上举 60°~ 120° 时两者之间最接近。只有肩峰的前部会在上举过程中与肱骨发生碰撞。另外，肩峰的形态对肩峰下间隙的影响也很明显，Bigliani 等研究了 140 例尸体标本，对肩峰的形态进行了描述。在冈上肌出口位上，可以把肩峰的形态分为三型：一型为平坦型，占所有标本的 17%；二型为弧型，占所有标本的 43%；三型为钩型，约占所有标本的 40%，其中 70% 都存在肩袖损伤（图 2-1）。

Neer 提出采用前方的肩峰成形术可以治疗撞击综合征。之后的多项临床研究报道也证明了这一方法的有效性。通过肩峰成形，不仅可以将狭窄的肩峰下间隙重新扩大，消除症状，而且可以避免肩袖组织的进一步损伤。

与切开手术进行肩峰成形相比，关节镜下肩峰成形可以更好地保护三角肌，便于早期康复锻炼，因而在近十余年越来越受到医师的广泛欢迎。虽然近期有学者在治疗撞击综合征时应采用肩峰成形还

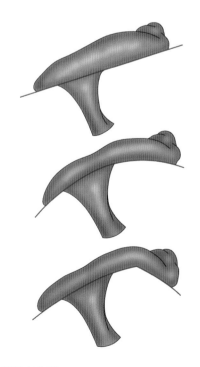

图 2-1 肩峰形态分型

是仅仅肩峰下减压存在争议，各家报道也不尽相同，但通过关节镜技术，消除在肩峰下间隙中对肩袖组织的挤压，确实可以有效地治疗临床症状，这一点已经获得公认。

第二节　诊断与体格检查

一、临床表现

由于肩关节在外展及前屈时肩峰下间隙最为狭窄，因此，罹患撞击综合征的患者多在进行过头活动时（如梳头、向高处放置物品和自由泳时，此时肩关节常处于前屈上举70°～100°）出现疼痛症状。疼痛多位于自肩锁关节至三角肌外侧附丽点的区域之间。夜间疼痛多见，一个可能的原因是由于睡姿导致的直接压迫，以及肩关节长时间处于外展位置造成的。伴有疼痛，并会有不同程度的功能受限。

撞击综合征多发于中年人群，以及年轻的从事过头运动的专业、半专业运动员和重体力劳动者。常隐袭起病，也有单次不恰当的运动诱发出较为严重的疼痛。由于该病的表现类似于颈肩部肌肉劳损、颈椎病、钙化性肩袖肌腱炎和早期冻结肩等，因此，需要仔细予以鉴别。

二、体格体检

与所有骨科部位的检查一样，撞击综合征的临床检查应包括望、触、动、量基本的步骤。撞击综合征的患者通常没有特殊的体征，但常不愿意进行过头的运动。在肩关节前屈上举超过70°时会出现疼痛弧，但在控制疼痛后被动活动范围较健侧往往没有明显的下降。触痛点常位于冈上肌在大结节的止点，以及肱二头肌腱沟邻近肩峰前缘附近。另外，此类患者的活动受限往往是由于疼痛造成的，而非像冻结肩那样的"原发"活动受限。

撞击综合征的特殊检查主要包括Neer试验（图2-2）和Hawkin试验（图2-3）。这些试验均为重复撞击过程的"触发"试验。但至目前为止，各家报道其检验的敏感性与特异性均存在很大差异。

相对而言，Neer注射试验（Neer injection test）仍然是诊断撞击综合征的"金标准"：即向肩峰下注射10ml利多卡因后重复Neer试验，如果疼痛明显减轻则认为试验阳性。

三、影像学检查

对于撞击综合征的患者，应常规拍摄撞击系列X线片，包括标准的肩关节正位片、冈上肌出口位片以及腋位片。借助X线片，可以明确患者的肩峰形态、肩峰外缘及大结节表面是否存在硬化、增生

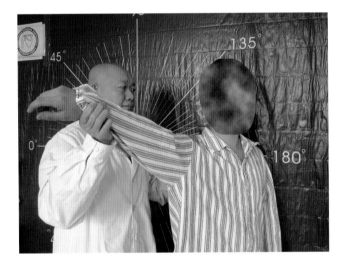

图2-2　Neer试验

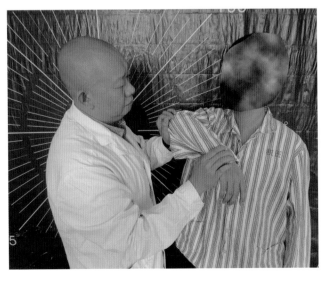

图2-3　Hawkin试验

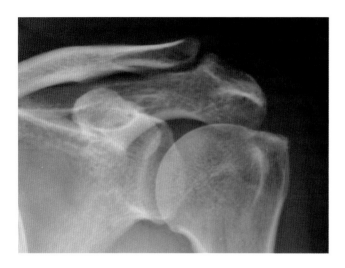

图 2-4 肩峰及大结节硬化

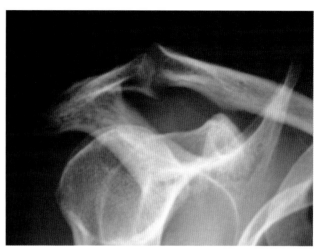

图 2-5 肩峰下骨刺

和骨赘（图 2-4），以及患者是否同时合并肩峰骨骺未闭和肩锁关节退变等。这些表现与手术具体操作密切相关。在撞击综合征末期的患者中，可以在冈上肌出口位上看到肩峰前缘沿喙肩韧带走行的牵拉骨刺（图 2-5），往往需要在手术中予以解决。

　　由于疼痛的干扰，有时对合并肩袖损伤的撞击综合征患者进行临床查体难以明确诊断，需要 B 超及 MRI 帮助判断肩袖的情况。虽然对于单纯综合撞击征的患者，MRI 可以清楚地显示在其肩峰下间隙存在高亮度的异常信号影而肩袖完整，但 MRI 诊断老年部分肩袖损伤的假阳性率较高。有研究报道在60 岁以上的无症状人群中，54% 的人在 MRI 检查中会出现肩袖部分损伤的表现。因此，在利用 MRI 做出撞击综合征合并部分肩袖损伤的诊断时需要医师尤为慎重。相反，B 超由于可以做到动态观察，因此可以更准确地判断肩袖情况。但由于 B 超检查依赖于检查技师的临床经验，目前在我国仍难以推广。

第三节　手术适应证与禁忌证

一、适应证

　　对于单纯的撞击综合征患者，应首选非手术治疗，包括休息，改善活动方式（避免急速发力及过度负重的过头运动），口服非甾体消炎药（non-steroid anti-inflammatory drugs，NSAIDs，如西乐葆或芬必得等）、通过康复训练恢复肩关节活动范围，配合冲击波和超短波等物理治疗，以及单次肩峰下注射糖皮质激素等。在非手术治疗 6 个月仍未能见效或效果不理想的前提下，在疼痛与力弱等症状影响日常生活及工作时，才考虑手术治疗。对于合并肩关节活动受限的患者，应先积极进行康复训练，而非简单地寄希望于手术松解。

　　少数情况下，例如既往曾有大结节骨折畸形愈合（X 线正位片上显示大结节上移），由于肩峰下间隙的狭窄，如果患者出现疼痛与力弱，可以考虑进行手术治疗。

　　手术中，我们倾向于对老年患者、2 型或 3 型肩峰、存在肩峰下骨刺、镜下发现喙肩韧带存在明显退变与剥离的患者实行彻底的肩峰成形术。对于年轻、有明确外伤史的患者，我们更倾向于采取肩峰下减压，清扫滑膜，肩袖清创，保留其喙肩韧带和肩峰完整性而不做任何处理。

二、禁忌证

　　1. 第一期的撞击综合征。

　　2. 未接受过规范的非手术治疗，尤其是合并肩关节活动受限而未接受过康复练习的患者。

　　3. 非手术治疗时间少于 6 个月。

　　4. 继发性撞击综合征患者，如骨关节炎、肩不稳定和肩胛骨节律异常等疾病造成的继发撞击综合征，单纯肩峰下减压或肩峰成形无法改善症状。

5．合并巨大及不可修复肩袖损伤，以及肩袖损伤修复后难以确保其愈合的患者，不应实施肩峰成形术，因其会破坏阻止肱骨头向上方移位的最后一道解剖屏障——喙肩韧带，严重影响患者的日常生活。

6．患者的配合程度差。

第四节　手术技术

一、手术准备

1．麻醉　建议采用全麻＋臂丛麻醉，以确保对患者的生命体征进行良好的监测与控制，并保证麻醉的止痛效果。

2．体位　术者可以根据自己的喜好，选择沙滩椅位或侧卧位。但无论哪一种体位，均需要对患者身体的骨性突起部位进行良好的衬垫，以避免卡压。

3．预防感染　关节镜手术创伤小，发生感染的风险较低，按手术规范要求，术前及术后各静脉输注一次广谱抗生素即可。

4．出血的控制　部分撞击综合征患者在肩峰下间隙内进行操作过程中会出现较明显的出血，影响视野及手术进度。在保证重要脏器血供的前提下，需要控制性降压（建议将收缩压控制在100mmHg以下）。有医师提出在灌注的生理盐水中，每3000ml打入一支去甲肾上腺素；也有的医师主张在术前肩峰下打入去甲肾上腺素以有效地控制局部出血。从笔者的经验来看，以上两种方法在控制出血上并未显示有明显的效果，因此不必作为常规手段。

5．手术之前，在体表进行标记，以避免手术中因为组织过度肿胀而失去对正常组织结构的判断。

6．器械准备　常规关节镜器械、软组织刨刀、磨钻、射频刀头和压力泵。

二、入路的选择与建立

对于肩峰撞击综合征，如果不合并肩袖损伤，处理上较为容易。入路选择上常只需要建立三个通路即可完成手术，即后方通路、前方通路及外侧通路。

1．后方通路　标准的后方通路位于肩峰后角偏下2cm，偏内1cm。在治疗撞击综合征时，由于治疗的重点部位在肩峰下间隙，因此，可以将后方的通路建立在偏外侧一点的位置，即肩峰后角下方1.5～2cm的部位。首先以穿刺锥刺入皮肤的皮下组织，寻找肱骨头与肩盂之间的间隙，将穿刺锥沿前方喙突的方向进入盂肱关节。此过程中注意操作轻柔，避免损伤关节软骨。当完成关节内的处理后再进入肩峰下间隙。要注意，后方通路虽然在进入盂肱关节和肩峰下间隙时不是同一个通路，但在体表上均为同一位置。即将进入盂肱关节的镜头退出到皮下组织，更换为穿刺锥，在皮下组织内更改方向，紧贴肩峰的下方进入肩峰下间隙。

2．前方通路　前方通路的建立可以采用两种方法。

（1）out-side-in：将镜头从后方置入肩峰下间隙作为观察通路，在前方喙突的外侧以定位针选择较为合适的入点以顺利地进入肩峰下间隙。

（2）in-side-out：通常在对盂肱关节进行观察与操作时，在后方镜头的观察监视下，会在前方喙突外侧、肩袖间隙之间建立前方通路进入盂肱关节，完成关节内的观察与处理。之后将镜头转移到肩峰下间隙，更换为穿刺锥，沿着已经建立的前方通路的皮肤切口，让穿刺锥从肩峰下间隙自后方径直穿出前方的皮肤切口，之后更换为镜头，逐步后退回肩峰下间隙。在此过程中，以金属套管从前方紧贴镜头，在镜头的引导下进入肩峰下间隙，由此建立前方通路。

3．外侧通路　在位于肩峰外缘2～3cm的中线位置建立外侧通路。将镜头放置在后方，以定位针确定位置。注意外侧通路的建立不要过高，以避免肩峰骨性结构的阻挡；也不要过低，以避免大结节的阻挡。在定位时可利用定位针多次操作，以确定最佳位置，保证操作器械既可以顺利地到达肩峰下缘，也可以无阻挡地达到下方的肩袖。

三、肩峰下滑膜清理

有研究发现，在撞击综合征患者，肩峰下滑囊内的炎症细胞因子如肿瘤坏死因子（tumor necrosis factor-α，TNF-α）、金属蛋白酶和环氧化酶水平会出现异常表达。对滑囊的广泛清除可有效地消除以上炎性介质的表达，从而控制炎症及疼痛的发展。因此，在撞击综合征的治疗中，广泛的滑膜清理是获得良好效果的关键之一。

在撞击综合征患者，肩峰下间隙往往存在较为严重的滑膜增生。利用软组织刨刀与射频刀头，分别自前方和外侧的工作通路将干扰视野的滑膜组织予以彻底的清除。一方面，可以清晰地显露视野，有利于进一步判断肩峰的形态以及肩袖的完整性；另一方面，可以有效地去除致痛的病因。

在利用软组织刨刀清扫滑膜时，使刨刀刃背冲镜头，可以更好地保护关节镜。滑膜清扫应遵从一定的顺序，以最大程度地清理增生的滑膜。通常可先从前方开始，去除肩峰前角的滑膜组织。之后维持后方的视像不变，从外侧通路进一步清扫滑膜组织。此时注意确保刨刀头背离三角肌，以避免损伤三角肌而造成过多的出血，增加手术难度。在清理滑膜的同时，注意使用射频刀头松解滑膜组织在前方和外侧与三角肌下滑囊和肩袖组织的粘连。之后将镜头更换为外侧，分别自前方通路和后方通路做进一步的滑膜清理。

要注意，当镜下显示出红色的肌肉纤维组织时，就应该停止刨削，以避免伤及正常的肌肉组织。在滑膜清扫的同时，应随时使用射频刀头仔细止血。

在此过程中，不要对内侧滑膜组织做过多的清理。这是因为：①目前研究认为，撞击综合征与内侧滑膜组织似无关联。②肩袖肌腱在内侧转变为肌肉组织，在刨削过程中容易造成损伤。③内侧滑膜组织内存在较多血供，对这一部位破坏越大，则出血越多，人为地增加了止血困难与手术时间。

由于滑膜组织和存在病变的肩袖均可能在这一过程中出血，因此，使用射频刀头仔细止血是必不可少的一个步骤。在止血过程中，注意避免高温对组织造成额外的损伤。这就要求术者控制好注水的流速，使灌注液能够迅速地冲洗局部，在保证术野清晰的同时降低局部烧灼引发的高温；使用射频时尽可能调低射频能量，持续地移动射频，并且不要使射频刀头垂直贴覆在肩袖组织上止血。

止血应及时，不要拖延。术中如发现出血点就应随时止血，以免过多的出血造成整个视野的丧失和难以寻找出血部位。如果出血较为迅速，短时间内影响到视野的观察，可采用以下手段予以控制：①将镜头深入到出血部位，避开邻近部位的影响。②加快出水，迅速寻找可疑的出血部位。造成较多出血的部位，常位于内侧滑膜组织或肩峰的前下缘

三角肌附丽点处。③调节压力泵，提高注水压力，使水流将出血迅速冲开，以便于寻找出血。在止血后注意调回原来的压力，避免长时间高压力灌注导致组织过度肿胀。

四、肩峰成形

1. 喙肩韧带　一旦决定施行肩峰成形，需要清晰地显露肩峰前下角。这一部位通常被喙肩韧带所覆盖。因此，使用射频刀头去除喙肩韧带是肩峰成形的前提条件。研究表明，喙肩韧带一旦被切除，肩峰下间隙的压力会下降72%。在严重滑膜增生的患者，在镜头下清晰地观察到这一部位较为困难。需要在滑膜清理之后，用射频刀头从外侧通路进入去触及肩峰的前下角和外侧缘（镜头维持在后方通路）。一旦感觉到骨性结构，沿着前下角和外侧缘的交界向后方和内侧将射频刀头移动1cm左右。之后刀头冲上，开始切除喙肩韧带。这样可以很好地显露肩峰的骨性结构。之后则可以紧贴着已显露出的骨质，自前向后、自外向内进一步去除剩余的韧带在肩峰下缘的附丽，最终完整地暴露肩峰下缘和外侧角。

在切除喙肩韧带的过程中，需要注意以下几点：①在切除喙肩韧带时常会破坏胸肩峰动脉的肩峰支血管，导致较多出血，因此，在这一过程中应随时使用射频刀头对出血点进行止血。一个常见的错误是镜下看到出血，但由于出血并未影响到视野，术者希望在完成整个韧带切除后再进行止血。这样很容易造成突发的相对较大的出血，在之前数个小出血的影响下，无法让术者准确地找到止血部位，视野长时间被出血完全遮蔽。②在切除喙肩韧带的过程中务必注意对三角肌的保护。无论是肩峰前缘的附丽点，还是外侧缘的附丽点，均应注意保护，不要做任何的破坏，从而最大程度地体现出关节镜手术的优势。

2. 肩峰　在切除喙肩韧带后，使用直径5mm的肩峰打磨钻头进行肩峰成形。其目的是切除骨刺，并将Ⅱ型或Ⅲ型肩峰转变为Ⅰ型肩峰。在肩峰成形之前，确保肩峰前下角没有软组织存留，避免因为软组织的阻挡，导致磨钻无法触及肩峰前下角。

肩峰成形有两种方法。

（1）将镜头放置在后方通路，将磨钻自外侧通路进入，从外向内、自前向后对肩峰前下角进行逐步的打磨，直至在镜下"创造"出一个平滑的肩峰。由于大多数肩峰的厚度为7mm左右，加上骨性增生，将肩峰切除的厚度控制在一个磨钻的直径

（5mm）是比较安全有效的。但对于体型瘦小的患者，切除范围应作相应的调整。另外需要注意，肩峰自外向内的厚度逐渐加大，因此，在肩峰成形的过程中，自外向内的打磨深度也应相应调整，以获得较为平滑的肩峰形态。

（2）"切割模具"技术：将镜头放置在外侧通路，将磨钻自后方通路进入，其金属套管紧贴肩峰后缘下方的骨质，以肩峰后缘为模具，自肩峰中段由后向前进行打磨。该项技术的优势是利用肩峰后方骨质与磨钻套管的直接接触，对打磨的范围可以有效地控制，避免对肩峰造成过度破坏。另外，自后向前的打磨，利用金属套管的直线设计可以更有效地使肩峰被打磨成平滑的Ⅰ型肩峰形态（图2-6）。

3. 肩锁关节 如果患者术前检查时发现合并肩锁关节疼痛，影像学发现肩锁关节退变，在镜下应常规检查肩锁关节。对于退变严重的患者，应同时进行锁骨远端切除。具体方法见本书相关章节。

五、肩袖镜检与肌腱清创

由于大多数撞击综合征患者合并肩袖腱病，因此，在肩峰成形的同时，应对肩袖组织进行充分的评估。将镜头放置在外侧通路，助手握持患者上肢进行肩关节的内外旋，术者可以对冈上肌、冈下肌和肩胛下肌滑囊面进行充分的评估。对于没有明确撕裂的肩袖腱病，可以利用软组织刨刀对肩袖表面进行清创，去除表面的滑膜组织。由于正常的肌腱组织结构完整，不会因为刨削出现损伤，因此，这一过程较为安全。有时通过这种方法可以暴露出不易被觉察的肩袖部分撕裂。如果存在部分肩袖损伤，

具体处理方法见本书相关章节。

六、射频消融技术对肩袖腱病的治疗探讨

既往对髌腱和跟腱等部位的研究表明，肌腱的损伤，特别是肌腱本身的退变，表现为颜色灰暗、胶原纤维排列紊乱、瘢痕粘连及缺乏正常的炎症反应。低剂量的射频消融技术可在肌腱内促进血管生成因子的生长，而后者公认为对于肌腱愈合起到重要的作用，因此，射频消融在理论上能够促进损伤肌腱的修复。在实验室中的研究证实了射频消融的有效性，临床上也有报道应用射频消融技术治疗髌腱炎、跟腱炎和足底的跖筋膜炎取得成功的报道。目前我国市场上使用的Topaz射频消融刀头（ArthroCare，Austin，TX）在技术上要求将射频刀头刺入肌腱间3～5mm的深度，从冈上肌前缘外侧止点开始向后每间隔5mm进行5ms的烧灼，以刺激肌腱愈合。据国外个别临床报道，似能促进损伤肌腱的愈合。但在笔者的相关研究中，通过前瞻性随机对照研究的方法，结果显示，在肩峰成形＋肩袖清创后使用Topaz射频消融，在术后不同时间段，无论在疼痛缓解程度、活动范围恢复还是功能评分方面，均与仅进行肩峰成形＋肩袖清创而不使用该项技术的患者没有明显差异。因此，我们在该项研究之后的手术治疗中，并不再继续使用这一治疗方法，以免加重患者的经济负担。

七、术后处理

术后肩峰下留置止痛泵可缓解疼痛48～72h，采

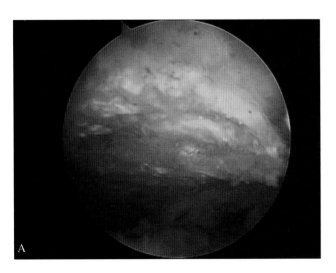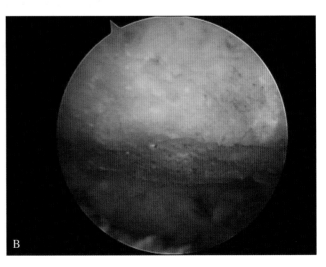

图2-6　肩峰成形手术前后镜下所见。A. 成形前；B. 成形后

用颈腕吊带制动。术后第一天开始进行肩关节被动活动，在疼痛允许的前提下前屈上举、内外旋无限制活动，1～2 周后拆除吊带，开始辅助性主动活动，3 个月后开始肌力训练，并逐步恢复正常的体育运动。

第五节　治疗结果

由于 Neer 认为肩峰下撞击是导致肩袖腱病的重要原因，因此，肩峰成形术一度被作为治疗撞击综合征的标准方法。该方法要求将肩峰下间隙中的增生滑膜尽可能完全去除，并将肩峰前下角的骨性增生切除，将 Ⅱ、Ⅲ 型肩峰转变为 Ⅰ 型肩峰，以彻底消除肩袖损伤的机械性因素。根据这一理论，Ellman 报道过 40 例撞击综合征患者在接受单纯的肩峰成形术后 1～3 年内加州大学洛杉矶分校肩关节评分系统（the University of California at Los Angeles Score System，UCLA）评分优良率占到 88%。De Baere 进行的对 13 例肩袖肌腱炎患者的回顾性研究也证实单独肩峰成形长期的效果较为理想，患者 Constant 评分从术前的 59 分上升到术后 19 个月的 99 分。Cordasco 甚至认为在肩袖损伤深度达 50% 的患者，单纯进行肩峰成形术而不修复损伤肩袖也可取得满意的结果。一直以来，肩峰成形术的临床报道成功率可达到 70%～90%，对治疗效果的客观评分和主观评分在术后 25 年时仍可分别达到 82% 和 90%。但肩峰切除的范围与临床结果的关系一直缺乏关联，而且近年来肩峰成形术这一传统方法不断受到挑战。Matsen 等认为肩峰下骨刺是肩袖出现病变的继发表现，即是肩袖病变的结果而非原因，因此，肩峰成形术无法从根本上消除肩袖损伤，单纯肩峰下减压就已足够。Nottage 等认为撞击综合征只是肩袖腱病的内源性表现，因此，肩峰成形术本身并不必要。Budoff 对合并肩袖腱病的撞击综合征患者仅做肌腱清创术而未进行肩峰成形术，平均随访 53.2 个月，其满意率高达 86%。在之后同一病例系列更长时间（114 个月）的随访中，作者发现总的治疗成功率为 79%。Henkus 等在 2009 年报道，与单纯关节镜下清创相比，镜下清创 + 肩峰成形术无论在疼痛缓解还是功能恢复上均没有显示出明显差异。Ketola 在同一年也曾报道对撞击综合征患者进行肩峰成形术，术后 2 年的随访并未发现这一治疗方法与非手术治疗相比，在客观功能评分和经济花费上有明显的优势。

由于仍缺乏令人信服的大宗病例随机对照前瞻性研究，目前仍无法对肩峰成形术和肩峰减压术治疗撞击综合征作出科学的评判与比较。理论上，如果撞击综合征仅仅是由于外撞击的因素造成的，肩峰成形术可以获得较为满意的治疗效果；如果撞击综合征的发生是由于内在因素造成的，则效果往往不会满意。

从笔者对 65 例撞击综合征随访超过 1 年的临床治疗结果来看，传统的方法，即肩峰下滑膜清扫 + 肩峰成形 + 肩袖清创，使所有患者在疼痛、活动范围及功能评分方面均较术前有明显改善，且随时间进展疼痛程度逐步下降，活动范围及功能评分逐步上升。通过将 Ⅱ、Ⅲ 型肩峰打磨成为 Ⅰ 型肩峰，使得大结节到肩峰之间的距离得以增加，确保肩袖组织可以在更为宽敞、平滑的间隙内滑动，从而消除了肩袖磨损的外在因素。由于肩袖腱性组织仍保持完整，对其肿胀和炎性改变的表面部分进行清创，可有效刺激肌腱的愈合。同时在肩峰下间隙进行广泛的滑膜清理可有效地控制疼痛。因此，在更为可信的研究结果问世之前，我们仍推荐在大多数患者中使用这一传统方法治疗撞击综合征。

对于喙肩韧带的处理，2010 年 Denard 等在尸体标本的研究中，提出"有限肩峰成形"的概念，建议在喙肩韧带的处理上，保留内侧部分，仅切除外侧部分，以完成肩峰成形。但目前仍没有明确的研究结果证实撞击综合征仅仅发生在大结节和喙肩韧带外侧部分之间。另外，对于老年患者，喙肩韧带存在磨损与退变，甚至部分剥离时，单纯保留内侧部分是否有临床意义也未可知。

第六节　失误与并发症分析

一、切除不足

对于刚刚开始接触肩关节镜技术的医师来说，很容易出现肩峰切除不足，导致症状复发。建议应用"切割模具"技术进行肩峰成形。在这一过程中，磨钻自后方进入不要过深，从肩峰外侧的中点开始向前打磨可以有效地避免切除不足。

二、切除过度

对于体型瘦小的女性患者，这种情况并不罕见。术前缺乏对冈上肌 X 线侧位平片的研究是主要的原因。利用"切割模具"技术可以较好地避免这一失误。如对肩峰切除过多，一方面，会造成肩峰菲薄，甚至出现肩峰骨折；另一方面，还会对附丽于其上的三角肌造成不必要的破坏。尸体研究表明，如果对肩峰前方切除 4.0mm，前下缘附丽点处的三角肌纤维会被去除 41% ~ 56%；如果对肩峰前方切除 41% ~ 56%，三角肌纤维则会被切除 69% ~ 77%。虽然肩峰前方的三角肌纤维的重要性远不如外侧三角肌附丽点部分的肌肉组织，但过多的肩峰去除势必会因肌肉损伤而引发临床症状。不仅如此，过多的肩峰切除还会引起包括肩锁关节在内的动力稳定性的改变。

三、肱骨头上移

对于巨大及不可修复的肩袖损伤，是禁忌实施肩峰成形的。一旦肩袖力偶作用消失，肱骨头会向上方移位，喙肩韧带的切除导致其失去最后一道屏障，严重影响日常生活。

四、手术期望值过高

部分患者在接受关节镜治疗后对治疗效果不满意，一个很常见的原因是术前对治疗结果期望过高。从我们的临床病例来看，多数撞击综合征患者在术后早期阶段仍存在一定程度的疼痛与活动受限。虽然大多数患者术后 3 周时疼痛程度即有明显缓解，3 个月时功能即有明显好转，但活动度的恢复和疼痛的消除往往要到术后 6 ~ 12 个月后才能达到。国外的文献报道也显示撞击综合征的效果往往要到术后 6 ~ 12 个月，在严格的康复理疗后才会出现。这一现象提示需要术后不断鼓励患者坚持功能锻炼，以获得最佳的治疗效果。因此，在手术前需要让患者充分理解这项治疗的长期性，降低"短期见效"这种过高的期望。

五、诊断错误

对疾病的误诊与漏诊，或者手术中未能对合并疾病进行适当的治疗，都会影响治疗效果，例如撞击综合征合并肩锁关节炎时未对锁骨远端进行处理，未能对肱二头肌长头腱肌腱炎进行肌腱固定或肌腱切断，以及未发现伴随的肩袖损伤等。医师尤其要对 40 岁以下的撞击综合征患者进行仔细的检查（包括术中），例如盂肱关节是否存在 Bankart 损伤，肩袖间隙及盂唇是否存在撕裂，以及是否合并 SLAP 损伤等。

相关文献

1. Neer CS 2nd. Anterior acromioplasty for the chronic impingement syndrome in the shoulder：a preliminary report. J Bone Joint Surg Am, 1972, 54（1）：41-50.

2. Neer CS 2nd. Impingemen lesions. Clin Orthop Relat Res, 1983, 173：70-77.

3. Bigliani DS, April EW. The morphology of the acromion and its relationship to rotatorcuff tears. Orthop Trans, 1986, 10：228.

4. Ketola S, Lehtinen J, Arnala I, et al. Does arthroscopic acromioplasty provide any additional value in the treatment of the shoulder impingement syndrome? A two-year randomized controlled trial. J Bone Joint Surg Br, 2009, 91（10）：1326-1334.

5. Henkus HE, de Witte PB, Nelissen RG, et al. Bursectomy compared with acromioplasty in the management of subacromial impingement: a prospective randomized study. J Bone Joint Surg Br, 2009, 91 (4): 504-510.

6. Ellman H. Arthroscopic subacromial decompression: Analysis of one-to three-year results. Arthroscopy, 1987, 3 (8): 173-181.

7. De Baere T, Dubuc JE, Joris D, et al. Results of arthroscopic acromioplasty for chronic rotator cuff lesion. Acta Orthop Belg, 2004, 70 (8): 520-524.

8. Cordasco FA, Backer M, Craig EV, et al. The partial-thickness rotator cuff tear: is acromioplasty without repair sufficient? Am J Sports Med, 2002, 30 (7): 257-260.

9. Hegedus EJ, Goode A, Campbell S, et al. Physical examination tests of the shoulder: a systematic review with meta-analysis of individual tests. Br J Sports Med, 2008, 42 (2): 80-92.

10. Tennent TD, Beach WR, Meyers JF. A review of the special tests associated with shoulder examination. Part 1: the rotator cuff tears. Am J Sports Med, 2003, 31 (1): 154-160.

11. Silva L, Andreu JL, Munoz P, et al. Accuracy of physical examination in subacromial impingement syndrome. Rheumatology, 2008, 47 (5): 679-683.

12. Calis M, Akgun K, Birtane M, et al. Diagnosis values of clinical diagnosis tests in subacromial impingement. Ann Rheum Dis, 2000, 59 (1): 44-47.

13. MacDonald PB, Clark P, Sutherland K. An analysis of the diagnosisaccuracy of the Hawkins and Neer subacromial impingement signs. J shoulder Elbow Surg, 2000, 9 (4): 299-301.

14. Kelly SM, Brittle N, Allen GM. The value of physical tests for subacromial impingement syndrome: a study of diagnosis accuracy. Clin Rehabil, 2010, 24 (2): 149-158.

15. Garsman GM. Arthroscopic management of rotator cuff disease. J Am Acad orthop Surg, 1998, 6 (4): 259-266.

16. Sher JS, Uribe JW, Posada A, et al. Abnormal findings on magnetic resonance images of asympotomatic shouders. J Bone Joint Surg Am, 1995, 77 (1): 10-15.

17. Voloshin I, Gelinas J, Maloney MD, et al. Proinflammatory cytokines and metalloproteases are expressed in the subacromial bursa in patients with rotator cuff disease. Arthroscopy, 2005, 21 (5): 1076-1080.

18. Blaine TA, Kim YS, Voloshin I, et al. The molecular pathophysiology of subacromial bursitis in rotator cuff disease. J Shoulder Elbow Surg, 2005, 14 (6): 84-89.

19. Denard PJ, Bahney TJ, Kirby SB, et al. Contact pressure and glenohumeral translation following subacromial decompression: how much is enough? Orthopedics, 2010, 33 (11): 805.

20. Sampson TG, Nisbet JK, Glick JM. Precision acromioplasty in arthroscopic subacromial decompression of the shoulder. Arthroscopy, 1991, 7 (3): 301-307.

21. Takahashi N, Tasto JP, Locke J, et al. The use of radiofrequency (RF) for the treatment of chronic tendinosis. Presented at the International Society of Arthroscopy, Knee Surgery and Orthopaedic Sports Medicine Congress, Florence, Italy, May, 2007: 27-31.

22. Tasto JP, Cummings J, Medlock V, et al. Microtenotomy using a radiofrequency probe to treat lateral epicondylitis. Arthroscopy, 2005, 21 (5): 851-860.

23. Stalder KR, McMillen DF, Woloszko J. Electrosurgical plasmas. J Phys D Appl Phys, 2005, 38 (3): 1728-1738.

24. Taverna E, Battistella F, Sansone V, et al. Radiofrequency-based plasma microtenotomy compared with arthroscopic subacromial decompression yields equivalent outcomes for rotator cuff tendinosis. Arthroscopy, 2007, 23 (2): 1042-1051.

25. 鲁谊, 张蔷, 朱以明, 等. 射频消融技术在肩峰撞击症治疗中的作用. 中华骨科杂志, 2012, 32 (5): 420-425.

26. Chin PY, Sperling JW, Cofield RH, et al. Anterior acromioplasty for the shoulder impingement syndrome: long-term outcome. J Shoulder Elbow Surg, 2007, 16 (6): 697-700.

27. Checroun AJ，Dennis MG，Zuckerman JD. Open versus arthroscopic decompression for subacromial impingement. A comprehensive review of the literature from the last 25 years. Bull Hosp Jt Dis，1998，57（3）：145-151.

28. Matson FA 3rd，Kirby RM. Office evaluation and management of shoulder pain. Ortthop Clin North Am，1982，13：453-475.

29. Nottage WM. Rotator cuff repair with or without acromioplasty. Arthroscopy，2003，19（Suppl 1）：S229-232.

30. Budoff JE，Rodin D，Ochiai DH，et al. Arthroscopic rotator cuff debridement without decompression for the treatment of tendinosis. Arthroscopy，2005，21（8）：1081-1089.

31. Budoff JE，Nirschl RP，Ilahi OA，et al. Internal impingement in the etiology of rotator cuff tendinosis revisited. Arthroscopy，2003，19（6）：810-814.

32. Torpey BM，Ikeda K，Wenf M，et al. The deltoid muscle origin. Histologic characteristics and effects of subacromial decompression. Am J Sports Med，1998，2693：379-383.

33. Green A，Griggs S，Labrador D. Anterior acromial anatomy：relevance to arthroscopic acromioplasty. Arthroscopy，2004，20（10）：1050-1054.

（鲁　谊　李奉龙）

第 3 章

部分肩袖损伤

第一节　简　介

部分肩袖损伤在临床上非常常见，在 Lohr 和 Uhthoff 的一项对 306 例尸体研究中，32% 的标本存在部分肩袖损伤。Sher 发现在 19～39 岁的无肩关节症状的患者组中，部分肩袖损伤的比例为 4%；而在 60 岁以上的同类患者组中，这一比例上升为 26%。1987 年，Fukuda 报道部分肩袖损伤的发生率为 13%，其中关节面损伤占 27%，滑囊面损伤占 18%，肌腱间损伤占 55%。也有学者报道，在部分肩袖损伤中最为常见的是关节面损伤，可以达到 91%。但大多数的临床报道并未发现如此高的比例，目前大多数研究较为认可关节面损伤与滑囊面损伤的比例略大于 2:1。由于关节面肌腱纤维的排列较为紊乱，且纤维较为菲薄，在应力实验中其最大失效应力为滑囊面的 1/2，因此，很多学者认为肩袖的损伤常由关节面开始，逐步延伸到滑囊面。另外，虽然部分肩袖损伤最常涉及的是冈上肌，Sakurai 等在 46 例尸体标本中发现 17 例肩胛下肌也存在部分损伤。

从病因上看，部分肩袖损伤可源自外源性病因和内源性病因。Neer 的经典见解很好地解释了外源性病因：肩峰的外在形态变异，肩峰下撞击的发生，以及喙肩韧带的增生、创伤造成的肱骨大结节上移、肩峰骨骺未闭等机械性因素。这些因素均可以造成肩袖的损伤。因此，如单纯从外源性因素考虑，部分肩袖损伤是在撞击综合征的基础上肩袖经受肱骨头与肩峰之间更大的应力损伤所导致的。其他的外源性因素还包括创伤和关节不稳定等。内源性病因主要是指年龄增长引发的肌腱退变。在组织学上，包括血供减少、胶原纤维及成纤维细胞数量下降、纤维排列渐趋紊乱等。因此，如果单从内源性因素考虑，部分肩袖损伤通常是一个渐进的过程，

是从"腱病"到肌腱完全断裂的一个过渡阶段。由于肌腱在这一过程中很难自愈，如果不对损伤的肌腱部分进行积极的治疗，则很难阻止病程的演进。Yamanaka 对 40 例部分肩袖损伤的患者进行了 2 年的随访，发现 80% 的损伤会进一步加大或转变为全层损伤。Lo 对 46 例部分肩袖损伤的患者进行了 4 年的随访后发现，如果将损伤按深度划分，在损伤超过 50% 的患者中，55% 会进一步发展，而在深度不到 50% 的患者中，这一比例仅为 14%。引发损伤进一步发展的高危因素包括高龄、损伤深度大和无外伤病史。

肩袖的解剖层次分为 5 层：表面为滑膜组织，深方依次为平行排列、纤维较粗大，以及纤维菲薄、彼此交错走行的两层肌腱组织，最深方的两层分别与邻近的软组织移行融合并构成关节囊部分。Ellman 曾将部分肩袖损伤按位置和深度进行划分，到目前为止，这是应用最为广泛的一种分类方法。Ellman 将 6mm 作为一个判断标准。近年来，随着对肩袖足印区测量的日益精进，Ruotolo 等发现肩袖前缘的平均厚度约为 11.6mm，中间部分厚度平均为 12.1mm，后方肌腱的厚度平均为 12mm。因此，损伤是否达到 6mm 可以作为肩袖损伤是否达到 50% 的一个大致判断标准。在手术中，可以利用带刻度的探钩在直视下进行测量。

如果说修复一个巨大的肩袖损伤需要医师具备高超的手术技巧，那么对于部分肩袖损伤的处理，则需要医师具备丰富的临床经验。到目前为止，我们对这一类看上去似乎很不起眼的微小损伤仍然缺乏足够的认识。与全层肩袖损伤不同，临床上仍缺乏治疗部分肩袖损伤国际公认的金标准。如何使一个部分肩袖损伤的患者以最小的代价（其中包括患

者的生理和心理代价、医疗费用以及社会经济学消耗等）在最短的时间内获得最满意的效果，对每一个肩关节医师来说都是一个巨大的挑战。对这种

"微小损伤"的正确治疗往往体现出一个肩关节医师的真正水平。

第二节　诊断与体格检查

一、临床表现

导致部分肩袖损伤的患者前来就医的主要原因是肩关节疼痛，尤以夜间痛为著，以及伴随产生的失眠和过头运动困难等症状。Fukuda 发现 75% 的部分肩袖损伤患者在进行疼痛评分时视觉模拟评分（visual analogue scale，VHS）可达到 5 分以上。相对而言，在全层肩袖损伤的患者中，只有 50% 的患者会评估自己的 VAS 在 5 分以上。即对于部分肩袖损伤来说，由于疾病处于演进阶段，疼痛会超过全层肩袖损伤。此外，Fukuda 还发现滑囊面损伤引发的疼痛超过关节面损伤。一个可能的解释是在滑囊层存在较多的神经纤维，以及释放更多的 P 物质，从而引发更为显著的疼痛。

部分患者在重体力活动时会出现力弱（有时是患者自觉力弱）。这些症状本身并不具有特异性，其他如撞击综合征、盂唇损伤和肱二头肌病变，甚至全层肩袖损伤均可以出现。

需要注意的是，部分肩袖损伤很难自愈。因此，对于有症状的部分肩袖损伤，一旦症状加重，提示损伤加重，可能发展到全层损伤。

二、体格检查

对肩袖的临床检查应包括望、触、动、量，并与健侧仔细对比。注意比较双肩关节外展、前屈上举、体侧和外展 90° 外旋、内旋。对于专业过头运动的运动员（如网球、排球和标枪等）来说，患侧肩关节的整体活动范围可能与健侧一致，但外旋范围会明显增加，而内旋范围会代偿性减小。如果整体活动范围减少，或内旋范围减少超过 15°～20°，则提示可能存在盂肱关节内旋缺陷（glenohumeral internal rotation deficit，GIRD）及伴随内撞击的可能性。

触摸肩关节可能寻找到触痛点，尤其是肩关节后伸并内旋时，在冈上肌止点处的 Codman 疼痛区，提示肩袖损伤。但疼痛的部位并不就是肩袖损伤的部位，这与临床上的"牵涉痛"原理一样：肱二头肌部位的疼痛可能提示肱二头肌出现问题，也可能意味着肩胛下肌上缘存在损伤。此外，需要检查肩锁关节是否存在触压痛，结合影像学检查，有可能在关节镜手术中同时进行肩锁关节的处理。

肩袖部分损伤的特殊检查与全层损伤基本一致，包括 Neer 试验、Hawkin 试验等撞击试验，以及 Jobe 试验、Lag 试验、压腹试验、Lift off 试验和 Bear hug 试验等肌力的评估。如存在患侧较健侧肌力减弱，则提示肩袖存在一定问题（关于特殊检查详见第 2 章与第 4 章）。

三、影像学检查

对于部分肩袖损伤的患者，应常规拍摄 X 线片，包括标准的肩关节正位片、冈上肌出口位片以及腋位片，判断患者是否存在外撞击的机械性因素，作为手术中是否进行肩峰下减压的一个依据。X 线平片对于肩锁关节是否存在退变也有很好的评估作用。如果是一位老年患者，在体检时发现肩锁关节存在触压痛，X 线平片显示肩锁关节退行性改变，即使 MRI 并没有特殊表现，笔者仍建议手术中对肩锁关节进行处理，以改善症状。

MRI 及磁共振关节造影术（magnetic resonance arthrography，MRA）均可用于部分肩袖损伤的诊断。国外一项对 48 例部分肩袖损伤的患者先进行 3.0 特斯拉的 MRI 检查之后再进行关节镜确诊的研究发现，MRI 的诊断正确率高达 92%。如在 T2 加权相中在肩袖的上表面或下表面发现局限性缺损，尤其是在经过压脂处理后的斜冠状位相应位置发现局限性高亮信号，高度提示肩袖的部分损伤（图 3-1）。而在 MRA 中，造影剂在盂肱关节可以沿着损伤的关节面部位进入肩袖组织。

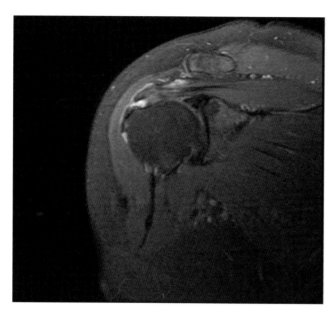

图 3-1　T2 压脂相斜冠状位 MRI 显示肩袖部分损伤

B 超也可应用于部分肩袖损伤的诊断。有报道 B 超对区别部分或全层肩袖损伤的准确性可达 94%。2009 年一项对 65 篇研究进行的 Meta 分析显示，以手术肉眼所见作为判断部分肩袖损伤的金标准，B 超的敏感性为 67%，特异性为 94%；MRI 分别为 64% 和 92%；MRA 则分别达到 86% 和 96%。当然，由于 B 超对操作人员的经验要求较高，MRA 属于有创操作，因而在我国，MRI 仍是大多数医疗机构的首选辅助检查手段。

第三节　手术适应证与禁忌证

一、适应证

需要强调的是，对于部分肩袖损伤深度 < 50% 的患者，首选非手术治疗，且应持续 3 ~ 6 个月。非手术治疗包括应用非甾体类消炎药，避免应激动作，以及在严格监督下进行康复训练。物理治疗中冲击波和超短波对部分患者有一定的疗效。其他物理方法从目前的报道来看未见有明显的疗效，因此不推荐使用。对于肩袖损伤深度不足 50% 的患者，可以尝试单次注射糖皮质激素。我们推荐的药物与剂量为：复方倍他米松（商品名：得宝松）1ml +1% 盐酸罗哌卡因（商品名：耐乐品）2ml +2% 利多卡因 2ml +0.9% 注射用生理盐水 5ml，肩峰下注射。Park 等曾报道对于部分将糖皮质激素类药物注射入三角肌的病例，虽然注射部位不合适，但依赖于药物的渗透作用，仍可对滑囊面的部分肩袖损伤患者的病情有所控制。但到目前为止，我们仍缺乏高级别的循证医学证据支持糖皮质激素注射这一方法的有效性。

对那些经过系统非手术治疗，症状仍难以消除或改善，而影响了日常生活和工作的患者，以及肌腱损伤深度超过 50% 的患者，应积极考虑手术治疗。Karus 曾对 26 例部分肩袖损伤的患者施行肩峰下减压，结果发现 35% 的患者术后发展成为全层损伤。Weber 也发现仅对损伤肌腱进行清创，在二次镜下探查时没有一例患者存在肩袖愈合的迹象。因此，手术应对损伤的肩袖进行相应处理，单纯的肩峰下减压不会逆转病程。

对部分肩袖损伤的手术处理，主要依赖于四个因素：①损伤的大小及深度。②患者的功能要求。③骨质情况。④损伤的病因。这四个因素是需要综合起来考虑的。对喜爱从事体育运动、骨质较好及损伤深度超过 50% 的患者，我们建议手术修复损伤肩袖；对不爱进行活动、骨质疏松及损伤深度不足 50% 的患者，我们则建议仅进行肩峰下减压与肌腱清创；对介于其间的患者，则需要个体化区别对待。

有两种方式修复损伤的肌腱，一种方式是保留未撕裂组织，仅缝合撕裂肌腱的"经肌腱"肩袖修复法。2005 年 Ide 最早报道了对 17 例患者施行该种修复方法，经过 3 年随访，16 例获得满意的效果。Castagna 也曾应用该方法治疗 54 例患者，满意率高达 98%。另一种方式是沿损伤部位将肌腱全层切开，把部分撕裂转变为全层撕裂后按全层肩袖损伤来进行修复。Deutsch 等报道应用该方法治疗 41 例患者，满意率为 100%。虽然有研究证明"经肌腱"修复在力学上更具优势，但对于老年患者，确保看似完整的那一部分肌腱组织确实质地完好，是需要非常谨慎的，因为早期的退变往往无法通过肉眼加以辨认；相反，忽略了病损的肌腱组织而未加以处理，是导致治疗效果不佳的一个主要原因。虽然缺乏大宗病例的循证医学研究，但对于老年患者，尤其是没有明确外伤病史的部分肩袖损伤患者，我们认为将部分损伤转变为全层撕裂是更为安全、保险的方法。

二、禁忌证

1．肩袖损伤深度不足 50%，未接受过规范非手术治疗，尤其是合并肩关节活动受限而未接受过康复练习的患者。

2．非手术治疗时间少于 3～6 个月。

3．配合程度较差的患者。

4．合并内科情况而无法耐受手术的患者。

第四节　手术技术

在对肩袖进行处理之前，我们强调对存在外撞击的患者进行肩峰下减压；对合并肱二头肌病变和肩锁关节病变的患者，手术中应同时进行相应处理。具体过程详见本书相关章节，本节重点讨论对损伤肩袖本身的处理。

对肩袖的处理，往往仅需要建立后方通路、前方通路、外侧通路以及后外侧通路即已足够。具体通路的建立见本书的第 1 章。

一、滑囊面损伤的处理

绝大多数滑囊面的肩袖损伤都与撞击综合征密切相关，因此，肩峰下减压往往是必需的。在对滑囊面的损伤进行清理时，判断所清理的是增生的滑膜还是肌腱组织是非常重要的。一个较好的方法是利用软组织刨刀对肌腱表面进行广泛的清创。如果是增生的滑膜组织或撕裂的肌腱部分，会被刨刀清除，而正常的肌腱纤维往往不会受到破坏。因此，利用刨刀进行清创，既有利于对损伤范围的判断，也有助于肌腱的"再新鲜化"。

如果经判断肩袖损伤为 Ellman I 级，对肌腱进行单纯清创便已足够。此时将镜头经过肩峰外侧通路置入肩峰下间隙，分别从前方通路和后方通路进入刨刀，对损伤部分从不同的角度彻底清创，必要时可以利用射频刀头使正常肌腱边缘形成皱缩，并刺激其重新生长。

如果损伤程度为 II 或 III 级，笔者的经验是单纯清创的临床效果并不令人满意，建议应对其进行修补。如果损伤的肩袖存在明显的分层，即上层肩袖撕裂，而下层保留完整，肌腱在大结节的止点完好，可以以高强缝合线仅对上层的撕裂部分进行边边缝

合。具体方法为：将镜头放置在外侧通路，以缝合钩或刺穿器等方式将高强缝合线分别从正常肌腱的前后方组织穿过，打结缝合。依据损伤的范围可多次重复这一过程，以关闭损伤部分。在这一过程中注意确保每次过线时穿经的前后方组织间距保持一致，尽可能达到解剖修复，避免由于操作导致组织不能很好地贴覆在正常肌腱上而形成"鸟嘴"状隆起。

由于仅缝合撕裂的上层表面很难保证整体肌腱均能恢复一致的张力效果，因此，大多数情况下，我们仍建议将此类损伤转变为全层肩袖损伤后再进行修复。这样可以保证缝合后的肩袖处于一致的张力状态，而不会在肌腱之间存在肌纤维的扭转。这一过程中，建议使用"香蕉刀"沿肌腱走行方向纵行切开肩袖，以避免过多地破坏正常的肌腱组织。其后的修复过程可见本书第 4 章。

二、肌腱间损伤的处理

在部分肩袖损伤中，这一类损伤最容易被漏诊，术前的 MRI 经常难以确认。即便在手术中，也常常由于直视下上下表面肌腱的完整性而被忽视。提示存在肌腱间损伤的一个现象是尽管在镜下检查显示肌腱完整，但肩峰下间隙由于肌腱膨起，紧贴于肩峰下而造成空间相对狭窄；另一个有效的检查办法是用探钩触及肌腱，损伤部位会有明显的空虚感；或以软组织刨刀对怀疑部位进行刨削，这部分肌腱组织往往会随着刨削显露出撕裂部分。

"气泡征"也是确诊肌腱间损伤的一个较好方法。具体做法是将长穿刺针头刺入怀疑部位的肌腱内（确保在肌腱内而非穿过肌腱或在肌腱表面），体外连接 10ml 注射器针管，打入无菌生理盐水。此时

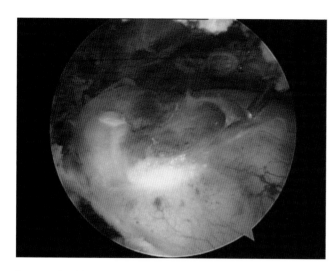

图 3-2 气泡征

肌腱如存在损伤，会随着液体的注入出现像气泡一样的隆起，证明该部位缺乏连续的肌腱纤维，被液体充填。相反，如果肌腱内部完整，打入液体时会出现较大的阻力（图 3-2）。

对于肌腱间的损伤，由于很难在不破坏上下表面的前提下对肌腱间进行修复，另外，这一类损伤往往其滑囊面或关节面已经存在一定程度的改变，因此，建议将其转变为全层肌腱损伤，即沿肌腱走行方向切开，对损伤部分彻底清创后进行修复。

三、关节面损伤的处理

同滑囊面损伤一样，对于深度不及 50% 的关节面损伤，可以简单清创；对于损伤深度达到 50% 以上的损伤，需要进行"经肌腱"式的修复或转变为全层损伤后进行修复。

如果确认其滑囊面完好，而关节面损伤较深，即部分关节面撕裂型损伤（partial articular suprapinatus tendon avulsion，PASTA），可以通过以下方法进行"经肌腱"修复：将镜头首先置入盂肱关节内，对损伤部分进行清创后经过肩峰下向大结节拧入缝合锚钉。注意在此过程中应先以套管针判断方向，以避免损伤正常的肌腱组织。通常损伤的肌腱均为冈上肌，由于其解剖走行，套管针从皮肤刺入的位置往往位于肩峰前下角的外侧边缘。在拧入锚钉时应注意锚钉的拧入方向应从外向内，避免锐利的尖端伤及肱骨头。让助手扶持患侧上肢处于肩关节内收位可进一步保证安全。拧入锚钉后松开手柄，不要抽紧尾线，相反，将尾线推到关节内会有利于下一步抓持尾线。之后使用套管针从肩峰下间隙穿过损伤的内侧缘，引入导引线，另从前方通路放入套管，将导引线和一根尾线从套管抓出，将导引线与尾线系紧后经皮肤带出导引线及尾线。重复其上步骤，使锚钉的另一根尾线穿过关节面损伤的外侧缘后被带出到肩峰下。将镜头转入肩峰下，找到引出的缝合锚钉尾线，打结关闭损伤间隙。注意，在缝合后镜头要再次进入盂肱关节，检查关节面肌腱缝合后的长度是否适当。如果由于缝合不当造成关节面与滑囊面的张力不匹配，会导致患者术后疼痛以及关节粘连（图 3-3 至 3-5）。

四、术后处理

虽然是肩袖的部分损伤，我们的建议是不要对

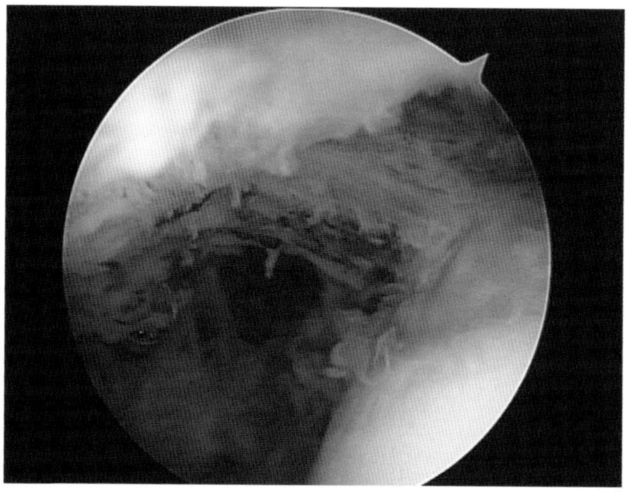

图 3-3 对 PASTA 损伤进行清创后，可见肩袖下表面部分性撕裂

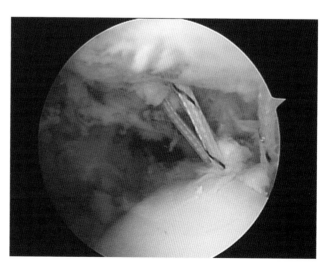

图 3-4 置入缝合锚钉后，将其尾线均匀分布，并穿过损伤肌腱的外侧缘

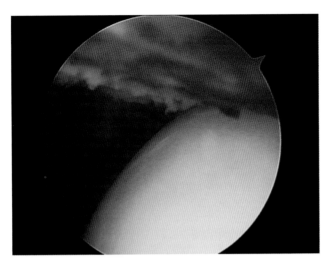

图 3-5　在肩峰下间隙完成打结操作后，将镜头转入关节内，可见肩袖肌腱止点解剖重建

这类患者采取过于积极的康复训练，而宁可将之等同于全层肩袖损伤的患者：术后采用颈腕吊带保护 6 周，早期应用非甾体类消炎药及止痛泵以控制疼痛。术后第一天开始进行肩关节被动活动，包括前屈上举和内外旋，6 周后拆除吊带，开始辅助性主动活动，3 个月后开始肌力训练，并逐步恢复正常的体育运动。Ellman Ⅰ 级的患者可以适当加快主动运动的开始时间，但对于损伤深度较大的患者，我们建议在制订康复计划时保守一些。这样既有利于疼痛的缓解，也有利于肌腱的愈合。

第五节　关于内撞击的若干问题

一、发生机制

内撞击的概念最早是由 Walch 提出的，特指在从事过头运动的职业运动员中，当肩关节外展 90° 外旋时，后方肩袖（冈上肌或冈下肌）的关节面与后上方盂唇直接接触造成的肌腱损伤，常发生在投掷的伸展晚期和加速早期。这种"撞击"无法用经典的 Neer 外撞击的理论来解释。有学者观察到过头运动员主力侧肩关节在投掷过程中处于外展外旋位时，肩袖组织与后上方肩盂存在接触。尽管这种接触可能是正常的运动生理，但在对侧肩关节却并未发现这一现象，即内撞击发生的解剖学理论。另外，长期的过头运动使肩关节反复外展外旋，前关节囊变得松弛，随之产生的前下方不稳定导致肱骨头会出现前向的微小移动，从而增加了后方肩袖组织与盂唇的接触，即关节前方松弛理论。Burkhart 曾提出过头运动员肩关节后方关节囊常存在挛缩，使关节内旋范围减少（与对侧关节相比超过 20°），肱骨头向后上方移位，所谓"盂肱关节内旋受限"（GIRD），即后方关节囊挛缩理论。以上理论均存在缺陷，实验室及临床研究的结果也充满争议。可能内撞击的发生为多种因素共同作用的结果，包括以上因素在内的前关节囊松弛、后关节囊挛缩、外旋

角度加大、肱骨头后倾角度增加以及肌力的不平衡等，导致盂肱关节出现微小的不稳定，肩袖与后上盂唇接触增加，并最终导致后上方的肩袖出现损伤。作为医师，应针对具体患者，分析其主要致病原因并加以解决。

二、检查

由于内撞击常合并其他损伤，因此，在体检时应仔细检查肩关节活动度、关节囊松弛程度、肩关节稳定性以及上盂唇是否存在损伤等。

罹患此类疾病的运动员常会主诉投掷运动明显受限，伴随疼痛会存在投掷速度及强度的下降，尤其是伸展晚期和加速早期。肩关节旋转的总体范围可能与健侧一致，但常会出现外旋范围增加，内旋范围减小。Wilk 曾报道此类患者外旋肌力较健侧下降 5% ~ 7%，虽然临床检查这种差异并不容易，但运动员自身可有相应感觉。由于内撞击与肱二头肌长头肌腱在盂上结节止点处的剥离密切相关，因此，引发剥离损伤的 SLAP 试验可为阳性，而 O'Brain 试验则往往为阴性表现。此外，部分患者的内撞击可在镜下确诊。

三、治疗

内撞击首选的治疗方法是非手术治疗，只有在经过规范的康复训练后（包括关节囊的牵拉、肌力的加强和加强关节的稳定等）仍然无法解决问题时才考虑手术治疗。手术过程中，应先从后方入路进入盂肱关节，仔细排查所有可能存在的病变，尤其是上盂唇和后上方肩袖的关节面。应针对 SLAP 损伤进行修补。针对肩袖关节面损伤，可根据程度进行清创或经肌腱修复以及转为全层修复。然后检查前后关节囊，如果存在不稳定，可对前方关节囊进行"打褶"或"皱缩"以减小外旋角度，但通常不需要关闭前方肩袖间隙。往往不需要对后方关节囊进行松解，因为大多患者可以通过术后的关节囊牵拉训练得以恢复。如果要进行松解，方法与冻结肩的治疗相同，注意避免损伤腋神经。当完成盂肱关节内的操作后，应常规对肩峰下进行探查，必要时进行肩峰下减压等处理。

第六节　失误与并发症分析

一、过度治疗

要注意，不是所有的部分肩袖损伤都需要手术治疗！我们在临床上时常发现一些部分肩袖损伤的患者，经过严格的非手术治疗后获得较为满意的效果。尤其对于一些生活要求不高的老年患者，在疼痛控制的基础上，即使未对损伤部分的肩袖组织进行处理，患者仍对最终的效果感到满意。对于 Ellman Ⅰ级和Ⅱ级损伤、年龄较轻的患者、未接受过规范的非手术治疗、无明确外伤史、疼痛并不严重或尚可耐受以及合并肩关节粘连等情况的患者来说，均应首选非手术治疗。如仅凭体检有阳性发现或 MRI 有异常信号表现就诉诸手术治疗，一方面会加重患者及社会的医疗负担，而且一旦在短期内无法有效地改善症状，很可能由于患者的不满意而使手术者陷入不必要的麻烦中。因此，我们强调对于损伤深度不足 50% 的部分肩袖损伤，除非特殊情况，均应首先进行非手术治疗 4 ~ 6 个月，再视其效果决定是否需要进一步手术。

另外，目前没有明确的证据支持施行肩峰成形术后部分肩袖损伤患者的功能恢复会优于那些仅施行肩峰下减压的患者，特别是损伤深度不到 50% 的病例。如果没有明确原因，笔者并不推荐常规进行肩峰骨性结构的处理。

二、肩袖愈合不良

部分肩袖损伤经修复后愈合率较高。但值得注意的是，术者有时会忽视镜下看似正常肌腱的处理。这种情况可能发生在滑囊面损伤时，肩袖表面被增生的滑膜组织覆盖，掩盖了损伤的部分。为了避免这种情况的发生，建议在肩峰下间隙进行操作时做彻底的肩峰下减压，即使用软组织刨刀对滑膜组织进行清扫。由于正常的肌腱组织不会在刨削过程中受到破坏，因此，刨削本身有利于去除看似肌腱的滑膜，并对损伤肌腱组织进行清创。另一种情况发生在肌腱间损伤。对这种损伤，由于其上、下表面完整，无论从盂肱关节还是肩峰下间隙进行观察都无法发现损伤。这时要求术者使用探钩或刨刀从肩峰下对肌腱组织进行彻底的探查，利用"手感"去感知肌腱的质量。一般情况下，如果肌腱深层存在损伤，探钩在触探过程中会钩进肩袖组织中。在这一部位进一步刨削，就会显露出损伤部分。

关于肩袖愈合的另一个问题主要来源于经肌腱间修复的方法。这一方法由于保留了残留正常的肌腱组织而仅缝合损伤部分，这就要求缝合后损伤肌腱的张力应恢复到与正常组织一致。换句话说，损伤部分缝合以后应保证其长度不变，不能因损伤部分的缝合改变正常部分的长度，造成剩余正常肌腱组织皱缩或膨隆。例如关节面的肌腱损伤，通过经肌腱缝合后，尽管关节面的损伤部分被缝线所关闭，但如果缝线的位置不佳，会造成滑囊面肌腱组织在打结过程中出现扭曲，部分正常组织被线结打在一起。尽管理论上所有术者均明白这一道理，但真正能做到这一点则较为困难，这也是为什么部分患者在经肌腱方式缝合肩袖后在活动过程中总是出现无法消除的疼痛，即同一肌腱内出现张力变化。如果希望彻底避免这一情况发生，可以采取将部分损伤的肌腱转变为全层损伤，这样在判断肌腱张力时会更为容易。

三、合并损伤的忽视

不要忽视部分肩袖损伤的合并问题，无论在盂肱关节内还是肩峰下间隙，在处理肩袖的同时应彻底检查周围组织，如肩峰的形态、肩锁关节的病变、关节囊及盂唇是否存在损伤以及是否合并 SLAP 等。不能将合并损伤一期同时治疗，否则会造成术后持续的肩关节不适，影响治疗效果。

四、职业运动员的问题

尽管在普通人群中部分肩袖损伤的治疗效果比较满意，但在从事过头运动的职业运动员这一特定患者群中，手术治疗的效果并不理想。Budoff 报道在其临床随访病例中，专业运动员接受单纯清创后，仅 57% 的患者在术后恢复原有的运动水平，20% 在运动中出现疼痛，22% 因持续不适而无法参加原有的运动。Reynold 的病例报道比例更低，仅 45% 的患者能达到原来的运动水平。即使对损伤肌腱进行修补，治疗效果一样不肯定。Mazoue 报道对 16 例部分肩袖损伤的专业棒球选手进行肩袖修补，仅 1 例恢复原有的运动水平！因此，如果我们在临床上面对这种特定患者时，一定要十分谨慎。对于这类患者，严格、规范的非手术治疗永远是医师的首选。必须确保其术后可以长时间地配合功能康复，而不是手术后立即上场去"为国争光"；必须为其制订特定的康复计划，并确保患者能在专业的理疗师持续监督下将之贯彻，而不是三天打鱼、两天晒网，或缺乏专业的康复指导，在不恰当的时间从事高危的运动。

相关文献

1. Lohr JF, Uhthoff HK. The pathogenesis of degenerative rotator cuff tears. Orthop Trans, 1987, 11 (5): 715-725.

2. Sher JS, Uribe JW, Posada A, et al. Abnormal findings on magnetic resonance images of asympotomatic shouders. J Bone Joint Surg Am, 1995, 77 (1): 10-15.

3. Fukuda H, Mikasa M, Yamanaka K. Incomplete thickness rotator cuff tears diagnosed by subacromial bursography. Clin Orthop Relat Res, 1987, 51-58.

4. Nakajima T, Rokuuma N, Hamada K, et al. Histologic and iomechanical characteristics of the supraspinatus tendon: a reference to rotator cuff tearing. J Shoulder elbow Surg, 1994, 3 (1): 79-87.

5. Mazzocca AD, Rincon LM, O'Connor RW, et al. Intra-articular partial-thickness rotator cuff tears: analysis of injuried and repaired strain behavior. Am J Sports Med, 2008, 36: 110-116.

6. Sakurai G, Osaki J, Tomita Y, et al. Incomplete tears of the subscapularis tendon associated with tears of the supraspinatus tendon: cadaveric and clinical studies. J Shoulder Elbow Surg, 1998, 7: 510-515.

7. Neer CS 2nd. Impingemen lesions. Clin Orthop Relat Res, 1983, 173: 70-77.

8. Kartus J, Kartus C, Rostgard-Christensen L, et al. Long term clinical and ultrasound evaluation after arthroscopic acromioplasty in patients with partial rotator cuff tears. Arthroscopy, 2006, 22: 44-49.

9. Weber SC. Arthroscopic debridement and acromiaoplasty versus mini-open repair in the treatment of significant partial-thickness rotator cuff tears. Arthroscopy, 1999, 15: 126-131.

10. Yamanaka K, Matsumoto T. The joint side tear of rotator cuff: a follow-up study by arthrography. Clin Orthop Relat Res, 1994, 68-73.

11. Ellman H. Diagnosis and treatment of incomplete rotator cuff tears. Clin Orthop Relat Res, 1990, 254: 64-74.

12. Ruotolo C, Fow JE, Nottage WM. The supraspinatus footprint: an anatomic study of the supraspinatus insertion. Arthroscopy, 2004, 20: 246-249.

13. Fukuda H. Partial thickness rotator cuff tears: a modern view on Codman's classic. J Shoulder Elbow Surg, 2000, 9: 163-168.

14. Gotoh M, Hamada K, Yamakawa H, et al. Increased substance P in the subacromial bursa and shoulder pain in rotator cuff diseases. J Orthop Res, 1998, 16: 618-621.

15. Nakagawa S, Yoneda M, Hayashida K, et al. Greater tuberosity notch: an important indicator of articular-side partial rotator cuff tears in the shoulders of throwing athletes. Am J Sports Med, 2001, 29 (6):

762-770.

16. Lambert A，Loffroy R，Guiu B，et al. Rotator cuff tears：value of 3.0T MRI. J Radiol，2009，90：583-588.

17. Yen C，Chiou H，Chou Y，et al. Six surgery-correlated sonographic signs for rotator cuff tears：emphasis on partial thickness tear. Clin Imaging，2004，28：69-76.

18. De Jesus J，Parker L，Frangos A，et al. Accuracy of MRI，MR arthrography，and ultrasound in the diagnosis of rotator cuff tears：a meta-analysis. Am J Roentgenol，2009，192（6）：1701-1707.

19. Park JY，Siti HT，O KS，et al. Blind subacromial injection from the anterolateral approach：the ballooning sign. J Shoulder Elbow Surg，2010，19（7）：1070-1075.

20. Ide J，Maeda S，Takagi K. Arthroscopic transtendon repair of partial-thickness articular-side tears of the rotator cuff：anatomical and clinical study. Am J Sports Med，2005，339（11）：1672-1679.

21. Castagna A，Delle Rose G，Conti M，et al. Predictive factors of subtle residual shoulder symptoms after transtendinous arthroscopic cuff repair：a clinical study. Am J Sports Med，2009，37（1）：103-108.

22. Deutsch A. Arthroscopic repair of partial-thichness tears of the rotator cuff. J Shoulder Elbow Surg，2007，16（2）：193-201.

23. Walch G，Liotard JP，Boileau P，et al. Postero-superior glenoid impingement. Another shoulder impingement. Rev Chir Orthop Reparatrice Appar Mot，1991，77：571-574.

24. Jobe CM，Sidles J. Evidence for a superior glenoid impingement upon the rotator cuff. J Shoulder Elbow Surg，1993，2：S19.

25. Jobe CM. Superior glenoid impingement. Current concepts. Clin Orthop Relat Res，1996，330：98-107.

26. Burkhart SS，Morgan CD，Kibler WB. The disabled throwing shoulder：spectrum of pathology. Part one：Pathoanatomy and biomechanics. Arthroscopy，2003，19：404-420.

27. Wilk KE，Reinoild MM，Dugas JR，et al. Current concepts in the recognition and treatment of superior labral（SLAP）lesions. J Orthop Sports Phys Ther，2005，35：273-291.

28. Budoff JE，Nirschl RP，Guidi EJ，et al. Arthroscopic rotator cuff debridement without decompression for the treatment of tendinosis. Arthroscopy，2005，21（9）：1081-1089.

29. Renolds SB，Dugas JR，Cain EL，et al. Debridement of small partial-thickness rotator cuff tears in elite overhead throwers. Clin Orthop Relat Res，2008，466（3）：614-621.

30. Mazoue CG，Andrews JR. Repair of full-thickness rotator cuff tears in professional baseball players. Am J Sports Med，2006，34：182-189.

（鲁　谊　李奉龙）

第 4 章

全层肩袖损伤

第一节　简　介

　　在临床上全层肩袖损伤是一类较为常见的疾病，退变和创伤是最主要的致病因素。有研究报道其发病率为 23.1% ～ 49.4%。随着年龄增长，发病率逐渐升高。Sher 等对无症状的志愿者进行肩关节 MRI 检查，发现随着年龄增加，肩袖损伤的发病率呈明显上升。40 岁以下人群的发病率为 4%，40 ～ 60 岁的人群发病率为 28%，60 岁以上的人群发病率为 54%。尽管肩袖肌肉在肩关节的正常生理活动中起重要的稳定和动力作用，但肩袖损伤的临床表现多种多样，部分患者的临床症状轻微，没有明显的功能受限；另一些患者则存在严重的肩痛，日常生活难以自理。所以，在面对全层肩袖损伤的患者时，我们应考虑多种作用因素，了解患者的个体化特点，针对其诉求进行治疗。

　　全层肩袖损伤又可根据两种不同方法进行分类。北美地区较多地采用按损伤最大直径（在矢状位 MRI 上较易判断）的 Post 分型：①小型损伤：< 1cm。②中型损伤：1 ～ 3cm。③大型损伤：3 ～ 5cm。④巨大损伤：> 5cm。而在欧洲，较多医师更愿意采用 Gerber 分型：①小型损伤：仅涉及 1 条肩袖肌腱。②巨大损伤：涉及 2 条或 2 条以上肩袖肌腱。③不可修复性损伤：涉及 2 条或 2 条以上进一步的深入研究。

　　肩袖肌腱断裂，肌腱回缩明显（冠状位 MRI 较易判断），并且 MRI 显示肌腱内脂肪浸润，术中松解后在外展 60°时仍不能将肩袖组织外移至肌腱止点处。

　　对于肩袖损伤的修复，从切开手术，到切开结合关节镜的小切口技术，再到全关节镜修复，经历了一个快速发展的过程。尽管目前仍有医师通过切开手术修复肩袖，但由于关节镜的微创技术可对三角肌进行完整的保护，更重要的是，随着技术的提高，其临床治疗满意率已经等同甚至超过切开手术的效果，因此，目前关节镜手术已经成为治疗肩袖损伤的"金标准"。

　　另外，需要指出的是，无论是活动度的范围，还是各种功能评分，对于最终判断关节镜治疗的效果，大多数临床报道都集中在"临床满意率"上。仅就此而言，关节镜治疗的满意率通常超过 85%。但以上的临床各项指标并不等同于经过这种修复方法使撕裂的肩袖得以愈合。我们对愈合的判断往往需要借助术后的 MRI 等辅助手段，而临床上有限的几篇关于肩袖愈合的研究均提示结果并不令人满意。即尽管患者的功能恢复较好，但并不意味着这些患者中损伤的肩袖已经良好愈合，甚至有部分患者在修复的肩袖再次撕裂之后进行功能评估时仍显示有良好的临床效果。造成这种不相符的原因仍有待于

第二节　诊断与体格检查

一、临床表现

　　肩袖损伤的主要临床表现为肩关节疼痛和活动受限。患者主诉疼痛的区域通常在肩关节前方或者外侧。起病缓急、持续时间以及疼痛程度则因人而异，差异较大。对肩关节后方的疼痛、斜方肌的疼

痛或者沿肘关节放射至手指的疼痛，需与颈椎疾病相鉴别。疼痛症状一般在活动时加重，尤其是做过头动作时，休息时常减轻。肩袖损伤患者特征性的表现为夜间疼痛，甚至因疼痛无法睡眠。活动受限以上举受限最常见，特征性的表现为主动活动受限而被动活动受限不明显，但在肩袖损伤后继发肩关节粘连的患者中，主、被动活动也可表现为相同程度的受限，此时需要仔细进行鉴别诊断。

二、体格检查

体格检查应包括望、触、动、量基本步骤。在急性肩袖损伤的患者中，外观并不会有明显异常，但是在病程较长的患者可以看到冈上肌或冈下肌的萎缩。触诊时将手放在肩关节上方，被动活动肩关节，在一些肩袖损伤的患者中能触摸到捻发感。触诊时需检查肩锁关节和大结节以及结间沟的压痛，对应是否存在肩锁关节病变、撞击或肩袖损伤以及肱二头肌长头肌腱病变。

肩关节活动度包括前屈上举、外展上举、体侧外旋、体侧内旋、外展90°外旋、外展90°内旋和体前内收等。临床上一般主要进行前屈上举、体侧外旋和体侧内旋检查。这三个方向的活动度能基本代表肩关节各向的活动度。活动度检查应该包括主动活动度和被动活动度检查，并将患侧和健侧进行对比。主动活动度明显小于被动活动度常提示有肩袖损伤，如果主动和被动活动度减少一致，要注意与冻结肩相鉴别。肩袖损伤患者的活动度受限最常见的表现为上举受限和内旋受限，而出现外旋异常增大时往往提示存在肩胛下肌撕裂。

关于肩袖的特殊检查包括 Jobe 试验、外旋 Lag试验、"吹号征"、Lift off 试验和压腹试验。

1. Jobe 试验　可通过 Jobe 试验来检查冈上肌肌力。在肩胛骨平面，将肩关节前屈90°，前臂旋前，拇指向下，抗阻力上举力弱为 Jobe 试验阳性（图4-1）。

2. Lag 试验　将患者的肩关节被动体侧外旋至最大角度，如果撤去外力时无法维持此位置而迅速内旋，则为阳性（图4-2）。

3. 吹号征　正常做吹号姿势时需要一定程度的肩关节外旋，如果主动外旋肌力丧失，则需要外展肩关节以代偿，即为阳性（图4-3）。

4. Lift-off 试验　将患者的手放在背后，并往后离开身体。如果撤去外力后无法维持此位置而贴住躯干，即为 Lift-off 试验阳性（图4-4）。

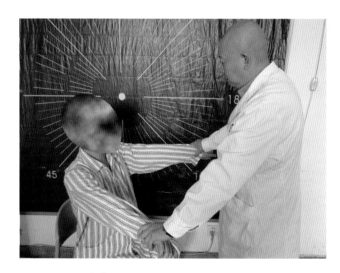

图 4-1　Jobe 试验

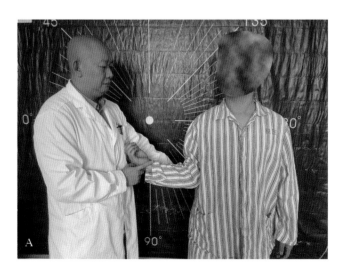
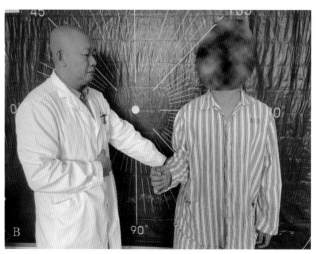

图 4-2　Lag 试验。将患者的肩关节被动体侧外旋至最大角度（A），如果撤去外力时无法维持此位置而迅速内旋（B），则为阳性

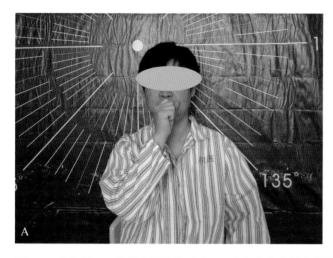
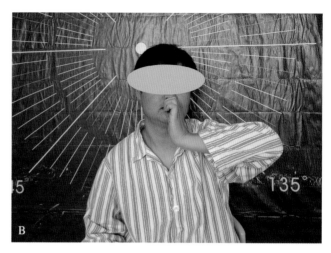

图 4-3 吹号征。正常做吹号姿势时需要一定程度的肩关节外旋（A），如果主动外旋肌力丧失，则需要外展肩关节以代偿，即为阳性（B）

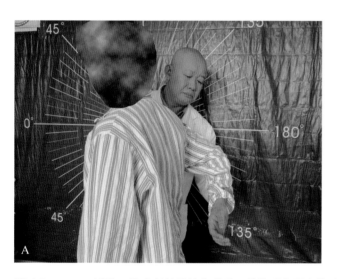
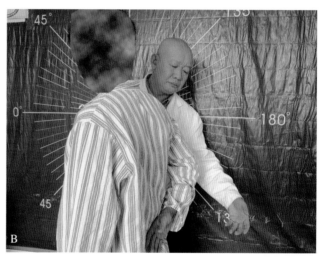

图 4-4 Lift-off 试验。将患者的手放在背后，并往后离开身体（A）。如果撤去外力后无法维持此位置而贴住躯干（B），即为 Lift-off 试验阳性

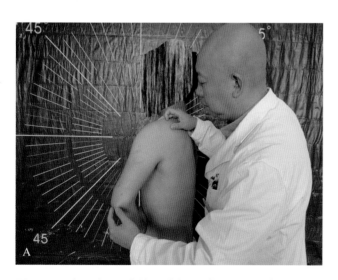
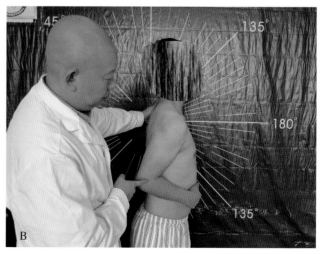

图 4-5 压腹试验。患者将双手放在腹部，尽力内旋肩关节，使肘后部位转向前方（A）。如果肩胛下肌无力时，肘关节将会迅速转回冠状面，而损伤更大的患者可能根本无法完成肩关节主动内旋的动作（B）

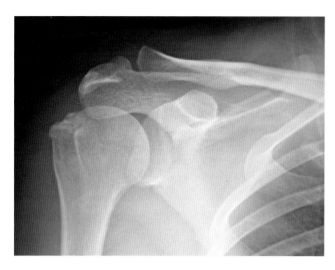

图 4-6 大结节硬化增生

5. 压腹试验 患者将双手放在腹部，尽力内旋肩关节，使肘后部位转向前方。如果肩胛下肌无力时，肘关节将会迅速转回冠状面，而损伤更大的患者可能根本无法完成肩关节主动内旋的动作（图 4-5）。

三、影像学检查

1. X 线平片 X 线检查用来评估肩峰形态、肱骨头和肩盂、肩峰的关系，以及除外其他疾病，如钙化性肩袖肌腱炎、骨性关节炎和骨破坏等。在正位片上，大结节的硬化、增生或者囊肿都是肩袖损伤的间接征象（图 4-6）。

有学者认为肩峰的硬化、增生以及骨刺的形成是肩袖损伤后的继发性改变，因此，在慢性病程的患者，在冈上肌出口位上如果观察到明显的肩峰下骨刺，也是肩袖损伤的有力提示。

2. B 超 B 超检查是一项无创、经济、准确性较高的方法，具有能够动态观察的优势，并且可以同时检查双侧肩关节。虽然国外有报道其特异性和敏感性可以高达 92% 和 96%，但是 B 超检查的准确性对操作者的依赖性较强，在我国尚未普及（图 4-7）。

3. MRI MRI 是目前在诊断肩袖疾病中最常用的检查，主要优势是提供的信息量较大，包括肩袖肌腱的质量、撕裂的大小、肌腱退缩的程度及肱二头肌腱病变等。这些信息对于诊断疾病、制订治疗计划和判断预后非常关键。MRI 对全层肩袖损伤的敏感性可高达 96%，特异性可高达 98%，因此，目前成为判断肩袖损伤最为有效的辅助检查方法。对于冈上肌来说，斜冠状位可以很好地判断损伤的情况，T1 加权相可以显示肌腱完整性的丧失，但T2 加权相更为清晰，尤其是 T2 压脂相。由于去除了脂肪组织的干扰，在斜冠状位可以清晰地显示冈上肌撕裂后在局部造成的高亮信号影。而撕裂的大小可以依据所切层面显示出高亮信号的数量判断。例如，在每隔 0.5mm 进行扫描时，如果在 3 个连续 T2 压脂相的斜冠状位 MRI 上显示高亮信号影，则估计冈上肌撕裂的直径约为 1.5cm。在相应的斜矢状位上，也可以判断肩袖损伤的具体位置以及撕裂的最大直径。此外，通过斜冠状位还可以观察肌腱向内侧回缩的程度，据此拟定治疗方案（图 4-8）。

横断位 MRI 可以辅助判断肩胛下肌的损伤情况。在这个位置上通常可以较为清晰地显示肩胛下肌的走行。此外，如果在 MRI 上观察到肱二头肌长头肌腱半脱位或脱位的情况，应该高度怀疑肩胛下肌腱部分或全层撕裂。这些病变一般在 T2 加权相上更容易分辨（图 4-9）。

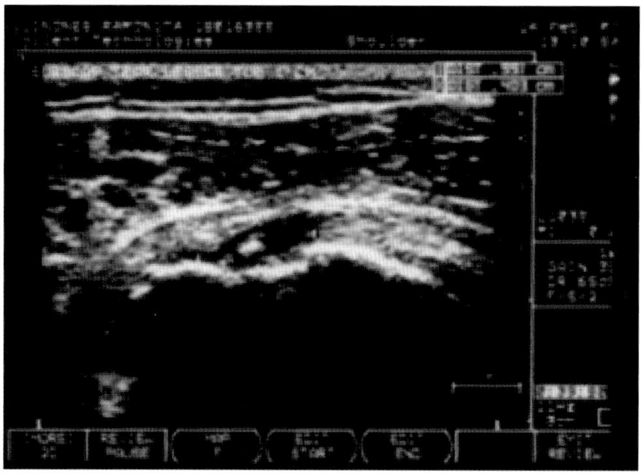

图 4-7 B 超扫描图像，显示冈上肌止点的全层撕裂

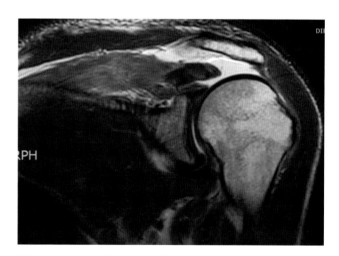

图 4-8 MRI 显示冈上肌全层撕裂

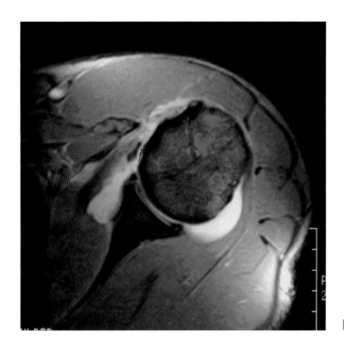

图 4-9　肩胛下肌腱全层撕裂和肱二头肌长头肌腱脱位

第三节　手术适应证与禁忌证

一、适应证

　　总的来说，目前对存在明显症状的肩袖损伤患者主张积极地进行手术治疗。有研究应用绵羊作为慢性肩袖损伤及修复的动物模型，对损伤后即刻或延迟进行肌腱修复手术，在不同时期进行冈下肌收缩力测定和组织学检查。结果发现修复越晚，则肌力的减退越明显，而最终的肌力恢复情况也越差。临床大宗病例的观察也发现，如果不对肩袖撕裂的患者予以修复，其撕裂程度极可能随着年龄的增长逐渐增加而难以自愈。所以对于生活要求较高又无明显手术禁忌的患者，一旦确诊为全层肩袖损伤，应尽早手术。

　　1．急性损伤，有明确的外伤史和肩关节脱位病史，应择期手术。

　　2．慢性病程患者，有明显症状，且经过非手术4个月或以上治疗效果不佳。

　　3．MRI 显示损伤的肌腱出现回缩，以及在斜矢状位上发现肌腹内出现脂肪浸润时，应尽早开始手术治疗。此时继续非手术治疗只能延误病情。

二、禁忌证

　　1．临床症状不明显，生活活动无明显受限的患者，可通过非手术治疗控制症状发展。

　　2．对于无法配合术后理疗的患者，由于肩袖术后需要较长时间的功能康复，因此，术前应花时间与患者仔细地沟通，使其了解"手术结束也就意味着治疗的开始"，使其做好心理准备。

　　3．肌腱已存在脂肪浸润和肌肉萎缩时，通过手术即使可以修复肩袖组织，也无法逆转脂肪浸润和肌肉萎缩。

第四节　手 术 技 术

一、相关准备与操作

　　1．麻醉　对肩袖手术建议采用全麻，以便于术中控制出血。由于该项手术主要在肩峰下间隙完成，这一解剖部位出血较多，如果不施行一定程度的控制性降压，视野常会受到影响，难以顺利完成操作。

如果患者的情况不允许全麻，则可以施行臂丛麻醉，但对水流的控制以及对术中止血的要求都会相应提高。

2. 体位 沙滩椅位及侧卧位均可，具体见第1章。

3. 入路 由于操作主要在肩峰下间隙，后方观察通路可以建立在较传统后方通路略偏外的部位。如果肩袖较大，或极为偏前，后方通路难以完全观察，则一般可以建立两个外侧通路：一个位于肩峰外侧2～3 cm，在标准的肩峰外侧通路偏前的位置，另一个则位于肩峰外侧缘后1/3同一水平的位置。这样镜头可调换到后外侧通路，前外侧通路作为一个主要的工作通路。前方通路一般采用in-side-out技术，利用硬膜外穿刺针定位，在后方镜头的监视下，从肱二头肌长头肌腱下方的肩袖间隙进入。

4. 肩峰的处理 如果不能保证将肩袖解剖重建，则不要进行肩峰成形术。否则当肩袖愈合不良时，肱骨头失去向上方移位的最后屏障，最终有可能向上方移位到皮下组织，给患者带来严重的生活障碍。如果有必要进行肩峰成形术，又能确保肩袖的解剖重建，可先行肩峰成形术，这样可以为下一步肩袖的缝合创造较为宽敞的空间。具体操作见第2章。

5. 肩锁关节 部分患者，尤其是老年和慢性病程的患者，可能合并肩锁关节退变，需要仔细加以鉴别。如能确定，术中应同时处理肩锁关节。

二、判断肩袖损伤的形态

镜下对肩袖撕裂形态的判断直接影响缝合的效果，以及决定手术能否做到"解剖"修复。Burkhart对镜下肩袖的形态进行了分类，并成为我们如何修复损伤肩袖的一项基本依据。

1. "新月形"撕裂 对于较小的损伤，没有或仅轻度向内侧回缩，缝合时不会产生过大张力，通常以单排修复方式直接缝合即可，临床疗效较好（图4-10）。

2. "L"形撕裂 这种损伤的肩袖分为前后两页。前页较为固定，活动度小，后页向后内侧回缩，但经过松解后可以较为容易地从后向前拉回到大结节上。如果能正确判断撕裂的"拐角"所应在的解剖位置并将缝合锚钉打入在此，通过尾线打结将肩袖的后页拉回到这一部位，则可以在良好的张力下解剖修复肩袖（图4-11）。

3. "U"形撕裂 这种撕裂较大，可涉及整个冈上肌甚至波及冈下肌。撕裂的前后两页呈"U"形向内侧回缩。对这种撕裂的认识非常重要，因为如果将"U"形撕裂的顶端强行拉至大结节，会造成肩袖承受过大的应力，造成较高的失效。对这种撕裂，可以利用"边缘聚拢"（margin convergence）技术将前后两页首先边对边缝合以缩小撕裂的范围。这样可以将一个大型撕裂转变为一个较小的"新月形"撕裂，更为容易地对其进行修复（图4-12）。

三、肩袖的清创及骨床的准备

在对肩袖缝合之前，一定要使用软组织刨刀对肩袖进行彻底的清创，尤其是损伤肩袖的边缘。去除遭到损伤和破坏组织的干扰，让肩袖新鲜化，是保证愈合的一个前提步骤，这是十分必要的。如果肌腱保留有部分残端，除非残端足够多，并且存在肌腱的实质部，否则均应该以刨刀或等离子刀头将

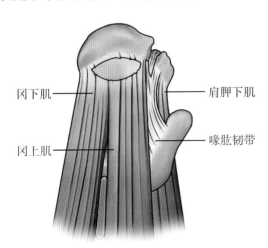
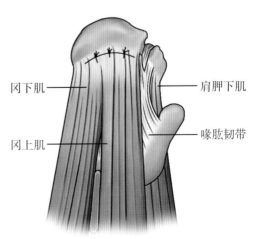

图 4-10 "新月形"撕裂示意图

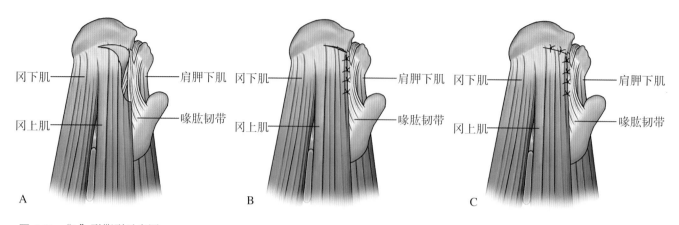

图 4-11　"L" 形撕裂示意图

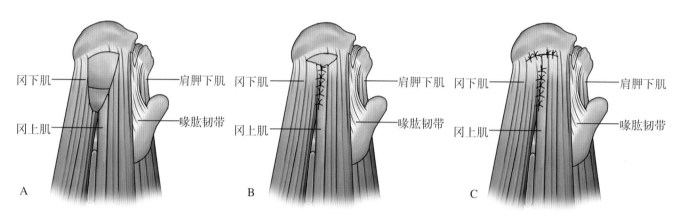

图 4-12　"U" 形撕裂示意图

之彻底去除，确保正常的肌腱组织在骨床上达到腱 - 骨愈合，而不要寄希望于所谓的"腱腱愈合"。

陈旧损伤的肩袖可以与肩峰、三角肌和喙肱韧带粘连。为了保证在无张力状态下缝合肩袖，提高愈合的可能，需要对其进行广泛的松解。后方的松解较为容易，可以将软组织刨刀从外侧进入，在肩峰下沿着肩袖的上缘向后方滑动。在松解过程中要注意止血。内侧的松解过程常会造成较多的出血，此时经常性地使用射频对视野的保持十分有利。注意沿内侧松解时，要远离在肩盂内侧 2cm 附近的位置走行的肩胛上神经。前方的松解常需要将较为厚韧的喙肱韧带予以切断，并打开肩袖间隙，这样可以保证冈上肌前缘有充分的活动度。在松解过程中可用组织抓钳抓住正常的肩袖边缘，将之不断地拉动到原解剖位置，在这一过程中可以很好地判断仍存在粘连的部位。

骨床的准备也是确保肌腱愈合的一个关键步骤。使用磨钻从关节面外缘到肱骨大结节表面进行去皮质化，深度约为 1mm，一直露出松质骨，可以为肌

腱生长提供良好的骨床。目前还有医师提出在骨床上进行微骨折处理以刺激出血，通过生长因子的外渗促进肌腱的愈合。

四、锚钉的置入

1. 缝合肩袖的锚钉，通常选用直径 5.0mm、5.5mm 双尾线锚钉。在骨质极为疏松的病例，可以选用 6.5mm 锚钉以增加在骨质中的把持力。此外，肱骨近端越偏远端骨质越好。

2. 金属或可吸收锚钉的选择依据术者的习惯和患者的经济条件而定。对于金属锚钉，虽然在术后 X 线片上可以观察其位置，但如需通过 MRI 观察肩袖愈合情况时会存在较大干扰。

3. 锚钉的置入通常要紧贴肩峰外缘另做一小切口，切口的大小以可以置入锚钉为宜，具体的位置视肩袖损伤部位而定。如果需要放入一个以上的锚钉，可通过同一切口，让助手协助内外旋肩关节，以及内收外展肩关节，从而将锚钉放入不同位置。

4．关于锚钉放入的角度，尽可能与水平呈45°，即保证锚钉置入时的"死人角"（dead man angle）。因为从力学研究证明，这一角度对于线结是最为安全的（图4-13）。

5．在置入锚钉前，通常先用开路尖锥进行预钻。预钻时需要锤击。在锤击时，尤其对老年骨质疏松的患者，需要非常谨慎。必要时可以先用尖锥向骨质中手动刺入，以感觉骨质情况。如果并未使力就可以将尖锥刺入骨质，提示此处骨质较为疏松，或者更换较为合适的部位放置锚钉，或者直接以锚钉拧入。拧入锚钉后注意不要直接将锚钉手柄拔出，因为一旦不能较好地将锚钉埋入骨质中，会造成拧出困难。拧入锚钉后可先将尾线从手柄上完全松下，转动手柄，使其与锚钉分离。此时抽动尾线可以检查锚钉在骨质中的情况，如果感觉锚钉把持力不强，或发生松动，可将手柄沿着缝线重新套入锚钉尾端，方便取出。

6．锚钉拧入的位置就是肩袖缝合后恢复的位置，因此，在拧入锚钉之前应仔细判断肩袖的解剖位置及张力情况，两者需要综合考虑。如果可以将肩袖拉到原解剖位置，但要承受较大的张力（在充分松解后），则需要牺牲解剖位置，内移止点以换来适当的张力，从而提高肌腱愈合的可能。

7．大多数锚钉手柄上均有激光标。环形的光标标识着锚钉拧入的深度，以光标没入骨质为宜，可以避免锚钉尾端突出于骨质。如果骨质较为疏松，可以将锚钉拧入地更深以增加把持力。纵行的光标标识着锚钉尾端针眼的方向。确保纵行光标与肩袖的外缘平行，这样在缝合时尾线垂直进入肌腱，线结没有扭曲，会更安全、有效。

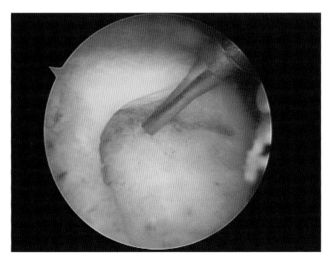

图 4-13　锚钉置入角度

五、单排缝合技术

顾名思义，单排缝合是在大结节顶点，即肩袖的最外缘缝合肌腱。Park通过临床比对证实，对于小型和中性的肩袖损伤，接受单排缝合与双排缝合的患者在最终功能恢复上没有显著性差异。因此，无论从节约医疗资源，还是节省手术操作时间来看，笔者均建议采用单排缝合修复小到中型的肩袖损伤。

在缝合肩袖时，尽量将肩关节保持内收，可有效地判断肩袖本身能否在无张力状态下缝合到原来的解剖止点。虽然缺乏临床循证医学的支持，但以笔者之见，那种将肩关节放置于外展架上，缝合肩袖后在术后晚期逐步放下肩关节的方式是极不可取的，其失效的可能性也较大。

具体手术操作时，我们将后外侧入路作为观察通路，后方、前方及外侧通路作为操作通路。

在对损伤的肩袖进行彻底松解与清创后，肩关节处于内收位。以组织抓钳将肩袖在无张力状态下拉回到大结节原解剖止点，检查肩袖的活动度。在这一过程中如果发现肩袖组织张力较大，则需要进一步进行松解。

另在肩峰外缘做小切口，以能将缝合锚钉（直径5.0～5.5mm）置入为宜。在拧入锚钉时注意保持角度，以与水平面成45°为宜。如果需要1个以上的锚钉才能将肩袖的外缘完整地拉回到大结节顶点上，建议可以从后向前逐个拧入锚钉，彼此间距为1cm。注意第二个锚钉应在前一个锚钉的尾线穿过正常肌腱组织之后拧入。

拧入锚钉后松脱手柄，注意应先抽动尾线检查锚钉在骨质内的把持力。如果拉动尾线后肱骨头向外侧移动，而没有锚钉在骨质内松动的现象，则证明初始固定有效。此时再完全松脱手柄，使缠绕其上的尾线与手柄分离。注意在进行单排缝合时，最好使用双线锚钉。

对于右侧肩关节，可使用左转45°缝合钩将尾线穿过肌腱组织。将缝合钩自前方通路进入，从内向外入钩刺入正常肩袖。注意避免刺入组织过浅，造成缝线裂开；如刺入部位过于靠内侧，缝合时牵拉组织过多，可使肌腱承受过大张力。当缝合钩从肌腱深层露出时，转动手柄上的转轮，可以将内芯里预置的导引线转出。注意，导引线应选用较为光滑并较硬韧的缝线，如PDS-Ⅱ。用抓线钳从前外侧通路将导引线和一根尾线中靠近内侧的一端一并取出，可以避免在体内形成纠缠。注意，在这一过程中最好使用透明套管，以确保在过线时不会卷入周围的软组织。在体外将尾线与导引线系紧，从前方入路抽出导引线，完成将一根尾线的一端从肌腱组织穿过并引出体外的过程。

采用同样方法，使另一根尾线的内侧一端穿过肌腱组织。注意两根尾线在穿过肌腱组织时应保持在同一水平，以保证打结后肌腱不会形成扭曲和隆起。两根尾线还应保持一定的距离，避免相距过近，使肌腱不能很好地贴覆。

分别打结缝合（即简单缝合方式）。由于大多数公司提供的双线锚钉均采用不同颜色标记，所以打结过程中极少混淆。但要注意，打结时一定将同一颜色的尾线两端用抓线钳一同抓住后同时经套管再次引出体外。这样可以再次确保在打结时既不会形成缠绕，也不会被带入周围组织。另外，打结时应将穿过肌腱组织的一端作为线桩。其原理参见本书第 1 章。

如果需要更多的锚钉，可重复以上步骤，但大多数时候，单排缝合仅需 1 ～ 2 枚螺钉即可（图 4-14）。

近年来有学者提出以改良的 Mason-Allen 方式进行单排缝合，并证明其生物力学强度优于传统的单排缝合，尤其是陈旧的肩袖损伤，其失效率相对较低。该方法要求将两根尾线的一根的两端从肌腱的前后方分别穿出（即褥式缝合方式），将另一根尾线的一端在其间从肌腱更偏内侧穿出。在打结时，先将褥式缝合的一根尾线两端打结系紧，然后再通过简单缝合方式将另一根尾线穿过肌腱的一端并与未穿过肌腱的一端打结固定。

六、双排缝合技术

尽管单排缝合在开始时的临床报道客观满意率可高达 90% ～ 95%，但随后的研究证明，对大型肩袖损伤使用单排缝合后的失效率为 90%，这让人们不得不重新审视单排缝合技术。2003 年，Lo 和 Burkhart 率先提出镜下双排缝合的方法。与单排缝合仅将肩袖外缘靠"点接触"的方式缝合于骨床的边缘不同，双排缝合是利用两组锚钉的缝合，将肩袖以"面接触"的方式贴覆在大结节骨床上。如果说单排缝合仅能恢复肩袖足迹的 67%，双排缝合则可以 100% 地恢复肩袖足迹。这一点已为尸体标本上的研究所印证。从力学强度看，既往的研究也证实，这种"面接触"的缝合方式在术后零时段较单排缝合提供了更大的强度。

在双排缝合时采用的是与单排缝合同样的通路，即后方、前外侧、后外侧及前方通路。注意，在建立通路时两个外侧通路应适当偏高。因为操作均在肩峰下间隙进行，如果镜头及器械进入的位置偏低，大结节会对其形成阻碍。在决定进行双排缝合后，一般另外做小切口置入锚钉，但设计切口时尤其要注意位置，因为通过这一有限的小切口，需要放入内外排锚钉，并均尽量以"死人角"的角度置入。必要时可以先用硬膜外穿刺针进行定位，以寻找最佳位置。此外，透明套管可以简化操作，建议使用。

在对肩袖松解及清创后，掀起肌腱，在紧邻关节面的偏外侧 1mm 的地方打入内排锚钉。利用上述方法将尾线穿过肌腱组织。注意，内排锚钉的尾线应以"褥式缝合"方式全部穿过肌腱组织，否则在打结时由于肌腱被覆盖在骨床上，未穿过肌腱的尾线会被压住而无法进一步操作。如果撕裂肌腱的前后径较大，需要在内排放置两颗锚钉。建议先打入偏后的锚钉，将尾线全部穿过肌腱。注意尾线要分布均匀，即每次利用过线器刺穿肌腱时应在肌腱外缘内侧 15mm 左右的位置，并且每根尾线保持相同的间距，这样可以使

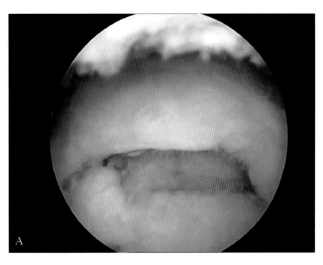
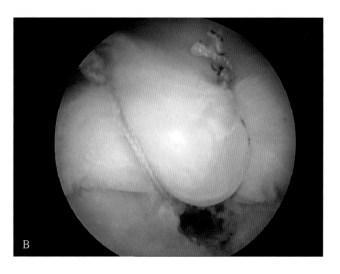

图 4-14　肩袖损伤单排缝合术前（A）及术后（B）镜下所见

尾线穿过肩袖时彼此间距相等。此时不打结，但要将尾线标记好以免混淆，最好从同一通路中引出体外。然后再拧入偏前的锚钉，与后方锚钉保持 1cm 左右的距离为佳。采用同样方法将尾线全部穿过肌腱，不打结，最好将所有尾线从另一通路引出体外。

再将内排锚钉尾线穿过肌腱后打入外排锚钉，位置在大结节顶点上。外排锚钉的尾线可以通过"简单缝合"的方式打结，即每一根尾线一端穿过肌腱的外缘后与另一端打结。

打结时，为了确保肌腱在原解剖止点被重建，需要先打结外排锚钉的尾线，这样首先将肌腱拉回到原止点位置，然后再打结内排锚钉，从而使肌腱完全贴覆到骨床上。从后向前依次打结，从而将肌腱自后向前逐步重建。

尽管从生物力学上，双排缝合确实为肌腱愈合提供了更大的接触面积，达到了"面愈合"，但似乎临床上并未显示出与单排缝合相比在效果上有明显的差异。一个可能的解释是双排缝合更适用于那些撕裂较大的肩袖，以增进其愈合可能。但从操作来看，双排锚钉一共有 16 根尾线末端，要在有限的通路里保证不发生纠缠，需要对每根尾线进行仔细的处理。为了避免在打结过程中出现缠绕，可利用透明套管，每打一个结时需要将其他尾线在不与打结线缠绕的前提下

从其他通路引出，以保证在套管里只有需要打结的一根尾线的两个尾端。这一点是双排缝合能够成功的基本要求，但往往要花费较长的时间，尤其对初学者来说非常繁琐。此外，在骨质疏松的患者，在有限的空间内打入 4 个直径在 5mm 或以上的锚钉，存在较大的风险。一旦大结节负荷过大，出现失效，锚钉从骨质中被拔出，则会导致整个修复手术的失败。

关于单排缝合与双排缝合的比较，可见表 4-1。

七、缝线桥技术

由于双排缝合存在一些技术上的缺陷，在传统"经骨髓道"缝合方法的基础上，医师与工程师们设计出关节镜下"缝线桥"技术。该技术的优势包括以下几点：

1. 操作更加容易，过线更为简单 当拧入内排螺钉后将尾线穿过肌腱组织直接打结时，可避免较多的缝线彼此缠绕和混淆。

2. 更加解剖重建肩袖止点 有研究表明，肌腱的足迹面积大约为 12mm × 24mm，应用缝线桥技术导致在肩袖表面产生压应力，使之在骨床上贴覆的面积达到双排缝合的 2 倍，并且使肌腱具有较大的疲劳负荷和抗裂能力。

表 4-1	单排缝合与双排缝合的临床比较			
作者	杂志	试验设计	病例数	结果
Huijsmans	JBJS[*]，2007	双排缝合的回顾性研究	264	VAS 评分从术前 7.4 分降低到 0.7 分，Constant 评分从术前 54.9 分提高到术后 80 分；优良率达 90.9%；B 超显示 83% 愈合
Lafosse	JBJS，2007	双排缝合的序贯研究	105	Constant 评分从术前 43 分提高到术后 80 分；12 例失效
Sugaya	JBJS，2007	双排缝合的队列研究	86	UCLA 评分从术前 14.5 分提高到术后 32.9 分，美国肩肘外科协会评分（American Shoulder and Elbow Surgeons Form，ASES）从术前 42.3 分提高到术后 94.3 分；有 17% 失效
Charousset	AJSM[△]，2007	前瞻性非随机对比研究	35 例单排缝合，31 例双排缝合	单、双排缝合的 Constant 评分无差异；CT 显示双排缝合解剖愈合的比例大于单排（19/14）
Burks	AJSM，2009	前瞻性随机对照研究	40	单、双排缝合无差异；MRI 无差异
Franceschi	AJSM，2007	随机对照研究	30 例单排缝合，30 例双排缝合	单、双排缝合在活动度、UCLA 评分上无差异；MRI 显示术后随访肌腱完整的单排缝合中 14 例，双排缝合中 18 例
Grasso	Arthroscopy，2009	随机对照研究	40 例单排缝合，40 例双排缝合	单、双排缝合无差异；年龄、性别和肌力对结果有影响
Koh	Arthroscopy，2011	随机对照研究	31 例单排缝合，31 例双排缝合	单、双排缝合无差异；双排缝合中 6 例全层、1 例部分损伤修复后失效，单排缝合中 4 例全层、11 例部分损伤修复后失效
Park	AJSM，2008	队列研究	40 例单排缝合，38 例双排缝合	单、双排缝合无差异；大于 3cm 的肩袖双排缝合后各指标均明显改善

[*]JBJS：《骨与关节外科杂志》（*Journal of Bone and Joint Surgery*）；[△]AJSM：美国运动医学杂志（*American Journal of Sports Medicine*）

3．由于将外排锚钉放置在大结节偏远端 1cm 的位置，以避免大结节过度负荷出现失效，因此，较适用于骨质疏松的患者。

4．缝线桥技术与双排缝合类似于"四点焊接"不同，两个内排锚钉与两个外排锚钉共同组成一个桥接结构，从而共同分担肌腱承受的应力。力学研究证实，"缝线桥"缝合后的肌腱最大屈服点（yield loading）明显高于双排缝合。

5．肩关节在活动时肌腱与骨床的接触面积明显大于单排缝合和双排缝合　研究证实，肩关节在内旋 60° 并从 0° 逐渐外展到 30° 的过程中，双排缝合的肩袖与骨床的接触面积明显降低，而缝线桥则无此现象。由于外展时肌腱受到的应力减小，有利于愈合，且肌腱与骨床的接触面积较大，理论上更有利于愈合。

6．缝线桥可以产生自身加强的"楔入效应"简而言之，当肌腱受到应力作用时，肌腱在骨床表面的接触角度减小，由于缝线桥的固定方法，使肌腱在缝线与骨床之间更加深入地楔入，自身会更紧密地贴覆在骨床上。

7．生物学上，肌腱与骨床贴覆得越紧密，则组织液外渗就越少，组织液中对肌腱的营养成分就越容易保留下来，从而促进了肌腱的愈合。

由于以上种种优势，在面对较大的肩袖损伤时，越来越多的医师更倾向于采用这种技术。表 4-2 列出了近年来利用缝线桥技术修复肩袖的效果。

在使用缝线桥时，建议使用透明套管，以利于外排锚钉的置入。不同公司的外排锚钉直径不一，根据其直径选择相应套管。需避免套管过小，使外排锚钉无法置入。

由于使用缝线桥技术修复的均为较大的肩袖损伤，为了更好地观察肩袖，通常将镜头放置在后外侧通路，在前外侧通路放入相应直径的套管，前方及后方通路为主要的操作通路。在置入内排锚钉时应另作紧贴肩峰外缘的小切口，以方便缝线的安排。

在判断好肩袖的形态以及重建位置后，首先拧入内排的后方锚钉。在拧入锚钉后将尾线以褥式缝合的方式穿过肌腱，直接打结。然后拧入内排的前方锚钉，采用同样方法将尾线完全穿过肌腱并打结。注意：①锚钉位置与双排缝合的内排锚钉位置一致。②尾线穿过肌腱组织时应尽量确保分布均匀，避免因缝线间距不均在打结后部分肌腱形成"狗耳朵"或"鸟嘴样"隆起。③每打完一个结，应通过其他通路（非外侧打结通路）将尾线的两个末端完整地拉出体外，以避免缝线的缠绕。

之后分别选择内排两个锚钉的一根尾线，从外侧通路经透明套管引出。体外穿过外排锚钉的钉眼后一边抽紧尾线，一边将外排锚钉经套管置入。注意：①外排锚钉的位置通常位于大结节顶点远端 1～1.5cm 处。②事先将锚钉置入位置的滑膜清理干净，以利于显露。③通过调整外排锚钉入点寻找大结节足迹的最佳覆盖效果，确定入点后方可建立骨隧道。④检查缝线张力及肌腱覆盖情况，满意后方可锁紧外排锚钉，并确定锚钉完全没入骨隧道（图 4-15）。

八、术后处理

肩袖缝合后采用颈腕吊带制动。如果缝合确实，

表 4-2			缝合桥技术的效果			
作者	等级	病例数	方法	年龄（岁）	随访时间	结果
Frank，2008	4	25	缝线桥	57.1（44～74）	大于 12 个月	愈合率 88%
Pennington，2010	3	132	缝线桥 / 单排	54 例缝线桥 55 例单排	12～24 个月	无差异；24 个月后缝线桥的力学强度大于单排缝合；损伤在 2.5～3.2cm 的肩袖缝线桥的愈合率更高
Voigt，2010	4	51	缝线桥	62（37～76）	24 个月	疗效满意；12 个月再撕裂率为 28.9%；大于 60 岁的患者愈合情况较好
Duquin，2010	综述	1252	包括缝线桥的双排缝合 / 单排缝合	58 例双排缝合 60 例单排缝合	15 个月至 10 年	大于 1cm 的损伤，双排缝合的再撕裂率较低

可在术后第一天开始被动功能活动，强调前屈上举与外旋活动。3 周后可开始加入被动内旋活动。6 周拆除吊带后开始辅助的主动活动，并辅以肌肉等长收缩训练。术后 3 个月如果活动度恢复满意，可以开始肌肉力量的训练，并逐步恢复正常的生活活动。但我们发现在肩袖修复后，即使愈合过程顺利，仍

有部分患者在康复早期为疼痛所困扰。有研究表明，尽管在早期活动度恢复有所差异，但如果制动 3 ~ 6 周后再开始被动功能活动，从长期看，与术后即刻活动的患者无论在功能上还是活动度上均无明显差异。因此，我们建议对那些对疼痛较为敏感的患者可适当延长康复的开始时间，但不宜超过 6 周。

第五节　肩胛下肌损伤的处理

一、简介

肩胛下肌损伤的发生率较低。曾有研究对 2167 例肩袖病变患者进行 MRI 检查，发现 2% 的患者存在肩胛下肌的损伤。当然，目前仍缺乏诊断肩胛下肌损伤的高敏手段，有可能实际的发生率较此为高。对于肩胛下肌的部分损伤，常见人群有两个年龄阶段：年轻患者，以单次创伤造成撕裂多见；高龄患者，往往由于肩袖前上方的损伤，导致额外的应力作用于肩胛下肌产生磨损所致。另外，喙突撞击也可能是造成肩胛下肌损伤的一个因素（图 4-16）。

在横断面上，肩胛下肌的损伤会造成盂肱关节前方力偶的丧失，并由此引发肩关节功能的丧失。

二、症状和体征

肩胛下肌的损伤会导致肩关节前方的疼痛，以及伴随出现的功能受限和力弱，尤其在过头运动和

用力内旋时。与对侧相比，患侧肩关节被动外旋活动范围如果明显增加，提示肩胛下肌失效。临床的特殊检查包括 Lift-off 试验和压腹试验。由于肩胛下肌的损伤常伴随肱二头肌长头肌腱及 SLAP 损伤，因此，临床上应引起重视。

MRI 有助于对肩胛下肌损伤的诊断，尤其是横断位。如果在结节间沟内未发现肱二头肌长头肌腱，往往提示存在肩胛下肌的损伤。尽管 MRI 也可以显示肌腱的退缩与撕裂程度，但与冈上肌和冈下肌不同，肩胛下肌的脂肪浸润很难通过 MRI 进行评估。

关节镜可帮助确诊。镜下如果见到肩胛下肌上缘盂肱上韧带和喙肱韧带一起向内侧脱垂，构成所谓的"逗号征"，即可诊断肩胛下肌撕裂。此外，有医师推崇采用 70° 镜头来观察肩胛下肌。根据我们的经验，与 30° 镜头相比，70° 镜头在局部确实可以更好地观察肩胛下肌在小结节止点部位的情况，但两者在诊断上并未显示明显差异，因此，更新镜头在肩胛下肌的治疗中并不十分必要。

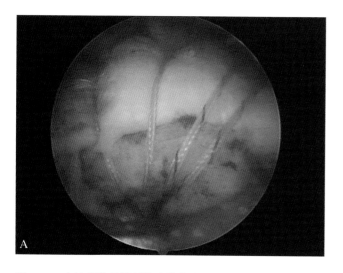
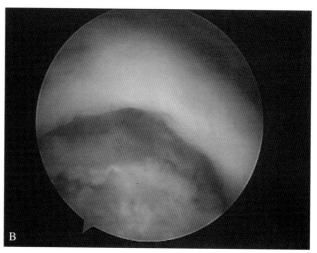

图 4-15　肩袖损伤缝线桥技术修复术前（A）及术后（B）镜下所见

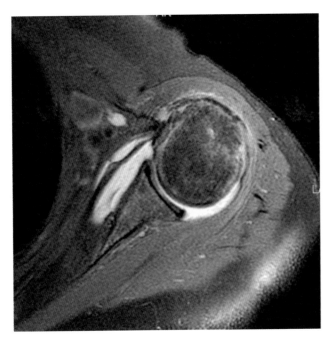

图 4-16 喙突撞击导致肩胛下肌部分损伤

镜下如果发现肩胛下肌存在损伤，可让助手充分内旋肩关节，观察喙突是否存在撞击的机制。如果在内旋肌腱的过程中发现肩胛下肌的表面与喙突深部存在摩擦，一方面提示肌腱损伤的病因；另一方面，在治疗过程中要考虑进行喙突成形以避免撞击的继续存在。

三、手术指征

与冈上肌损伤不同，肩胛下肌的损伤通常需要积极的手术治疗。非手术治疗仅仅适合那些内科情况不允许手术，或者患者由于自身原因拒绝手术的情况。Burkhart 曾报道对 25 例修复肩胛下肌的患者平均 10.7 个月的随访结果，UCLA 从术前 10.7 分提高到 30.5 分，优良率高达 92%。Bennett 的一组回顾性序列研究发现修复肩胛下肌后 2～4 年临床效果保持较好。因此，对于肩胛下肌的撕裂，尤其是急性损伤，建议尽早手术，以免发生肌肉萎缩或脂肪浸润，影响疗效。

四、手术技术

如果说对后上肩袖的损伤既可以采用沙滩椅位，也可以采用侧卧位缝合，那么对肩胛下肌的缝合，沙滩椅位则具有较大的优势。不仅仅是由于在侧卧位操作时较不便捷，容易污染，而且由于对患肢的

悬吊，使充分内外旋肩关节非常困难。因此，如果在术前能够确诊肩胛下肌损伤，建议采用沙滩椅位手术。

肩胛下肌的修复大体可分为两种方法：盂肱关节内修复（inside box）和肩缝下间隙修复（outside box），分别介绍如下：

1. 在盂肱关节内修复肩胛下肌　该方法需要建立后方观察通路、前方通路和前外侧通路。后者经肩峰前外侧角平行肩胛下肌走行进入关节。

镜下检查是否存在喙突撞击，如存在则先行喙突成形术。经前方通路去除喙突上附着的滑膜软组织，暴露喙突骨质。此过程中注意在喙突内侧清理时往往会有较多的出血，需要用射频刀头仔细止血。喙突下方是联合腱，要避免将其损伤；喙突外侧为喙肩韧带，在处理肩胛下肌时尽量保留。使用磨钻平行肩胛下肌走行打磨喙突，消除增生骨赘，尤其是喙突的外侧。保证喙突与肩胛下肌之间至少有 6mm 的间隙（图 4-17）。

对损伤肌腱清创后检查其活动度，松解粘连组织。由于这类损伤通常合并肱二头肌长头肌腱病变，有肱二头肌长头肌腱在镜下阻挡视野，会使操作较为困难。因此，要先处理肱二头肌长头肌腱，可行肌腱固定或肌腱切除，这样可以为下一步的操作创造更大的空间。

清理小结节，去除瘢痕和肌腱残端，并新鲜化骨床。从前方通路向小结节拧入缝合锚钉，检查锚钉在骨质中的把持力后取下手柄，松脱尾线。另外，经前外侧通路引入穿刺钳以方便过线。将其分次穿过正常的肌腱组织，抓住尾线后直接取出，这样使锚钉的尾线得以穿过肌腱，分别打结固定，修复损伤肌腱。

利用该方法实施单排缝合时较为容易。如果行双排缝合，很难在视野内观察到锚钉打入的准确位置。由于过线后打结均在肌腱的深方，所以对于较大的肌腱撕裂，不建议使用该方法。

2. 在肩峰下间隙缝合肩胛下肌　将镜头放置在外侧通路，建立两个前方通路。除了标准的前方通路外，可以选择建立另一个通路。该通路在垂直肌腱的方向上对准小结节，即前下方通路。

在肩峰下间隙操作时，首先要打开肩袖间隙，清理粘连和附着的滑膜组织，显露肩胛下肌自小结节至喙突内侧这一部分。通过前方通路进行喙突成形，此时可以让助手抬高患肢，以增加操作的空间（图 4-18）。

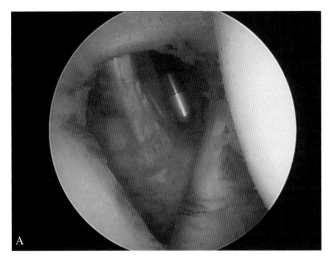
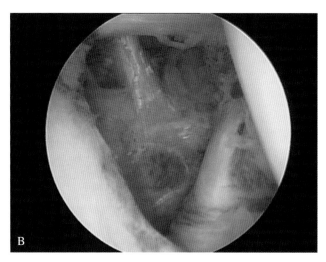

图 4-17　关节内喙突成形术，A，显露喙突；B，打磨成形术后的表现

用探针测定最佳位置，建立前下方通路，经此通路打磨小结节骨床，使之新鲜化后拧入缝合锚钉。采用同样方法，以仰角刺穿器通过标准前方通路经正常肌腱组织抓持缝线并引出体外。重复以上步骤，完成简单缝合，或采用改良 Mason-Allen 方式缝合，并在直视下打结。

由于该方法可以较好地选择锚钉置入的方向与位置、缝合钩刺入正常肌腱的部位以及观察打结的情况，所以在进行较大损伤的修复时更有优势。如有必要，可以进行双排缝合或缝线桥缝合。此时内排锚钉位于小结节内侧缘，外排锚钉位于结节间沟内缘。

五、术后

肩胛下肌修复的术后康复与前述肩袖损伤的康复过程基本一致。术后 3 周开始被动功能活动，6 周开始辅助性的主动活动，3 个月开始抗阻肌肉练习。

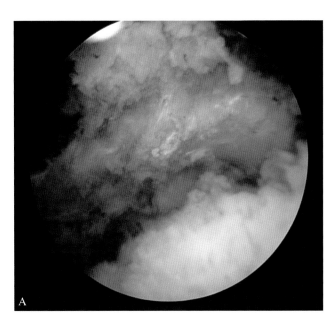
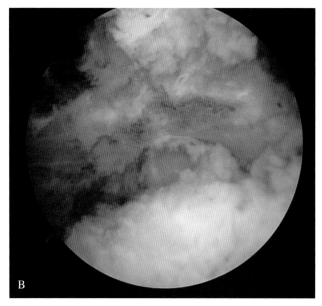

图 4-18　肩峰下喙突成形术，A，显露喙突；B，打磨成形术后的表现

第六节 失误与并发症分析

一、术后肩痛

很多患者在肩袖修补术后会有持续的肩痛，虽然与术前的疼痛性质不一样，但疼痛的程度可能相同，甚至超过术前。这种疼痛不仅发生在功能锻炼时，即使在平时甚至夜间也会时常发生。如果医患之间沟通不够，患者往往会质疑治疗的效果，部分患者甚至为此放弃继续的功能锻炼。我们知道，肌腱的愈合需要时间，在这一过程中肌腱会随着患者开始活动承受一定的应力。我们仍然不知道到底多大的应力既可以对肌腱的愈合起到良性刺激，又能不使之因负荷过大而引发疼痛。所以到目前为止，我们只能通过现有的疼痛控制手段在一定程度上缓解这种不适，并鼓励患者坚持康复训练。笔者多次就此问题与国外同道进行交流，比较一致的看法是术后 3 个月内会伴随康复锻炼出现一定程度的疼痛。如果肌腱经过修复后正常愈合，患者往往在术后 3 个月时出现明显的症状改善。因此，作为医师，我们应尽量鼓励患者，通过定时服用止痛药物、康复后冷敷以及采用物理治疗等方法促使其完成术后的康复计划。对部分痛阈较低的患者，可适当降低康复锻炼的强度和频率，但绝不能因噎废食，导致功亏一篑。

另外，当患者在术后早期抱怨肩痛时，我们也不能简单地归因于肌腱愈合过程中的自然现象，需要仔细考虑术中的处理是否到位：例如，肱二头肌长头肌腱的病变是否解决，盂肱关节是否有合并损伤在术中被忽视，锚钉的把持力是否足够，以及患者的肌腱是否再次撕裂等。因此，在术后随访时应注意临床查体，必要时拍摄 X 线片以及 MRI 予以明确。再次，如果患者难以耐受术后早期活动引发的不适，可适当延长康复锻炼的时间。既往的临床对照研究显示，肩袖修复术后早期功能锻炼的患者与延迟 6 周再进行锻炼的患者相比，虽然早期的活动度恢复较好，但术后晚期的结果，包括功能评分，均未显示显著差异。所以对那些对疼痛较为敏感的患者，可以将康复时间最多延迟到术后 6 周开始。

二、术后肩关节僵硬

造成患者术后持续肩关节僵硬的主要原因在于医师而不在于患者。如果肩袖损伤的患者在术前存在一定程度的肩关节活动受限，我们建议在手术之前先让患者进行活动度的恢复训练。在活动度良好的基础上进行肩袖修复，是避免肩关节术后僵硬的一个非常有效的手段。相反，如果在术前没有很好地恢复活动度，肩袖修复产生额外的疼痛会使患者的活动度进一步降低，最终导致继发性僵硬。此外，手术中应常规打开肩袖间隙并做彻底松解。对于术前合并活动度受限的患者，手术中还应对喙肱韧带、盂肱中韧带和盂肱下韧带予以松解，从而为术后活动度的恢复创造机会。

三、肩袖再次撕裂

临床报道，肩袖修复术后再次撕裂的发生率，小型肩袖损伤为 25% ～ 35%，大型肩袖损伤可达到 90%。而且肩袖愈合患者的功能明显优于肩袖修复后未能愈合的患者。因此，如何能确保修复的肩袖顺利的愈合是每一个肩关节医师关注的重点。导致修复后的肩袖再次撕裂的原因，除了患者再次遭受创伤之外，还有生物学因素（包括年龄，初始撕裂的大小，是否存在脂肪浸润或肌肉萎缩，是否合并糖尿病，患者是否吸烟，术前是否存在活动度受限）以及技术性因素（包括不稳定的缝合、粘连松解不足导致肌腱张力过大、过度或不足的康复）。关于这一并发症，我们将在下一章详细讨论。

四、锚钉失效

造成锚钉失效的很大原因是由于骨质疏松所致。目前的锚钉，无论金属的还是可吸收的，在置入前都需要以开路尖锥预钻孔。如果在预钻孔时发现骨质较差，最好选用金属锚钉，并直接拧入。拧入时可以尽量深埋锚钉，以获得更多的把持空间。在拧入锚钉后，不要急于取出手柄，先将尾线从手柄上松脱下来，再将手柄与锚钉松脱，牵拉尾线，可检查锚钉的把持力。如果肱骨头向着牵拉的方向移动，锚钉本身没有松动，说明锚钉的把持力足够。如果随着牵拉尾线，锚钉从骨质中逐步拔出，此时应重新将手柄套上锚钉尾端，将锚钉完整取出。

如果仍想使用锚钉，可以重新选择置入的位置，内排锚钉可适当内移。贴近关节面的部分往往骨质相对较好，另一个办法是更换直径更大的内排锚钉，如以 6.5mm 代替 5.0mm 锚钉。将外排锚钉尽量放在大结节顶端以远。

这里讨论的是仍可以用锚钉缝合肩袖的情况。如果大结节骨质已经出现大面积破坏，无法再使用锚钉，将在下一章讨论。

五、技术失误

1. 锚钉置入角度　为了避免锚钉置入的角度过小，影响修复的强度，建议紧贴肩峰外侧缘经皮另做通路置入锚钉。在置入过程中让助手内收肩关节，可调整锚钉角度。

2. 缝线缠绕　双排缝合涉及较多的缝线尾端，稍有不慎就会造成整个缝合的失效。建议每个锚钉的缝线完成贯穿肌腱后从同一通路中引出，并在体外用弯钳夹持在一起。而每次打结时，一方面选用透明套管，以避免打结时将组织卷入；另一方面，仅仅将要打结的一根尾线的两端从套管中引出，不要将其他缝线放置在打结的套管中。在打结之前，还要检查是否有其他缝线被打结缝线压住，以避免造成其他缝线无法在组织中自由滑动。

3. "鸟嘴样"或"狗耳朵样"畸形　为了避免在缝合后形成肌腱隆起于骨床上，需要对肌腱损伤的形态清楚地判断是 U 形还是 L 形，L 形的转角应在什么部位，均需要有较为清楚的认识。在彻底松解后可用组织抓钳对肌腱牵拉复位，判断最佳的缝合位置。在用刺穿器或缝合钩刺穿肌腱时，应保证每次刺入的位置适中且间距平均，这样可以使缝线穿过肌腱后平均分布。

4. 忽略了对合并损伤的处理　仅仅把注意力集中在肩袖修复本身是无法达到满意的效果的。术中对肩峰、肩锁关节、盂唇、肱二头肌长头肌腱和盂肱韧带等结构的处理均与手术效果密切相关。术中应仔细探查盂肱关节和肩峰下间隙的组织结构，以避免漏诊。这里仍要重复的，是我们开篇时的建议，即加强对肩关节疾病基础知识的深入了解，可以在最大程度上避免失误。

相关文献

1. Reilly P, Macleod I, Macfarlane R, et al. Dead an and radiologists don' r lie：a review of cadaveric and radiological studies of rotator cuff tear prevalence. Ann R Coll Surg Engl, 2006, 88 (2)：116-121.

2. Sher JS, Uribe JW, Posada A, et al. Abnormal findings on magnetic resonance images of asymptomatic shoulders. J Bone Joint Surg Am, 1995, 77 (1)：10-15.

3. Post M, Silver R, Singh M. Rotator cuff tear. Diagnosis and treatment. Clin Orthop Relat Res, 1983, 173：78-91.

4. Zumstein MA, Jost B, Hempel J, et al. The clinical and structural long term results of open repair of massive tears of the rotator cuff. J Bone Joint Surg, 2008, 90 (11)：2423-2431.

5. Rockwood CA Jr, Williams GR Jr, Burkhead WZ Jr. Debridement of degenerative, irreparable lesions of the rotator cuff. J Bone Joint Surg Am, 1995, 77：857-866.

6. Teefey SA, Rubin DA, Middleton WD, et al. Detection and quantification of rotator cuff tears. Comparison of ultrasonographic, magnetic resonance image, and arthroscopic findings in seventy-one consecutive cases. J Bone Joint Surg Am, 2004, 86 (4)：708-716.

7. Gerber C, Meyer DC, Frey E, et al. Reversion of structural muscle changes caused by chronic rotator cuff tears using continuous musculotendinous traction. An experimental study in sheep. J Shoulder Elbow Surg, 2009, 18 (2)：163-171.

8. Grana WA, Teague B, King M, et al. An analysis of rotator cuff repair. Am J Sports Med, 1994, 22 (5)：585-588.

9. Lo IK, Burkhart SS. Current concepts in arthroscopic rotator cuff repair. Am J Sports Med, 2003, 31 (3)：308-324.

10. Burkhart SS, Danaceau SM, Pearce CE Jr. Arthroscopic rotator cuff repair：Analysis of results by tear size and by repair technique-marginconvergence versus direct tendon-to-bone

repair. Arthroscopy, 2001, 17 (9): 905-912.

11. Burkhart SS. Suture anchor insertion angle and the deadman theory. Arthroscopy, 2009, 25 (12): 1365.

12. Park JY, Lhee SH, Choi JH, et al. Comparison of the clinical outcomes of single-and double-row repairs in rotator cuff tears. Am J Sports Med, 2008, 36 (7): 1310-1316.

13. Lee BG, Cho NS, Rhee YG. Modified Mason-Allen suture bridge technique: a new suture bridge technique with improved tissue holding by the modified Mason-Allen stitch. Clin Orthop Surg, 2012 Sep, 4 (3): 242-245.

14. Apreleva M, Ozbaydar M, Fitzgibbons PG, et al. Rotaotr cuff tears. Arhroscopy, 2002, 18 (5): 519-526.

15. Meier SW, Meier JD. Rotator cuff repair: the effect of double row fixation on three dimensional repair site. J Shoulder Elbow Surg, 2006, 15 (6): 691-696.

16. Brady PC, Arrigoni P, Burkhart SS. Evaluation of residual rotator cuff defects after in vivo single-versus double-row rotator cuff repairs. Arthroscopy, 2006, 22 (10): 1070-1075.

17. Kim DH, ElAttrache NS, Tibone JE, et al. A biomechanical comparison of a single-row versus double-row suture anchor technique for rotator cuff repair. Am J Sports Med, 2006, 34 (3): 407-414.

18. Huijsmans PE, Pritchard MP, Berghs BM, et al. Arthroscopic rotator cuff repair with double row fixation. J Bone Joint Surg, 2007, 89 (6): 1248-1257.

19. Lafosse L, Brozska R, Toussaint B, et al. The outcome and structural integrity of arthroscopic rotator cuff repair with use of double row suture anchor technique. J Bone Joint Surg, 2007, 89 (7): 1533-1541.

20. Sugaya H, Maeda K, Matsuki K, et al. Repair integrity and functional outcome after arthroscopic double row rotator cuff repair. J Bone Joint Surg Am, 2007, 89 (5): 953-960.

21. Charousset C, Grimberg J, Duranthon LD, et al. Can a double row anchorage technique improve tendon healing in arthroscopic rotator cuff repair? A prospective, nonrandomized, comparative study of double row and single row anchorage techniques with computed tomographic arthrography tendon healing assessment. Am J Sports Med, 2007, 35 (8): 1247-1253.

22. Burks RT, Crim J, Brown N, et al. A prospective randomized clinical trial comparing arthroscopic single and double row rotator cuff repair: magnetic resonance imaging and early clinical evaluation. Am J Sports Med, 2009, 37 (4): 674-682.

23. Franceschi F, Ruzzini L, Longo UG, et al. Equivalent clinical results of arthroscopic single-row and double-row suture anchor repair for rotator cuff tears: a randomized controlled trial. Am J Sports Med, 2007, 35 (8): 1254-1260.

24. Grasso A, Milano G, Salvatore M, et al. Single-row versus double-row arthroscopic rotator cuff repair: a prospective randomized clinical study. Arthroscopy, 2009, 25 (1): 4-12.

25. Koh KH, Kang KC, Lim TK, et al. Prospective randomized controlled trial of single-versus double-row suture anchor repair in 2-to 4-cm rotator cuff tears: clinical and magnetic imaging results, Arthroscopy, 2011, 27 (4): 453-462.

26. Curtis AS, Burbank KM, Tierney JJ, et al. The insertional footprint of the rotator cuff: an anatomic study. Arthroscopy, 2006, 22 (6): 603-609.

27. Park MC, ElAttrache NS, Tibone JE, et al. Part 1: footprint contact characteristics for an arthroscopic transosseous equivalent rotator cuff repair technique. J Shoulder Elbow Surg, 2007, 16 (4): 461-468.

28. Park MC, Tibone JE, ElAttrache NS, et al. Part 2: biomechanical assessment for a footprint restoring arthroscopic transosseous-equivalent rotator cuff repair technique compare to a double-row technique. J Shoulder Elbow Surg, 2007, 16 (4): 469-476.

29. Park MC, Idjadi JA, ElAttrache NS, et al. The effect of dynamic external rotation comparing 2 footprint-restoring rotator cuff repair techniques. Am J Sports Med, 2008, 36 (5): 893-900.

30. Gimbel JA, Van Kleunen JP, Lake SP, et al. The role of repair tension on tendon to bone healing in an animal model of chronic rotator cuff tears. J Biomech, 2007, 40 (3): 561-568.

31. Hatakeyama Y，Itoi E，Pradhan RL，et al. Effect of arm elevation and rotation on the strain in the repaired rotator cuff tendon. Am J Sports Med，2001，29（6）：788-794.

32. Burkhart SS，Adams CR. A biomechanical comparison of 2 technique of footprint reconstruction for rotator cuff repair：the SwiveLock-FiberChain construct versus standard double-row repair. Arthroscopy，2009，25（3）：274-281.

33. Amad CS，Vorys GC，Covey A，et al. Rotator cuff repair fluid extravasation characteristic are influenced by repair technique. J Shoulder Elbow Surg，2009，18（6）：976-981.

34. Frank JB，ElAttracge NS，Dines JS，et al. Repair site integrity after arthroscopic "transosseous-equivalent / suture bridge" rotator cuff repair. Am J Sports Med，2008，36：1496-1503.

35. Pennington WT，Gibbons DJ，Bartz BA，et al. Comparative analysis of single-row versus double-row repair of rotator cuff tears. Arthroscopy，2010，26（11）：1496-1503.

36. Voigt C，Bosse C，Vosshenrich R，et al. Arthroscopic supraspinatus tendon repair with suture-bridging technique. Am J Sports Med，2010，38（5）：983-991.

37. Duquin TR，Buyea C，Bisson LJ. Which method of rotator cuff repair leads to the higher rate of structural healing? A systematic review. Am J Sports Med，2010，38（4）：835-841.

38. Li XX，Schweitzer ME，Bifano JA，et al. MR evaluation of subscapularis tears. J Comput Assit Tomogr，1999，23（5）：713-717.

39. Ferrick MR. Corocoid impingement：a case report and review of the literature. Am J Sports Med，2000，28（1）：117-119.

40. Buukhart SS，Reconciling the paradox of rotator cuff repair versus debridement：a unified biomechanical rationale for the treatment of rotator cuff tears. Arthroscopy，1994，10（1）：4-19.

41. Lo IK，Burkhart SS. The comma sign：an arthroscopic guide to the torn subscapularis tendon. Arthroscopy，2003，19（3）：334-337.

42. Burkhart SS，Tehrany AM. Arthroscopic subscapularis tendon repair：technique and preliminary results. Arthroscopy，2002，18（5）：454-463.

43. Bennett WF. Subscapularis，medial，and lateral head coracohumeral ligament insertion anatomy. Arthroscopic apperance and incidence of "hidden" rotator interval lesions. Arthroscopy，2001，17（2）：173-180.

44. Knudsen HB，Gelineck J，Sojbjerg JO，et al. Functional and magnetic resonance imaging evaluation after single-tendon rotator cuff reconstruction. J Shoulder Elbow Surg，1999，8（3）：242-246.

45. Yamaguchi K. New guideline on rotator cuff problems. AAOS now，Vol 5. Rosemont，IL：American Academy of Orthopaedic Surgeons，2011.

46. Galatz LM，Ball CM，Teefey SA，et al. The outcome and repair integrity of completely arthroscopically repaired large and massive rotator cuff tears. J Bone Joint Surg Am，2004，86（2）：219-224.

（鲁　谊　李奉龙）

第 5 章

巨大及不可修复的肩袖损伤

第一节 简 介

巨大肩袖损伤的发生率可占到所有肩袖损伤病例的 10%～40%。"巨大肩袖损伤"这一说法被广泛地应用于那些损伤范围大、难以修复且预后不良的病例，但目前对于巨大肩袖损伤并没有一个统一的定义。在北美地区通常应用 Post 的定义，即损伤直径＞ 5cm 即为巨大肩袖损伤；而在欧洲则更倾向于使用累及超过 2 根或 2 根以上肌腱作为巨大肩袖损伤的标准。

巨大损伤并不总意味着不可修复的损伤，不可修复的损伤也并不等同于巨大肩袖损伤。有学者将不可修复的肩袖损伤定义为：清除无血管组织后，把上臂置于体侧内收位时，肌腱组织的质量很差，以至于不能行初期的直接肌腱 - 骨修复。急性巨大损伤的直径会＞ 5cm，但肌腱的质量良好，肌腱有伸缩性，易于修复到其解剖附着点上。相反，慢性损伤的肌腱组织较为脆弱、菲薄，缺乏弹性，即使肩关节在体侧外展达到 60°时仍难以将肩袖在无张力下修复到原解剖止点，即不可修复性肩袖损伤。

巨大肩袖损伤有两个不同类型，它们各自有不同的流行病学、损伤机制、功能障碍及预后，即包括冈上肌和冈下肌的后上型（包括或不包括小圆肌损伤），以及包括肩胛下肌与冈上肌的前上型。后上型损伤较为多见，占所有肌腱损伤的 10%～20%。Neer 等在 13 年间治疗的 340 例肩袖损伤的病例中发现了 145 例巨大的后上型损伤；Bigliani 等在 6 年间报道了 61 例此类损伤；Ellman 等报道的 50 例肩袖损伤病例中有 9 例此类损伤；Harryman 报道的 105 例肩袖损伤病例中有 28 例；Warner 等在 213 例肩袖损伤病例中报道了 53 例（20%）此类巨大损伤。与之相反，很少有人报道前上型肩袖损伤。同样是 Warner，在 407 例肩袖损伤的病例中仅发现 19 例前上型损伤（5%）。Harryman 报道的 105 例肩袖损伤中有 22 例这种类型的损伤。最近有综述报道，在 1345 例行肩袖修复的患者中，有 73 例单纯的肩胛下肌断裂或者肩胛下肌和冈上肌的联合断裂。由于损伤机制不同，整个治疗及效果也存在明显差异，这一点是需要引起大家注意的。

第二节 诊断与体格检查

一、临床表现

巨大肩袖损伤的患者存在不同程度的肩痛和功能障碍。患者任何的过头活动均明显受限，并且出现日常生活困难。询问病史时尤其要注意发病时间。如果是长期慢性病程，往往提示肌腱难以完全修复。

二、体格检查

体格检查时应注意与颈椎病相鉴别。仔细记录肩关节活动度，包括前屈上举、体侧外旋和体侧内旋等。当残留的肩袖组织无法再拮抗三角肌的收缩时，肱骨头失去固定的力偶。当患者试图前屈上举时，肱骨头会随之滑动，三角肌失去力矩作用，从

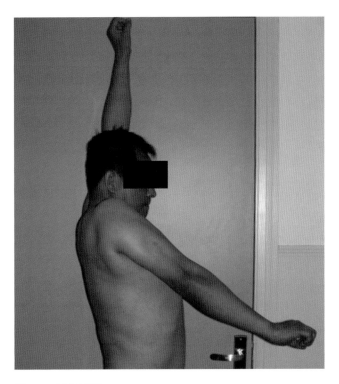

图 5-1　假性麻痹

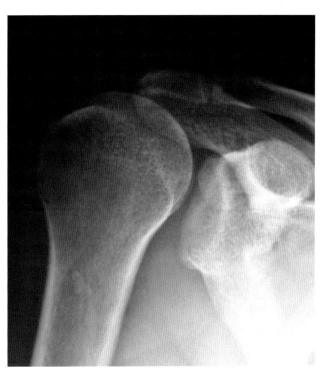

图 5-2　巨大肩袖损伤的 X 线表现

而出现上举不能的"假性麻痹"现象。当患者出现此现象时，提示肩袖难以重建（图 5-1）。

此外，关于肩袖的特殊检查如 Jobe 试验、Lag 试验、"吹号征"、Lift off 试验和压腹试验等均应常规检查。

三、影像学检查

1. X 线检查　X 线检查是肩袖的常规检查，不可或缺，通过 X 线可以观察肩峰下间隙。如果间隙明显减小或者肱骨头相对肩盂出现明显上移，都提示巨大肩袖损伤（图 5-2）。

对巨大不可修复肩袖损伤的患者，会出现继发的退行性关节炎改变，在 X 线片上不仅能看到巨大肩袖损伤的征象，如肱骨头明显上移，还可以看到关节的退行性改变（图 5-3）。

此外，在部分慢性患者，由于大结节缺乏应力刺激，会出现继发的骨质疏松，还有患者会在大结节部位出现囊性改变。这会为手术拧入锚钉造成较大困扰，需要引起重视。

2. CT 与 MRI 检查　肩袖损伤应被认为是整个肩关节肌肉的一种疾病，而不仅仅是局限于肌腱的疾病。因此，术前评估肩袖肌肉萎缩情况以及脂肪浸润情况越来越受到重视。临床经验和实验室研究

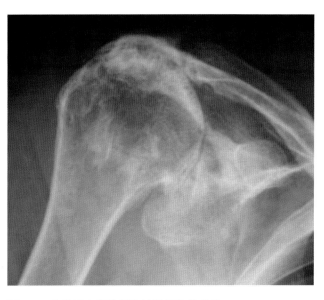

图 5-3　合并巨大肩袖损伤的退行性关节炎

都证实肩袖损伤会导致肩袖肌肉的萎缩。在动物试验中，将兔子的肩袖肌腱自其骨性止点切断后，最早 4 周时就可发现肌肉的萎缩和脂肪浸润。可以想象人类肩袖损伤后，一段时间后肌肉也必然出现类似的变化。肌肉的萎缩和脂肪浸润会造成肌力下降。在成功地进行肩袖修补术后，在部分患者的冈上肌可观察到肌肉容积的恢复。但如果术后发生再断裂，则肌肉的萎缩就不能逆转。Thomazeau 研究了对 30 例肩袖损伤行切开修补的病例术后平均随访 21 个月

时的情况。其中术后若肌腱连续性得以重建，则大多数冈上肌的截面积均增加（11/18）；而术后发生再断裂或术中仅能部分修补的 8 例患者中有 5 例其冈上肌的萎缩情况均继续恶化。而且他发现术前的肌肉萎缩情况对于术后的再断裂率有很好的预测作用。另外，脂肪浸润是很难通过治疗被逆转的，最好的情况下，术后脂肪浸润情况会停留在术前的水平而不再进展。Gerber 认为术前肩袖肌肉本身的情况比肌腱撕裂的大小更能准确地预测预后情况。

Goutallier 在 1994 年首先发表了基于 CT 检查的肩袖肌肉脂肪浸润情况的分级标准，目前被广泛地应用在临床研究中。肩袖肌腱脂肪浸润程度的分级如下：

0 级：没有脂肪浸润。

1 级：CT 或 MRI 上可看到肌肉内少量脂肪条带。

2 级：脂肪量少于肌肉量。

3 级：脂肪量与肌肉量一样多。

4 级：脂肪量多于肌肉量。

近年来这一分级标准更多的是在肩关节 MRI 检查中得以应用。Gerber 对比了分别应用 CT 与 MRI 评定肩袖肌肉脂肪浸润的准确性，结果发现这两种方法均有很强的可重复性，但是这两种不同的检查手段之间的一致性并不好。依据 MRI 检查得出的分级结果往往高于依据 CT 检查所得到的结果：CT 可能会将纤维结缔组织误认为是肌肉纤维，而在 MRI 中则可以较容易地将两者相区分。因此，可以应用任一种方法进行检查，但是不建议对两种检查作横向比较，更不建议在随访过程中更换检查手段。Gerber 还研究了 70 例正常人和 30 例肩袖损伤患者

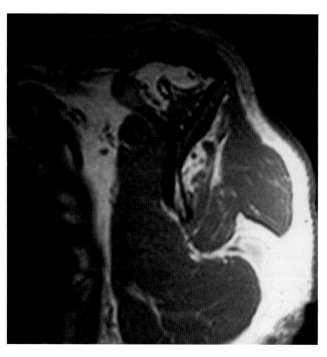

图 5-4　巨大肩袖损伤脂肪浸润的 MRI

的斜矢位 MRI 的情况：在可看到肩胛冈和肩胛体骨性结构相连的最外一层 MRI 层面上测量肩袖肌腱的截面积，发现在 > 4cm 的肩袖损伤的患者，其截面积明显小于正常对照组。另一个现象是，只有在这组巨大肩袖损伤的患者中，其冈上肌截面的上缘低于肩胛冈和喙突顶端的连线，而在正常对照组中，冈上肌的上缘均高于该连线。

基于以上种种理由，笔者建议对于巨大肩袖损伤的患者，术前应常规进行 MRI 检查，并且要包括横断位、斜冠位和斜矢位的 T1 和 T2 压脂相，扫描的范围不仅包括肌腱，还应涵盖肌腹（图 5-4）。

第三节　手术适应证与禁忌证

一、适应证

一直以来，人们对巨大肩袖损伤的治疗存在不同看法。有学者认为非手术治疗是一种行之有效的方法，由于此类疾病大多发生于高龄患者，生活要求低，仅对非手术治疗不佳的患者才适合采用手术治疗。但近年来有较多临床研究报道巨大肩袖损伤通过关节镜进行修复后效果满意。有学者据此提出，对于大及巨大肩袖损伤，由于自身愈合可能较低，

因此一旦确诊应尽早手术。如果转变为慢性损伤，由于组织回缩、脂肪浸润和肌腱变性，会导致手术修复成为不可能，从而造成永久性功能丧失，临床治疗效果往往不满意，且经济花费更多。随着关节镜技术的发展，巨大肩袖损伤通过关节镜进行修复后的成功率已接近切开手术。Burkhart 等评估了平均随访 3.5 年的 59 例患者，发现包括巨大损伤的各种大小肩袖损伤的患者，在疼痛、功能、力量和活动方面都有非常显著的改善。Jones 等报道了 50 例行

关节镜下修复的患者，其中包括 13 例巨大损伤。平均随访 32 个月，基于 UCLA 评分系统，88% 的病例取得了良好或极好的结果，98% 的患者对结果满意。有巨大损伤的患者和损伤较小的患者取得了同样的结果。在一项对 37 例巨大损伤的患者行关节镜下修复的研究中，经过平均 3.2 年的随访，Bennett 发现 Constant 评分和 ASES 评分都有显著增加，疼痛显著减轻，患者的满意率达 95%。我们自己的临床病例研究也显示对于巨大肩袖损伤进行关节镜修复，其优良率可达 75.6%。因此，建议对巨大肩袖损伤进行积极的手术治疗。

对于那些内科情况难以耐受手术或种种条件所限而无法手术的巨大肩袖损伤患者，非手术治疗，诸如制动、应用非甾体消炎药缓解疼痛以及理疗，是有效的替代治疗方法。有针对平均年龄为 62.2 岁肩袖损伤患者非手术治疗的临床报道，显示其满意率达到了 86%。对于肩关节僵硬的患者，理疗时应当着重于被动的拉伸练习，然后进行肩部肌肉的力量锻炼。肩水平以下的力量练习，应当着力于改善内旋和外旋功能、三角肌功能以及肩胛骨的稳定作用，从而补偿损伤的肩袖。

此外，尽管 Gerber 及 Lam 等均已通过临床随访发现，损伤的肩袖组织如果长时间没有修复，导致出现脂肪浸润，会大大降低手术治疗的最终效果。但我们的临床与基础研究显示，在损伤的肩袖出现萎缩变性及脂肪浸润前，何时进行手术修复并不对结果产生明显影响，损伤急性期修复、亚急性期修复或晚期修复的三组患者在术后一年以上的随访时活动范围、功能评分以及疼痛等方面均未显示出明显差异。我们的动物试验结果与临床结果一致，即在肌腱组织发生脂肪浸润和萎缩变性之前，不同时间对肩袖组织进行修复，无论是组织愈合过程还是骨 - 肌腱界面的生物力学强度，以及包括疼痛、活动范围和功能评分，均无明显差异。这在一定程度上说明在肩袖损伤后早期进行非手术治疗并不会影响最终手术治疗的效果。

二、禁忌证

1. 疼痛较轻、功能要求较低的高龄患者。
2. 配合度较差的患者。
3. 内科情况不允许手术的患者。
4. 有急性感染等手术禁忌。
5. 肩袖肌肉萎缩、肱骨头上移、伴随盂肱关节骨关节炎，此类患者修复的成功率较低。
6. 术前肩关节外展、外旋肌力在 3 级以下，肌肉萎缩，此类患者修复的成功率较低。Goutallier 报道脂肪浸润超过 50% 的肩袖损伤患者，修复术后没有任何改善；Burkhard 近年来将这一标准提高到 75%，因为他治疗脂肪浸润在 50% ~ 75% 的肩袖损伤患者优良率达到了 86%。所以该项指标可能会随着关节镜技术的不断提高而成为一个相对指标。

第四节　手术技术

对于巨大肩袖损伤的修复，需要术者具备丰富的经验与高超的技艺。这其中包括一些基本的要求，如通过体检与影像学检查设计合适的手术方案，做好术前准备与体位的摆放，通过降压和水流的控制保证视野清晰，合理设计通路以完整地评估肩袖撕裂形态并利于器械操作，熟悉解剖并彻底松解粘连组织以保证肌腱在无张力状态下得以修复，熟练镜下操作及器械的使用以达到牢固地缝合肩袖肌腱。在此基础上，应尽量缩短手术时间，以避免持续低压对患者的损伤和持续水流灌注造成组织过度肿胀；对分层不规则撕裂的肩袖进行在其解剖止点上的重建；评估肌肉的萎缩以及肌腱的质量，以在必要时内移止点降低张力；对较为复杂的撕裂如何分配使用锚钉及判断过线的位置。这些都需要我们在实践中不断地总结经验并不断提高自身的技术水平。在这一节，我们并不打算罗列出既往学术交流、文献报道或会议发言中所涵盖的所有方式方法，成为一个巨大肩袖损伤的修复大全；相反，我们只提供自己的临床经验证明较为有效的方法供读者参考。

一、准备与入路

术前要充分考虑到手术的难度。对于老年患者，应进行内科调理，使其能够耐受长时间低血压的不良影响，同时要与麻醉医师进行沟通，确保术中在持续低血压的状态下保证脑血流灌注以及生命体征的平稳。如果不能除外肩胛下肌的损伤，建议采用沙滩椅体位以提供在前方修复时的便利。手术通路通常需要四个：后方标准通路、前方通路、后外侧通路和前外侧通路。其中后方通路是镜头首先进入的通路，用于盂肱关节的检查和开始进入肩峰下间隙的检查，之后建议将镜头转换到后外侧通路，以更全面地观察肩袖的情况。在建立外侧的两个通路时这两个通路要尽量远，同时要保证操作器械便于需要达到的部位，这一点在体型瘦小的患者尤应注意。此外，在打入锚钉时应沿肩峰外缘另做一小切口，以便于以最佳角度放置锚钉和掌握缝线的分布，并避免缝线互相缠绕。考虑到手术时间较长，组织可能会较为肿胀，可以将后方通路和后外侧通路建立得略低一些。

二、肌腱松解技术

1．肩峰下间隙肌腱的清创与松解　对肌腱进行彻底清创是非常必要的，既可以清除增生滑膜，有利于显露视野，又可以使肌腱新鲜化，并松解部分滑囊面的粘连。肩峰的后内侧和前方往往在清创的过程中会有较多出血。根据笔者的经验，用射频刀头取代刨刀进行清创，一边松解一边止血是一个很好的选择，但要注意避免长时间使用而造成局部高温损伤。

在内侧松解时常要显露肩胛冈，分清冈上肌与冈下肌，以便进一步松解。在此过程中，在肌腱上方，沿着肩胛冈向内可追溯到肩胛上神经。该神经位于盂上结节内侧2～3cm、肩盂后缘1cm的部位。注意不要在超过肩盂后缘1cm以内进行操作，以免造成误伤。

在清创过程中需要注意保护外侧的三角肌，如果清除其滑囊部分会造成较多出血以及液体外渗。

2．大结节成形术　在外侧，巨大肩袖损伤可能会伴有大结节的增生。由于不能确保肩袖的愈合，不能首先进行肩峰成形，肩峰下间隙会较为狭窄。用磨钻对裸露的大结节进行大结节成形，一方面，对骨床新鲜化；另一方面，也可以创造出更大的空间以便于操作。

3．牵引线的使用　在肌腱清创后，为了进一步松解粘连，可以用组织抓钳从外侧通路进入，抓持肩袖并将其牵拉回到解剖止点，根据张力发生的部位判断粘连所在。但由于慢性巨大肩袖损伤往往组织质地较差，这种牵拉本身会进一步撕裂肩袖的边

缘。为了保护肩袖，可以引入一根牵引线（推荐使用PDS-Ⅱ），将其穿过肌腱组织后再把牵引线的两端从外侧通路引出。这样牵拉缝线，可以协助判断需要进一步松解的部位，之后缝线还可以作为锚钉尾线穿经肌腱的导引线使用。

4．盂肱关节的粘连　对于盂肱关节的粘连，可以在肩峰下进行操作，使用射频刀头或撬拨铲，从肩袖深方紧贴肩盂边缘进行松解，可以将肩袖与关节囊和盂唇的粘连完全松解开。注意对肩盂内侧的松解不要过深，以免伤及肩胛上神经。

这里需要注意的是肱二头肌长头肌腱。如果在盂肱关节内已经发现其存在损伤，可以以缝线贯穿标记，并将缝线引出体外留待之后的操作使用。此时可将其在盂上结节的起点切断，以避免造成与肩袖周围组织的粘连。

5．前方肩袖间隙的松解　前方肩袖间隙的松解技术是Tauro根据Cordasco和Bigliani切开肩袖松解的方法提出的。这一技术要求将肩袖间隙完全打开，沿着冈上肌（而不是附着周围的滑膜组织）前缘一直松解到喙突，下方到肩胛下肌的上缘。将这一间隙内所有的滑膜组织予以去除，并沿喙突外侧将喙肱韧带切除，这样可以为冈上肌增加1～2cm的活动度。

6．后方肩袖间隙的松解　这一方法来源于Codd和Flatow切开手术技术，要求充分显露肩胛冈并保护肩胛上神经。沿冈上肌与冈下肌的分界用篮钳进行松解。虽然有学者认为这是一种非常有效的松解方法，但笔者在切开手术时都难以清楚地分辨这两块肌肉的界限。在镜下，尤其是肌肉萎缩或脂肪浸润的病例中，能做到这一点几乎不太可能。而且这种方法对肌肉的破坏较大，建议尽量不要使用。

二、解剖重建

1．新月形损伤　如果巨大肩袖损伤为"新月形"撕裂，可以将之在无张力状态下轻松地拉回至大结节解剖止点，则可通过上一章所述的方法以单排、双排或缝合桥的缝合方式进行修复。此类患者多为年轻人，而且为新鲜损伤。由于没有明显的肌肉回缩，治疗效果往往较为理想。

2．U形损伤　不要强行将"U"形损伤的顶端拉回到解剖止点上，否则会导致肌腱承受过大的应力，并且很多时候也是无法做到的。相反，通过将撕裂的前后肌腱边边缝合逐步缩小损伤的面积，最

终可以将其转化为新月形损伤，然后就可以在无张力的状态下将已经聚拢的边缘缝回到大结节骨床上。当然，这一类损伤在临床上较为少见，更多时候，所谓的 U 形损伤实际上是 L 形损伤，只是由于病程时间较长，导致对前页与前方组织形成粘连的误判，因此在镜下应仔细鉴别。

3. L 形损伤　对于 L 形或反 L 形巨大肩袖损伤，应该通过双排固定或缝线桥的方式对肌腱进行缝合修复，使肌腱组织与骨面获得最大的接触，从而最大程度地促进组织愈合，并最终获得满意的结果。这也是目前大多数学者对于巨大肩袖损伤普遍倾向于采用双排（或缝线桥）重建的原因。术中需要仔细判断 L 形撕裂的拐角部分，使之恢复到原解剖止点，这是重建肩袖的前提条件。据此判断肌腱的解剖位置后记住内排锚钉尾线需要穿过的位置，让助手内旋肩关节打入内排后方的锚钉，外旋肩关节打入前方的锚钉。然后利用过线装置将每根缝线依次贯穿肌腱，注意缝线贯穿的位置应在前面提到的位置，这样才能确保肌腱的内缘被拉回到解剖止点。然后分别抽取两锚钉各自的尾线，利用外排锚钉将肌腱覆盖在大结节骨床上。注意外排锚钉应在大结节顶点的远端，前后两个应尽可能远离，以使肌腱达到广泛的"面接触"。但在打入外排前方锚钉时，注意应在结节间沟外侧，方向应朝向后方并略向近端，以免使锚钉打出骨质。外排后方锚钉同样应略朝向近端，并保证打入时不要过度向后而穿出骨质（图 5-5）。

一部分陈旧损伤的肌腱存在分层撕裂，只有在较为彻底的清创后才能辨认清楚。在缝合这类肩袖时，应确保将内层的撕裂也拉回到解剖止点上。注意，深层的肌腱往往不能像浅层肌腱那样被拉回到大结节顶点，其肌腱本身的解剖位置也没有那么靠外侧，深层肌腱外缘能被拉回的位置基本也就在内排锚钉附近。通过试行牵拉确认其解剖位置后，在内排锚钉的尾线穿过肌腱时，一定要在此位置分别贯穿深浅两层，并且要反复确认在两层肌腱之间不能形成无法贴覆的隆起。造成两层肌腱之间不贴覆的唯一原因是对两层肌腱的解剖位置判断错误，此时应重新使用刺穿器或缝合钩重新穿经肌腱过线。

如果肌腱撕裂较大，造成内排锚钉彼此间距较大，为了使肌腱更加贴覆在骨床上，可以在两者之间打入第三个内排锚钉，通过缝线的双滑轮技术使肌腱内缘可以更好地贴合到足迹的内侧，即关节缘偏外 2mm 的位置。该项技术的主要原理是以内排锚钉作为滑轮定点，通过锚钉之间尾线彼此打结并张紧，达到固定肩袖内排止点的目的。其优势在于相对于普通内排锚钉的"点"固定，双滑轮技术可以达到"线"固定，即通过缝线本身将肌腱压到足迹内侧缘。

无论通过什么样的方法，以改良的双排缝合将松解后的肌腱在解剖止点重建，可以在最大程度上提高肌腱的愈合。从我们自己对 16 例巨大肩袖损伤患者解剖重建术后的效果看，无一例出现并发症，所有患者均对手术治疗结果感到满意。VAS 疼痛评分从术前的平均 5.6 分下降到 1.7 分，前屈上举从 69.1°上升到 151.2°，体侧外旋从 14.7°上升到 32.2°，体侧内旋从腰 1 水平上升到胸 10 水平；Constant-Murley 评分从平均 39 分提高到 85.6 分，UCLA 评分从 10.4 分提高到 28 分，SST 评分从 2.8

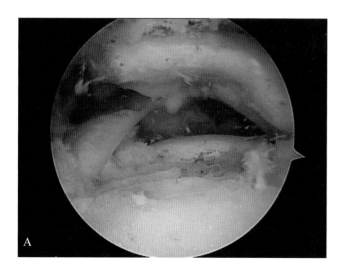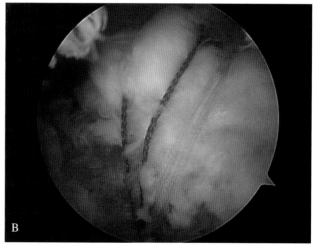

图 5-5　对 L 形损伤以缝线桥技术修复术前（A）及术后（B）镜下所见

分提高到 8.8 分；疼痛评分、活动范围、肌力及功能评分通过手术治疗均有极显著的提高（$P < 0.01$），与国外的临床报道相符。

三、肌腱联合固定术

由于巨大肩袖损伤往往合并肱二头肌长头肌腱的病变，而处理肱二头肌长头肌腱的方式仍存在着争议。Kelly 等建议直接切断，但该病例组 38 例患者中有 20% 的患者术后出现"大力水手征"，38% 的患者主诉屈肘力弱。另一些医师愿意采用肌腱固定术，方法多多，不一而足。我们的手术方法是首先在盂肱关节以牵引线贯穿，切断近端并打磨光滑，对远端以缝合线进行牵引。如果对肩袖采用经典双排缝合，在打入外排前方的锚钉后，一根尾线进行简单缝合，另一根尾线一端（非线桩）在牵引线的帮助下穿过肱二头肌长头肌腱的远端。当外排打结时，将肌腱前缘与肱二头肌长头肌腱远端一起缝合。如果采用缝线桥技术，由于对巨大肩袖的前缘往往难以良好覆盖，这时可以在外缘附加一个锚钉，通过简单缝合的方式，将肩袖前缘拉至前方止点。利用该锚钉的一根尾线，也可以完成对肱二头肌长头肌腱的联合固定。

该方法的优势在于，一方面完成了肱二头肌长头肌腱的固定，避免了肌腱切断术引发的力弱与外观畸形；另一方面，将肱二头肌长头肌腱与损伤肩袖的前缘固定于大结节的肩袖止点部位，既可以将肩袖前缘放置在其解剖止点，维持整个足迹区的张力，又可以在腱 - 骨交界处形成一个相对更为广泛的愈合面积，有利于肩袖组织的愈合。我们的临床治疗结果随访显示，肌腱联合固定术的效果较为肯定。

四、肩峰成形术

对巨大肩袖损伤应慎行肩峰成形术，如果不能确保肩袖愈合，则不能进行该项操作，而改行肩峰下减压术，即对肩峰下间隙进行广泛的滑膜清扫，以及大结节成形术，尽可能去除所有增生退变的组织，在最大程度上避免这些退变组织在术后对患者造成进一步的不良影响。

五、锁骨远端切除术

关于锁骨远端的处理，可以参见本书相关章节。

需要指出的是，巨大肩袖损伤，尤其是慢性患者，术前需要检查肩锁关节，如果患者局部存在压痛，X 线检查显示肩锁关节存在退行性改变，即使 MRI 检查未显示这一部位的水肿与异常信号，仍建议进行锁骨远端的处理，包括切除锁骨远端以及清理关节囊软骨盘。

六、肩胛上神经松解术

对于陈旧的巨大肩袖损伤，随着肩袖向内侧回缩，可能会压迫肩胛上神经，或在其周围形成粘连。对有神经症状的患者，应常规探查并松解。具体技术见本书相关章节。

七、部分修复

临床上时有一些陈旧的巨大肩袖损伤，虽然经过彻底的松解，仍然无法解剖重建肩袖的足迹。对这类患者可以采用部分修复的方法恢复一定的功能，并有效缓解疼痛。

Halder 应用尸体模型证实了肩袖损伤的情况决定了肌力丧失的程度。试验中冈上肌腱 1/3 或 2/3 断裂只能轻度影响肩袖肌力，而肌腱完全断裂可造成肌力明显减弱。模拟的肌肉回缩也可导致肌肉所传导肌力的明显减弱。1/3 或 2/3 宽度的冈上肌腱断裂时，若将断裂的肌腱与旁边保持完整的部分肌腱行侧侧缝合，仍可恢复近于正常的肌力传导作用。这项试验的结果与临床中见到的较小肩袖损伤患者常无明显肌力减弱症状的现象相符。作者认为，若患者的肩袖组织损伤严重而难以完整修复，只要将患者损伤部分肌腱与正常完整的部分肌腱行侧侧缝合就有助于恢复肩袖肌腱的功能。

Burkhart 等报道了巨大损伤的部分修复技术，并介绍了这种术式的生物力学原理。部分修复重新创建了肩袖前部和后部的力偶，就像一个"吊桥系统"。这个力偶的作用是让力量经过肩关节传导，并且把肱骨头稳定在肩胛盂内，而增加三角肌提供的前屈上举的力量。部分修复的目的是把无功能损伤转化为有功能损伤。肩袖的前部和后部被固定在肱骨头上方，而肩袖剩下的部分提供稳定的力量。为了达到这个目的，不需要完全覆盖肱骨头。应用边缘聚拢技术，可以在没有很大张力的情况下用缝合锚把损伤修复到大结节上。在 Burkhart 的研究中，14 例患者中有 13 例（93%）主观上对手术结果满意，而且 UCLA 评分从术前平均 9.8 分增加到术后平均 27.6 分。其他研究者的长期结果也证实了这一技术的效果。

对肩袖进行部分修复时，应仔细判断其张力，避免将肌腱过度牵向外侧而造成过度的负荷。以单排缝合的方式将肌腱止点适当内移，并在骨床上做微骨折等新鲜化处理，适当缩小损伤面积，以恢复肌腱的力偶作用。

八、肌腱移位术

一般来说，对由于疼痛造成功能明显下降的肩袖损伤，以及进行初期重建成功概率很低的患者，都可以考虑肌腱移位术。对于以前肌腱修复失败的患者，肌腱移位是否有用不是很清楚。在这种情况下，许多因素会影响最终的功能，包括喙肩弓的破坏、三角肌的缺失和僵硬以及神经损伤。此外，对于冈上肌和冈下肌不可修复的损伤，肩胛下肌断裂是背阔肌腱移位的相对禁忌证。以背阔肌代替不可修复的后上型巨大肩袖损伤，以胸大肌代替不可修复的前上型巨大肩袖损伤，往往需要切开手术完成。

九、生物学加固技术简介

针对传统治疗方法上的不足，近年来国外学者提出采用多种组织移植的方法治疗巨大肩袖损伤。所选择的材料包括自体组织、同种异体组织、异种组织以及人工合成组织等。目前国内市场上仍无此材料。国外的研究往往认为单独以生物学补片将断裂的肌腱与骨床连接起来，效果是非常不可靠的。但如果能将肌腱缝合到骨床上，利用生物学补片加固，其作用相对来说更为确实。相信随着组织工程技术的进一步发展，利用组织移植修复巨大肩袖损伤的效果会在更广的范围内取得飞速的提高。

十、术后

对于巨大肩袖损伤，无论是解剖重建还是部分重建，术后均采用外展支具固定 6 周，期间可以对肘、腕和手进行活动。6 周后摘除支具，开始被动活动。3 个月内避免主动的肌力训练。待活动度恢复至满意的范围后再开始肌肉力量的训练。

第五节　失误与并发症分析

一、锚钉失效

对于陈旧的巨大肩袖损伤，由于大结节局部缺乏应力刺激，会发生继发性骨质疏松，再加上大多数患者为老年人，本身骨质堪忧，因此，锚钉失效的情况需要予以重视。术中应仔细检查锚钉的把持力。如果随着拉动尾线，锚钉发生逐步的松动，千万不要心存侥幸，期待经过术后一段时间的制动能使肌腱长入，锚钉得以维持。此时应更换更为确切的位置，或者更换更大直径的锚钉。如果在打入锚钉时出现骨床破坏，可放弃使用锚钉并采取两种方法进行弥补。

1. 经骨髓道缝合法　清理骨碎屑后显露肱骨近端，选用较长的直穿刺器经远端皮质刺入骨髓腔，将穿刺器内的导引线拉出，引入高强度缝线，直接穿过正常肌腱组织后将肌腱缝合到骨髓道内。该方法较为简便易行，但难以避免缝线在骨皮质上的切割作用；而且对于部分骨质极度疏松的患者，会在

刺穿器穿过骨皮质时发生骨质的粉碎，造成进一步的破坏。

2. 利用高强度缝合线，采用 Mason-Allen 方式直接贯穿肌腱组织，使用外排锚钉，将缝线压入大结节以远骨质尚可的地方。这是不使用内排锚钉的缝线桥技术。

二、再次撕裂

与中小型肩袖损伤相比，巨大肩袖损伤的手术治疗难度较大，既往通过关节镜技术利用单排锚钉缝合损伤的肩袖组织取得了满意的效果，但后来发现，即便是手术即刻能够将肩袖组织修复到原止点，仍会有较高的再撕裂率。由于肩袖组织本身的退变，尤其是慢性病程导致的脂肪浸润与组织回缩，使修复后存在较高的失败率，文献报道这一数值为 20% ~ 57%。Galatz 曾对 18 例原始肩袖损伤直径超过 2cm 且接受了关节镜修复的患者进行了 36 个月

的随访，发现尽管功能上有所恢复，但B超证实有17例患者在原部位发生再次撕裂。这一发现直接导致双排固定方式取代单排固定缝合较大的肩袖损伤。近年国外的研究认为，采用（改良）双排锚钉修复巨大肩袖损伤在疼痛、功能、力量和活动方面都有非常显著的改善。但不论经典双排缝合还是缝线桥技术，仍然难以确保巨大肩袖的愈合。大多数再次撕裂均发生在内排锚钉的位置，即过度的张力使承受张力最大的部位首先发生失效。因此，有部分学者提倡对于巨大肩袖损伤，即使能够将肩袖外缘拉回到大结节止点，仍应该内移肩袖，以避免过度应力作用。由此可见，过度的张力是导致肌腱无法顺利愈合的最主要因素，需要每一个术者慎重对待。

另一个可喜的事实是，即使出现再次断裂，大多数患者的临床症状仍然好于术前，因此，对于那些老年、陈旧的巨大肩袖损伤试行肩袖修复还是非常有必要的。

三、功能受限

对巨大肩袖损伤经过修复后，可以改善患者的临床症状，但仍会残留各种功能障碍。在Bigliani等

的报道中，巨大肩袖损伤修复7年后，61例患者中有15%对结果不满意。Cofield等报道了13年的长期随访结果，显示巨大撕裂的患者只有27%的满意率。我们在术前应尽量与患者进行良好的沟通，适当降低患者对手术的预期值，在术后则尽量鼓励患者积极地进行功能康复，以在最大程度上恢复患者的日常活动。

对于不可修复的肩袖损伤，单纯肩峰下间隙清创并不能解决任何问题。尽管部分患者在术后早期疼痛可能会有所缓解，但从长期效果来看，疼痛仍会复发。所以对那些不可修复的肩袖损伤，如果无法进行部分修复，要一期处理合并损伤，并告知患者需要接受进一步的治疗。

四、肱骨头上移

对于巨大肩袖损伤，我们建议谨慎施行肩峰成形术。因为如果肩袖无法愈合，肱骨头会向上方移位。此时，喙肩韧带尚可以抵御这种上移的趋势。一旦喙肩韧带随着肩峰成形而被破坏，就没有任何结构可以抵御这种上移的趋势，最终引发严重的症状。

相关文献

1. Post M，Silver R，Singh M. Rotator cuff tear：diagnosis and treatment. Clin Orthop Relat Res，1983，173：78-91.

2. Zumstein MA，Jost B，Hempel J，et al. The clinical and structural long term results of open repair of massive tears of the rotator cuff. J Bone Joint Surg，2008，90（11）：2423-2431.

3. Rockwood CA Jr，Williams GR Jr，Burkhead WZ Jr. Debridement of degenerative，irreparable lesions of the rotator cuff. J Bone Joint Surg Am，1995，77：857-866.

4. Gerber C，Fuchs B，Hodler J. The results of repair of massive tears of the rotator cuff. J Bone Joint Surg Am，2000，82：505-515.

5. Holder J，Fretz CJ，Terrier F，et al. Rotator cuff tears：correlation of sonographic and surgical findings. Radiology，1988，169：791-794.

6. Neer CS Ⅱ（ed）. Shoulder reconstruction. Philadelphia，WB Saunders，1990，41-142.

7. Bigliani LU，Cordasco FA，McIlveen SJ，et al. Operative repairs of massive rotator cuff tears：Long-term results. J Shoulder Elbow Surg，1992，1：120-130.

8. Ellman H，Hanker G，Bayer M. Repair of the rotator cuff：End-result study of factors influencing reconstruction. J Bone Joint Surg Am，1986，68：1136-1144.

9. Harryman DT Ⅱ，Mack LA，Wang KY，et al. Repairs of the rotator cuff：correlation of functional results with integrity of the cuff. J Bone Joint Surg Am，1991，73：982-989.

10. Warner JP，Higgins L，Parsons IM IV，et al. Diagnosis and treatment of anterosuperior rotator cuff tears. J Shoulder Elbow Surg，2001，10：37-46.

11. Warner JP. Diagnosis and management of massive irreparable rotator cuff tears：the surgeon's dilemma. Instr Course Lect，2006，55：45-58.

12. Green A. Chronic massive rotator cuff tears：

evaluation and management. J Am Acad Orthop Surg, 2003, 11: 321-331.

13. Warner JP, Krushell RJ, Masquelet A, et al. Anatomy and relationships of the suprascapular nerve: anatomical constraints to mobilization of the supraspinatus and infraspinatus muscles in the management of massive rotator-cuff tears. J Bone Joint Surg Am, 1992, 74: 36-45.

14. Burkhart SS, Barth JR, Richards DP, et al. Arthroscopic repair of massive rotator cuff tears with stage 3 and 4 fatty degeneration. Arthroscopy, 2007, 23: 347-354,

15. Thomazeau H. Shoulder arthroscopy and rotator cuff tears repair. Rev Chir Orthop Reparatrice Appar Mot, 2008, 94 (8 Suppl): 394-397.

16. Goutallier D, Postel JM, Bernageau J, et al. Fatty muscle degeneration in cuff ruptures. Pre- and postoperative evaluation by CT scan. Clin Orthop Relat Res, 1994, 304: 78-83.

17. Wieser K, Rahm S, Schubert M, et al. Fluoroscopic, magnetic resonance imaging, and electrophysiologic assessment of shoulders with massive tears of the rotator cuff. J Shoulder Elbow Surg, 2015, 24 (2): 288-294.

18. Beeler S, Ek ET, Gerber C. A comparative analysis of fatty infiltration and muscle atrophy in patients with chronic rotator cufftears and suprascapular neuropathy. J Shoulder Elbow Surg, 2013, 22 (11): 1537-1546.

19. Burkhart SS. Arthroscopic treatment of massive rotator cuff tears. Clin Orthop Relat Res, 2001, 390: 107-118.

20. Jones CK, Savoie FH. Arthroscopic repair of large and massive rotator cuff tears. Arthroscopy, 2003, 19: 546-571.

21. Bennett WF. Arthroscopic repair of massive rotator cuff tears: a prospective cohort with2-to-4-year follow-up. Arthroscopy, 2003, 19: 380-390.

22. Bokor DJ, Hawkins RJ, Huckell GH, et al. Results of nonoperative management of full thickness tears of the rotator cuff. Clin Orthop Relet Res, 1993, 294: 103-110.

23. Lam F, Mok D. Open repair of massive rotator cuff tears in patients aged sixty five years or over: is it worthwhile? J Shoulder Elbow Surg, 2004, 13 (5): 517-521.

24. 吴关, 姜春岩, 鲁谊. 巨大肩袖损伤修复时机的基础与临床研究. 中华创伤骨科杂志, 2013, 15 (3): 240-246.

25. Goutallier D, Postel JM, Gleyze P, et al. Influence of cuff muscle fatty degeneration on anatomic and functional outcomes after simple suture of full thickness tears. J Shoulder Elbow Surg, 2003, 12 (6): 550-554.

26. Tauro JC. Arthroscopic repair of large rotator cuff tears using the interval slide technique. Arthroscopy, 2004, 20 (1): 13-21.

27. Tauro JC. Arthroscopic "interval slide" in the repair of large rotator cuff tears. Arthroscopy, 1999, 15 (5): 527-530.

28. Cordasco FA, Bigliani LU. The rotator cuff. Large and massive tears. Technique of open repair. Orthop Clin North Am, 1997, 28 (2): 179-193.

29. Codd T, Flatow EL. Anterior acromioplasty, tendon mobilization, and direct repair of massive rotator cuff tears. //Burkhead W, ed. Rotator cuff disorders. Baltimore, MD: Williams and Wilkins, 1996, 323-334.

30. 鲁谊, 卢耀甲, 朱以明, 等. 巨大肩袖损伤的手术修复结果. 中华创伤杂志, 2011, 27 (5): 441-445.

31. Kelly AM1, Drakos MC, Fealy S, et al. Arthroscopic release of the long head of the biceps tendon: functional outcome and clinical results. Am J Sports Med, 2005 Feb, 33 (2): 208-213.

32. 鲁谊, 朱以明, 姜春岩. 肌腱联合固定术治疗巨大肩袖损伤合并肱二头肌长头腱病变的临床观察. 中华医学杂志, 2011, 91 (23): 1591-1594.

33. Halder AM, O'Driscoll SW, Heers G, et al. Biomechanical comparison of effects of supraspinatus tendon detachments, tendon defects, and muscle retractions. J Bone Joint Surg Am, 2002, 84 (5): 780-785.

34. Williams GR Jr, Rockwood CA Jr, Bigliani LU, et al. Rotator cuff tears: why do we repair them? J Bone Joint Surg Am, 2004, 86: 2764-2776.

35. Matthews TJ, Hand GC, Rees JL, et al. Pathology of the torn rotator cuff tendon. Reduction in potential

for repair as tear size increases. J Bone Joint Surg Br，2006，88：489-495．

36．Galatz LM，Ball CM，Teefey SA，et al. The outcome and repair integrity of completely arthroscopically repaired large and massive rotator cuff tears. J Bone Joint Surg Am，2004，86：219-224．

37．Sperling JW，Cofield RH，Schleck C．Rotator cuff repair in patients fifty years of age and younger. J Bone Joint Surg Am，2004，86-A（10）：2212-2215．

（鲁　谊　李奉龙）

第 6 章

钙化性肩袖肌腱炎

第一节　简　介

钙化性肩袖肌腱炎在临床上并不少见，其病因不清，在正常肌腱组织中发生钙盐沉积，并随时间发展，可逐步吸收，肌腱获得愈合。在钙质沉积过程时，患者无不适主诉，或仅感肩部轻微不适；当钙质开始吸收时，会突发剧痛。钙质沉积在冈上肌最为多见，肩胛下肌和冈下肌也偶有发生。文献报道其发病率为 2.7%～33%，女性较男性多见，且发病年龄偏早。根据钙化灶的大小可将其分成小钙化灶（<0.5 mm）、中等钙化灶（0.5～1.5 mm）及大钙化灶（>1.5 mm）。小的钙化沉积临床症状轻微或无明显临床症状，当钙化灶>1.5 mm 时，常可诱发明显的临床症状。根据临床症状的程度和持续时间，可将钙化性肩袖肌腱炎分为急性、亚急性和慢性。法国关节镜协会将此疾病按形态划分为四种类型：A型，边界清晰、致密，整体质地均匀；B 型，边界清晰、致密，多块碎屑；C 型，质地不均匀，边界呈绒毛状；D 型，位于肌腱止点处的退行性钙化。

钙化性肩袖肌腱炎的病理过程可分为四期：①钙化前期，主要为肌腱细胞向纤维软骨细胞转化，蛋白聚糖加工，导致基质异染。本期并无肌腱的退行性改变出现，引起该转化的细胞信号不明。②钙化形成期，主要为钙质沉积在纤维软骨基质中形成较多小的钙化灶，缺乏血供并为异染的间隔分开。该间隔缺乏 Ⅱ 型胶原纤维，随着钙化灶增大被不断吸收。此期患者如接受手术，会发现钙化组织如同粉笔灰一样从病灶大量溢出。③吸收期，表现为细胞介导的钙质逐步吸收，巨噬细胞和多型核细胞浸入移除钙质。此期患者如接受手术，会发现钙化灶一旦切开，白色的病灶如同牙膏粉一样迅速喷出。④钙化后期，随着钙化灶吸收，含成纤维细胞和血管的肉芽组织长入，Ⅲ 型胶原为 Ⅰ 型胶原逐步取代，肌腱组织得以重建。但在 D 型中，则缺乏以上生物活性变化，而是在肌腱止点接近骨床的部位，腱性组织撕裂并发生退化形成类骨组织，损伤肌腱本身无法自动修复，临床预后不佳。

第二节　诊断与体格检查

一、临床表现

钙化性肩袖肌腱炎最主要的临床表现为肩关节疼痛以及继发的肩关节活动度下降。研究表明疼痛多发生于钙质吸收期，而在形成期症状往往较轻。在急性期，患者疼痛比较剧烈，拒绝活动患侧肩关节。在亚急性期和慢性期，疼痛程度有所缓解，患者可以定位疼痛最剧烈的点。约有 42.5% 的患者伴有放射痛，疼痛多向上肢放射，较少向颈部放射。其他临床表现还包括疼痛导致的肩关节活动范围下降、明显的夜间痛以及夜间不能患侧卧位入睡等。

二、体格检查

在急性期，由于疼痛剧烈，患者难以配合查体，常用健侧手扶住患侧上肢，使其固定于内旋位。在亚急性期和慢性期，患侧肩关节常有明显的压痛点，由于疼痛主动及被动活动度均明显下降。

三、影像学检查

通过投照相应位置的 X 线片，可以定位钙化灶的具体位置及受累肌腱。诊断钙化性肌腱炎时，我们通常拍摄肩关节正位片（内旋位及外旋位）、改良腋位片以及冈上肌出口位片。由于大多数钙化灶位于肌腱内，正位片可以很好地观察到位于冈上肌内的病灶，内旋位片可以观察到冈下肌内的病灶，外旋位或改良腋位片可以观察到肩胛下肌的病灶（图 6-1 至 6-3）。

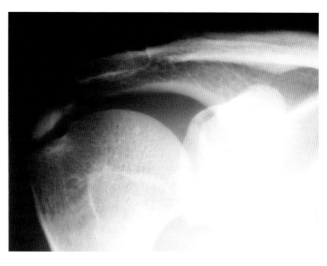

图 6-1　冈上肌内的钙化灶

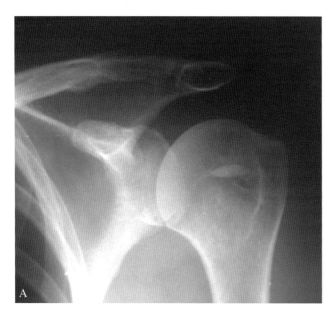

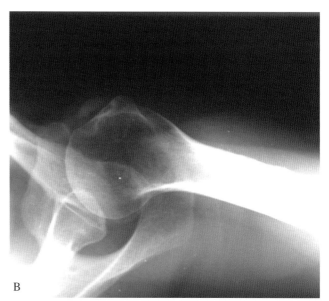

图 6-2　肩胛下肌内的钙化灶（A，B）A. 正位显示不清；B. 改良腋位置显示出钙化灶

四、实验室检查

由于钙化病因不清，常规实验室检查往往无特异性发现。Sengar 等比对了 50 例钙化、36 例肩袖损伤和 982 例正常人群，发现人类细胞抗原（human leucoyte antigen, HLA）-A1 在 50% 的钙化患者中呈阳性。这一比例在肩袖患者中为 27.8%，在正常人中为 26.7%，P 值为 0.0025。

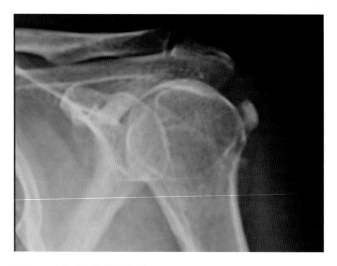

图 6-3　冈下肌内的钙化灶

第三节　手术适应证与禁忌证

一、适应证

一方面，Gartner 曾对 235 例钙化患者进行了 3 年以上的随访，发现仅 33% 的患者钙化消失；另一方面，Litchman 等对 100 例患者进行了非手术治疗，结果显示仅有 1 例最终需要手术治疗。在这里，我们需要明确两点：①绝大多数钙化是不需要手术治疗就可以自愈的。②当钙化开始吸收时产生的剧痛往往严重影响患者的日常生活作息。在这两点的基础上，我们需要个体化对待患者，毕竟目前仍没有研究钙化灶本身到底多长时间可以吸收。对于那些罹患剧痛，钙化灶在 X 线片上仍边界清晰的患者，如果在疼痛控制等非手术治疗无效的前提下，应该考虑通过手术使患者尽早恢复日常生活。而对于那些症状轻微的患者，"预防性"手术是不提倡的。

二、禁忌证

1. 慢性病程的患者，尤其是症状较为轻微时。
2. 未经过非手术治疗，包括止痛药物、B 超引导下针刺或体外震波及理疗训练等的患者。
3. 无法参加术后功能康复的患者。DePalma 和 Kruper 曾报道过在其病例组中，53% 需要 2 ～ 6 周才能恢复，30% 需要 5 ～ 10 周，其恢复时间明显长于非手术治疗组。
4. 合并内科情况而无法耐受手术者。

第四节　手术技术

一、钙化灶的清理

有时钙化在镜下较难发现。Mole 曾报道 12% 的患者在镜下找不到病灶。当在镜下难以发现病灶时，可以用硬膜外穿刺针对怀疑的部位进行针刺定位。此外，还可以借助术中透视来帮助定位。在盂肱关节内，也可以观察到肌腱的深面存在猩红状的充血分布区，称之为"草莓症"（图 6-4）。

一旦确认病灶，可以用香蕉刀沿肌腱的走行方向切开，将钙化灶完全打开。注意切开的方向应与纤维方向平行，而不能垂直或倾斜于肌腱走行方向，做到尽可能小地破坏肩袖组织（图 6-5）。

当切开钙化灶时，钙质会随之溢出。此时使用软组织刨刀上的负压吸引，一面刨削，一面将溢出的钙质吸走，尽量避免钙质流入周围组织。用软组织刨刀彻底清理钙化灶，可以分别从后方通路及前

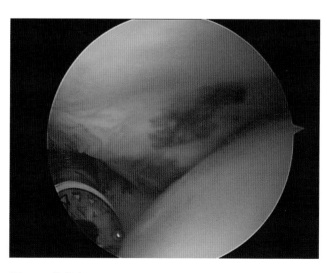

图 6-4　草莓症

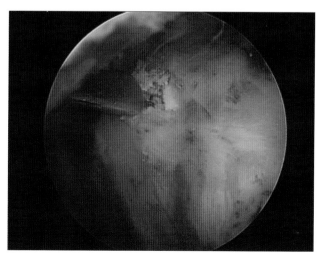

图 6-5　用香蕉刀沿肌腱走行方向切开肩袖，暴露钙化灶

方通路进入，对打开病灶的前方和后方深层组织进行清理，避免遗漏小的病灶。少数患者的钙化灶较为深在，可一直深入骨质中。此时应将所有的钙化组织彻底切除，但应避免过多地破坏骨质。

理后肌腱前后两边质地良好，可直接用高强缝合线进行边边缝合关闭肌腱的缺口即可；如果钙化较为表浅，清理后的肌腱大部分保持完整，可以进仅对肌腱的表面进行清创，此处就不赘述了。

二、肩袖修复

当钙质清除干净后，需要对肩袖组织进行仔细的评估。如果破裂较大，应按常规方法对肩袖组织进行修复；如果钙化灶位于靠近肌腹的位置，或清

三、术后处理

术后用颈腕吊带保护 3 ～ 4 周，患者在术后第 1 天即可开始被动功能康复，6 周开始辅助性的主动活动，3 个月开始肌力训练。

第五节　失误与并发症分析

一、钙化灶难以寻找

如前文所述，一些钙化灶在术中较难发现，需要借助透视来协助定位。处于急性期的患者，如在术前自感症状减轻，一定要在术前再次拍片，以避免在手术时发现钙化灶已经破裂溢出甚至完全吸收，从而加重患者的手术负担。对于部分肩胛下肌的钙化灶，即使借助透视定位，仍很难在镜下发现，这是需要引起术者重视的。

二、钙化灶未清理干净

部分钙化是多灶性的，术前借助平片仔细评估是非常重要的。另外，术后常规在手术结束前拍摄

包括内外旋的 X 线正位片，或者多角度透视，可以在最大程度上避免此类情况的发生。需要知道的是，即使钙化灶未能完全清理，对治疗结果并无明显影响。Ark 随访了其病例组患者，13 例钙化仅部分清除，9 例完全清除，两者在最终的恢复上没有任何差异。

三、对周围组织不必要的破坏

在切开肩袖打开钙化灶时，一定要沿着肌腱走行方向切开，可以在最大程度上保护正常的肌腱组织。在这类患者中，除非存在 3 型肩峰或明显的骨刺，否则不必进行肩峰成形术。因为从既往的报道来看，是否采取肩峰成形对于该疾病的治疗结果没有任何影响。

相关文献

1. Bosworth B. Examination of the shoulder for calcium deposits. J Bone Joint Surg Am，1941，23：567-577.

2. Welfling J，Kahn MF，Desroy M，et al. Calcifications of the shoulder. The disease of multiple tendinous calcifications. Rev Rhum Mal Osteoartic，1965，32：325-334.

3. Friedman MS. Calcified tendinitis of the shoulder. Am J Surg，1957，94：56-61.

4. Mole D，Kempf JF，Gleyze P，et al. Results of endoscopic treatment of no-broken tendinopathies of the rotator cuff. 2. Calcifications of the rotator cuff. Rev Chir Reparatrice Appar Mot，1993，79：532-541.

5. Wolfgang GL. Surgical repair of tears of the rotator cuff of the shoulder. Factors influencing the result. J Bone Joint Surg Am，1974，56：14-26.

6. Thornhill TS. The painful shoulder. WN Kelly ED Harris R Shaun CB Sledge Textbook of Rheumatology. Philadelphia：WB Saunders，1985.

7. Kozin F. Painful shoulder and the reflex sympathetic dystrophy syndrome. DJ McCarty Arthritis and Allied Conditions. 10th ed. Philadelphia：Lea & Febiger，1985.

8. Jozsa L，Balint BJ，Reffy A. Calcifying tendinopathy. Arch Orthop Trauma Surg，1980，97：305-307.

9. Sengar DP，McKendry RJ，Uhthoff HK. Increased frequency of HLA-A1 in calcifying tendinitis. Tissue Antigens，1987，29：173-174.

10. Gärtner J. Tendinosis calcarea-results of treatment with needling. Z Orthop Ihre Grenzgeb，1993，131：461-469 .

11. Litchman HM，Silver CM，Simon SD，et al. The surgical management of calcific tendinitis of the shoulder. An analysis of 100 consecutive cases. Int Surg，1968，50：474-479.

12. DePalma AF，Kruper JS. Long-term study of shoulder joints afflicted with and treated for calcific tendinitis. Clin Orthop，1961，20：61-72.

13. Mole D，Kempf JF，Gleyze P，et al. Results of endoscopic treatment of non-broken tendinopathies of the rotator cuff. Rev Chir Orthop Reparatrice Appar Mot，1993，79：532-541.

14. Ark JW，Flock TJ，Flatow EL，et al. Arthroscopic treatment of calcific tendinitis of the shoulder. Arthroscopy，1992，8：183-188.

15. Hutchinson MR，Veenstra MA. Arthroscopic decompression of shoulder impingement secondary to os acromiale. Arthroscopy，1993，9：28-32.

（鲁　谊　李奉龙）

第 7 章

肱二头肌长头肌腱病变

第一节　简　介

肱二头肌长头肌腱（long head of biceps tendon，LHBT）病变常与肩袖损伤同时存在。在一项对 200 例陈旧肩袖损伤的治疗中，Murthi 等发现 63% 的患者存在不同程度的 LHBT 慢性炎症，仅 18% 的患者 LHBT 未发现任何病变。在肩袖正常的患者中有 25% LHBT 正常，在部分肩袖损伤中这一比例降低到 16%，在全层肩袖损伤中仅有 11% LHBT 显示正常。Chen 等观察了 122 例全层肩袖损伤患者的镜下 LHBT 表现，结果发现 46% 存在肌腱炎，8% 存在半脱位，10% 存在完全脱位，12% 存在部分撕裂，5% 存在完全断裂。有证据表明 LHBT 与肩袖损伤的发生密切相关，并且肩袖损伤的患者年龄越大，损伤越严重，LHBT 越可能存在损伤。Sakurai 等发现，在肩袖损伤的尸体标本中，LHBT 有不同程度的增粗，影响了其在结节间沟内的滑动机制，这可能与肩袖损伤患者合并的 LHBT 磨损或炎症有关。Grauer 发现 LHBT 在肩关节内收时所受应力最大，而在肩关节外展时，因 LHBT 收缩，使上盂唇所受应力最大，因此，在肩胛骨平面的活动易损伤 LHBT。总之，在处理肩袖损伤时，一定要仔细检查 LHBT 的情况。

30% 的 LHBT 起自盂上结节和上盂唇，50% 的 LHBT 仅起自上盂唇，另 20% 的 LHBT 仅起自盂上结节。对于第一种类型，Vangsness 按 LHBT 与盂唇的关系，将其分为四型：Ⅰ 型为完全起自后方盂唇；Ⅱ 型为大部分起自后方盂唇，小部分起自前方盂唇；Ⅲ 型为起自后方盂唇和前方盂唇的部分相等；Ⅳ 型为大部分起自前方盂唇。但要注意的是，也有 LHBT 缺失或起自关节外的情况，需要在术中仔细加以鉴别。

LHBT 的腱性部分约有 9cm 长，其血供来源于三个部分：远端由肱深动脉的分支供应，近端由旋肱前动脉的分支供应，结节间沟处由旋肱前动脉的另一分支供应。LHBT 可分为两个区域：关节内的张力区和结节间沟内的滑动区。张力区即为正常的肌腱组织，而滑动区主要为纤维软骨结构，血供较差，也是 LHBT 病变的主要部位。

LHBT 的关节内部分位于冈上肌腱和肩胛下肌腱之间，即肩袖间隙内。喙肱韧带和盂肱上韧带是 LHBT 的稳定结构。它们在结节间沟入口处反折，形成滑车结构，阻止 LHBT 向内侧脱位。在结节间沟顶部还有横韧带封闭，但其作用目前存在争议（图 7-1）。

目前公认 LHBT 主要负责屈肘及前臂的旋后，但关于 LHBT 近端的作用仍处于争议状态，各家说法不一。各种研究的结果将 LHBT 的功能归纳为下压肱骨头、稳定盂肱关节，以及没有任何主动的功

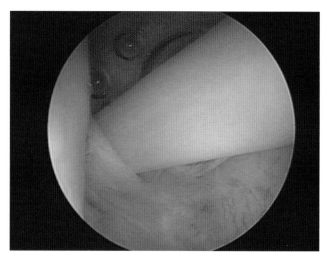

图 7-1　肩袖间隙内的盂肱上韧带、喙肱韧带形成一个滑车结构样的反折，包绕并固定 LHBT

能。从目前的研究来看，大体分为解剖学研究、力学研究和电生理研究。遗憾的是，不仅仅是不同种类的研究结果不同，即便是同一种研究方法，得出的结论也大相径庭。Warner 认为 LHBT 在肩关节肩胛骨平面外展时起到稳定肱骨头、防止其上移的作用。Andrews 则通过电生理研究结合计算机模拟运动过程的研究，认为 LHBT 在整个投掷过程中，对肱骨头的稳定作用至关重要。Rodosky 等也发现 LHBT 对维持盂肱关节前向稳定性有一定的作用，特别是在肩关节外展外旋时。因此，若切断 LHBT 的关节内部分，可能对肩关节的稳定性产生一定影响。但

Lipman 在镜下的观察却得出相反的结论，即肩关节在活动过程中 LHBT 仅仅在结节间沟内被动地活动，因此，对稳定性没有贡献。Kumar 在切断肱二头肌长、短两头后才发现肱骨头明显上移，并由此质疑 LHBT 单独的作用。Soslowsky 则认为 LHBT 实际上是防止肱骨头向下方脱位的重要屏障。在两个类似的肌电图研究中，Sakurai 发现肩关节前屈外展时，无论肘关节处于何种位置，LHBT 均表现活跃；Levy 则完全未发现 LHBT 存在任何电生理活动！因此，关于 LHBT 的功能，恐怕仍然需要更加深入的研究才有可能得出明确的结论。

第二节　诊断与体检

一、临床表现

LHBT 的患者主要表现为肩前方疼痛，可向远端沿肌腹放射或涉及三角肌。患者一般无明显外伤史。休息可缓解，活动后加重，可有夜间痛，往往疼痛难以准确定位。

LHBT 脱位多见于投掷运动员或巨大肩袖损伤患者。在特定位置可闻及关节内弹响，伴有肩关节前方的疼痛。在部分 LHBT 肌腱炎患者，若 LHBT 与周围软组织长期磨损，也会出现脱位或自发断裂。

急性 LHBT 断裂常有上肢重体力劳动史，在强力屈肘时可闻及一声闷响，随后出现肩关节前方疼痛，上臂因肌肉断端向远侧回缩而出现"大力水手征"。

二、体格检查

LHBT 肌腱炎患者最重要的体征是结节间沟处的压痛。外旋上臂后，压痛点也应该向外侧移动。特殊检查包括 Speed 试验和 Yergason 试验等，详见本书第 11 章。但要注意的是，Speed 试验的敏感性仅为 32%，特异性为 75%，准确性为 56%；Yergason 试验的敏感性也仅仅是 43%，特异性为79%，准确性为 63%。

Bennett 提出了 LHBT 被动半脱位试验：肩关节外展 90°，最大程度外旋，然后在交臂内收肩关节的同时被动内旋。若为半脱位患者，此时可感觉到 LHBT 的不稳定，同时伴疼痛。

此外，不要忽视对肩袖的评估，尤其是肩胛下

肌的损伤对预测 LHBT 的脱位具有较大意义。

三、影像学检查

常规拍摄肩关节正、侧位片及冈上肌出口位片，以评估骨性情况，如肩峰形态、肩峰骨刺及肱骨头的上移等。因结节间沟形态与 LHBT 病变之间存在一定关系，如浅和平的结节间沟与 LHBT 脱位相关，而窄且内壁锐利的结节间沟与 LHBT 肌腱炎和肌腱断裂有关，因此，可拍摄显示结节间沟的 X 线片进行评估。

MRI 可以直接对 LHBT 的形态进行评估，发现其脱位或断裂。炎症常表现为肌腱周围的水肿，即 T2 加权相上的高信号影（图 7-2、7-3）。

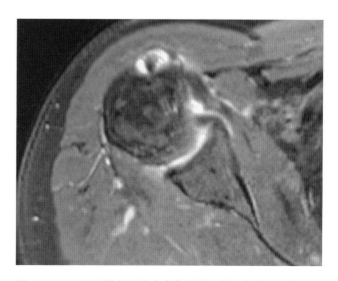

图 7-2　MRI 显示结节间沟内高信号影，提示存在肌腱炎

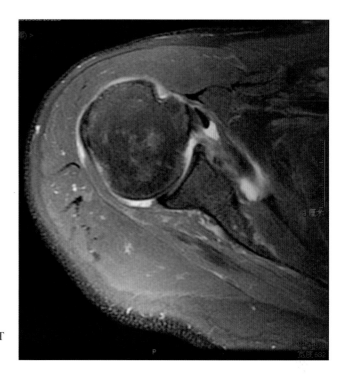

图 7-3　MRI 显示结节间沟内肌腱缺如，提示存在 LHBT 脱位

第三节　手术适应证与禁忌证

一、适应证

LHBT 病变的手术方式包括肌腱切断术和肌腱固定术。需要在一段时间的保守治疗（如休息、改变活动方式和康复训练等）无效后再考虑手术治疗。一般来说，对高龄、活动量少、肌腱质量差的患者选择肌腱切断术；而对年轻活跃、肌腱质量好及体力劳动者进行肌腱固定术。

二、禁忌证

在肩关节不稳定的患者中，对于 LHBT 的处理应较为谨慎。因为在近年的研究中，越来越多的证据表明 LHBT 对于不稳定的肩关节起到一定的稳定作用。

第四节　手 术 技 术

一、评估

自后方入路进入盂肱关节后即可观察到 LHBT 的情况。经前方入路置入探钩，下压关节内的肌腱，使结节间沟内的肌腱显露在视野中，可以更好地探查病变。Post 等提出利用探钩将 LHBT 从结节间沟拉出到视野中。如存在炎症反应，镜下会显示充血、水肿的"口红征"（图 7-4）。其他如磨损、半脱位或脱位、部分撕裂或完全断裂，均可在盂肱关节内很好地进行评估（图 7-5）。

二、肌腱切断术

在后方观察镜头的监视下，使用篮钳或射频刀头从前方通路进入盂肱关节，切断 LHBT 即可。需要注意：①尽可能在结节间沟部分切断。②应彻底去除近端，避免部分肌腱脱落在关节内而给患者造成不适。③不要伤及周围的盂唇组织。④靠近上盂唇的部分有较多出血，需要仔细止血（图 7-6）。若肌腱增生肥厚，则切断的断端可能夹在结节间沟处，并不继续向远端退缩，则患者也不会出现"大力水手征"。

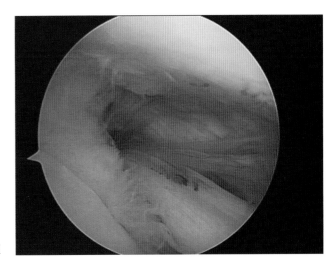

图 7-4　口红征

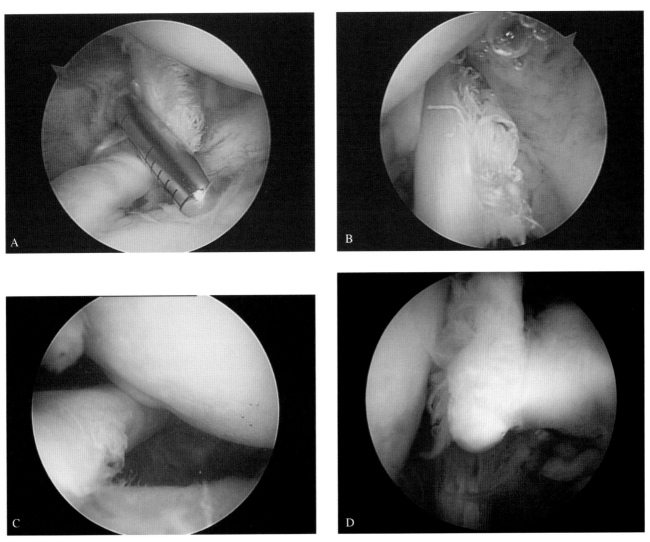

图 7-5　LHBT 的病变。A. 磨损；B. 部分撕裂；C. 脱位；D. 断裂

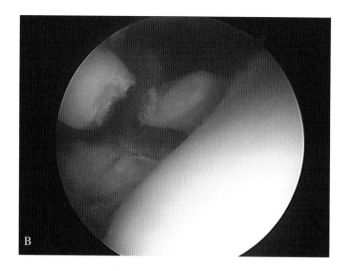

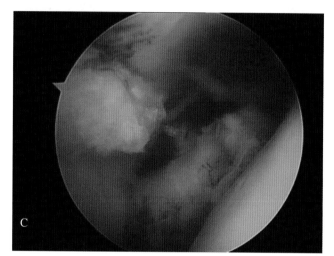

图 7-6 肌腱切断术。A. 篮钳从前方进入；B. 靠近结节间沟部分切断 LHBT；C. 近端打磨光滑，一直到盂上结节和上盂唇

三、肌腱固定术

肌腱固定术分为切开和关节镜下两种，根据位置又分为结节间沟上方固定、下方固定与经结节间沟固定。这里介绍镜下的肌腱固定方式。

1. 结节间沟固定术　在镜下进行缝合锚肌腱固定术时，为了保证在 LHBT 远端处于正常张力，一般先完成对 LHBT 肌腱的固定，然后再切断肌腱近端，以免 LHBT 承受异常的张力，引起术后疼痛。具体方法如下：将镜头放在后外侧通路，将直径 5.0mm 的锚钉通过前方通路在结节间沟处拧入，注意位置不能过高进入关节面。拧入时不要破坏需要缝合的肌腱实质部。使用缝合锚上的两根尾线留在前方通路。同样经此通路，用仰角刺穿器穿经肌腱，抓持一根缝线的一个尾端，在退出时使缝线尾端穿过肌腱后形成一个环，再次用刺穿器经过线环后抓持同一尾端并带出体外，使缝线穿经肌腱后形成"Lasso Loop"。采用同样的方法，用刺穿器绕过

肌腱基底抓持另一根缝线的一个尾端，使缝线环绕肌腱完成另一个"Lasso Loop"。分别通过前方、前外侧通路将两根尾线的两个尾端各自经不同通路取出体外，经过不同通路进行打结。注意此时缝线难以滑动，因此，需要打非滑动结。固定肌腱后用射频刀头沿固定的近端切断肌腱，从前外侧通路抓持肌腱近端，从前方通路继续用射频刀头沿上盂唇切断肌腱止点并完整地取出断端（图 7-7）。

2. 肌腱联合固定术　当合并肩袖损伤，肩袖前缘向后方回缩时，或者肩袖撕裂较大，需要增加局部骨床的软组织覆盖以利于愈合时，可以应用此方法。具体见第 5 章。

3. 经皮关节内肌腱固定技术（percutaneous intra-articular transtendon technique，PITT）　经后方通路在镜下确认需进行肌腱固定术后，通过按压皮肤确定位于 LHTB 上方的皮肤入针点。用硬膜外针经皮刺入，并穿过 LHTB。拔除针芯，导入 1-0 PDS 线，用抓线器经前方入路引出。通过 PDS 线导入 2-0 Ethibon 线，

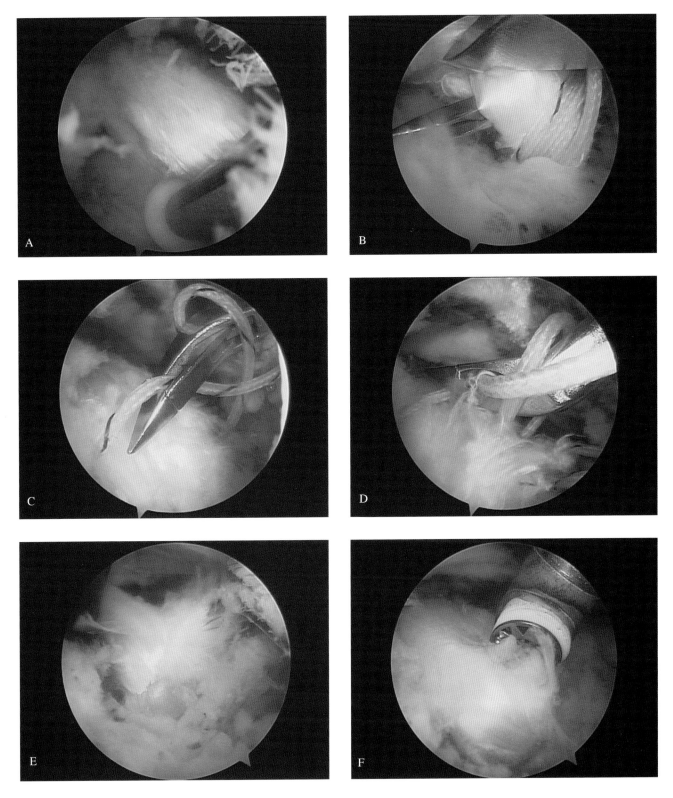

图 7-7　结节间沟固定术。A. 在结节间沟打入缝合锚钉；B. 用刺穿器绕过肌腱后抓持尾线；C. 使缝线完成 "Lasso Loop"；D. 采用同样的方法使另一根尾线穿过肌腱，完成 "Lasso Loop"；E. 分别打结固定肌腱；F. 切断近端

完成对 LHTB 褥式缝合的第一针。然后以相同的方式在肌腱的另一点上完成褥式缝合。缝合完成后，切断 肌腱，对剩余组织进行打磨。最后在肩峰下间隙打结，完成对 LHTB 的固定（图 7-8）。

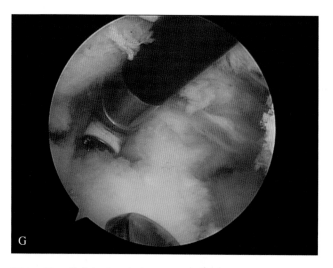

图 7-7 续　结节间沟固定术。G. 切断起点；H. 取出断端

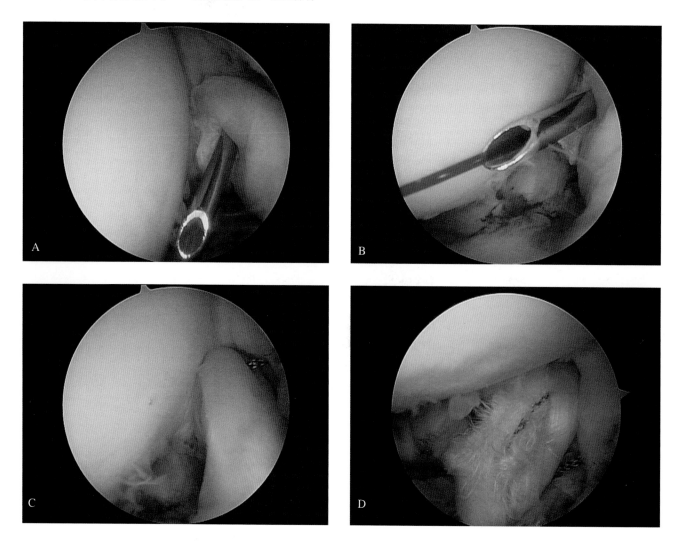

图 7-8　PITT 技术。A. 硬膜外针刺入 LHBT；B. 导入牵引线；C. 导入高强度缝合线；D. 再次刺入硬膜外针，采用同样方法完成褥式缝合

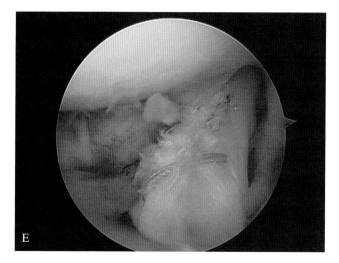

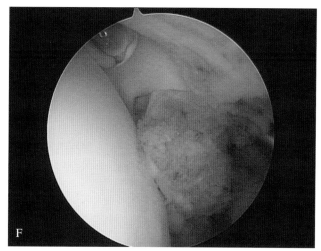

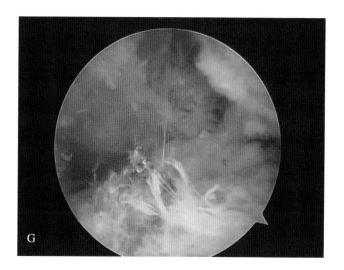

图 7-8 续 PITT 技术。E. 另用一根高强度缝合线以同样方法行褥式缝合，两根线彼此成"十"字形结构；F. 关节内切断 LHBT 近端；G. 在肩峰下分别打结缝合，将断端与肩袖间隙缝合在一起

需要注意的是，首先，进行褥式缝合的进针点应尽量避开肌腱质量不佳的部位，以免缝线切割肌腱，导致固定失效；其次，进针点应远离肌腱止点，这样可增加缝线和肌腱止点的距离，既方便了肌腱切除的步骤，也减少了关节内残余肌腱的长度，以减少撞击的发生。最后，对肌腱的炎症和磨损来说，该技术适于治疗关节内磨损的肌腱，而对位于结节间沟处的肌腱磨损，因无法彻底处理，可能会遗留术后症状。

四、术后处理

术后患者的康复锻炼计划可参照肩袖修补术。需要注意的是，对进行肌腱固定术的患者，应在屈肘 90°下锻炼至少 4 周，以减少对肌腱固定处的张力。

第五节 治疗结果

LHTB 切断术或固定术可以有效地缓解因 LHTB 病变造成的肩关节疼痛。Boileau 等报道仅行 LHTB 切断术或固定术来治疗巨大及不可修复肩袖损伤，平均随访 35 个月后，Constant 评分肌腱切断组为 61 分，固定组为 73 分；存在肌肉松弛，切断组为 21%，固定组为 9%；结节间沟持续疼痛，切断组为 46%，固定组为 30%；出现"大力水手征"，肌腱切断组为 62%，固定组为 3%；72% 的切断组和 85%

的固定组患者效果满意，肩关节疼痛缓解，肩关节功能也得到改善；两种方法无明显差异。Walch 等对 307 例不可修复肩袖损伤或不愿行肩袖修复手术的患者进行了 LHTB 切断术，平均随访 57 个月后发现 Constant 评分显著改善，87% 的患者对手术满意。但 LHTB 切断术可能造成肱二头肌痉挛、"大力水手征"和肌力下降。Kelly 对 40 例患者随访超过 2 年显示，虽然肌腱切断术的成功率为 95%，68% 的患者对结果感到满意，但仍有 37.5% 的患者术后残留症状，70% 存在"大力水手征"；其中超过 60 岁的患者均无不适主诉，40 岁以下的患者 100% 存在不适。所以对年轻活跃的患者，建议选择肌腱固定术。

对于不同方式的肌腱固定术，总体的满意率均

较高。Checchia 对 14 例年龄超过 70 岁的合并肩袖损伤的患者行联合固定术，仅 1 例出现"大力水手征"，满意率为 93%。Lee 等对 84 例使用缝合锚在结节间沟处固定 LHTB 的患者进行平均 2 年的随访，ASES 评分、Constant 评分和 VAS 评分均有显著改善，屈肘肌力与健侧相当。Sekiya 等使用 PITT 技术，将 LHTB 固定到横韧带上。他们共进行了 12 例手术，早期随访（术后 6 个月）结果满意，患肢无畸形，肌力与对侧相等。我们曾对 30 例采用 PITT 技术固定 LHTB 的患者进行了平均 23 个月的随访，显示 ASES 评分、Constant 评分和 VAS 评分均有显著改善，屈肘肌力与健侧相比无统计学差异，无"大力水手征"，29 例患者对手术满意。

第六节　失误与并发症分析

一、适应证选择不当

一般来说，目前对年轻活跃患者，若 LHTB 为轻度磨损，则仅进行清创；若磨损或撕裂超过肌腱直径的 50%，或为脱位患者，则进行肌腱固定术；而对 65 岁以上的患者，一般进行肌腱切断术；对年龄大于 50 岁但小于 65 岁的患者，一般进行肌腱固定术。

二、固定失效

由于切断 LHTB 后，肱二头肌尚存在回缩的趋势，所以若固定不牢靠或活动过早，可能造成固定

失效，出现"大力水手征"。

三、肌力下降

LHTB 切断术后，患者可能出现屈肘和旋后力弱，但若选择合适的患者，一般患者术后不会感到肌力下降的影响。

四、术后疼痛

部分肌腱固定患者仍可能残存术后疼痛，可能与肌腱处理不足有关。术中应详细评估结节间沟处的肌腱情况，以确保完全切除结节间沟病变的肌腱，避免术后残余疼痛。

相关文献

1. Murthi AM，Vosburgh CL，Neviaqser TJ. The incidence of pathologic changes of the LHB tendon. J Shoulder Elbow Surg，2000，9（5）：382-385.

2. Chen CH．Hsu KY，Chen WJ，et al. Incidence and severity of biceps long head lesion in patients with complete RCT tears. J Trauma，2005，58（6）：1189-1193.

3. Sakurai G，Ozaki J，Tomita Y，et al. Morphologic changes in long head of biceps brach Ⅱ in rotator cuff dysfunction. J Orthop Sci，1998，3（3）：137-142.

4. Grauer JD，Paulos LE，Smutz WP. Biceps tendon and superior labral injuries．Arthroscopy，1992，8（4）：488-497.

5. Habermeyer P，Kaiser E，Knappe M，et al. Functional anatomy and biomechanics of the long biceps tendon. Unfallchirurg，1987，90（7）：319-329.

6. Vangsness CT Jr，Jorgenson SS，Watson T，et al. The origin of the long head of the biceps from the scapula and glenoid labrum. An anatomical study of

100 shoulders. J Bone Joint Surg Br, 1994, 76 (6): 951-954.

7. Kolts I, Tillmann B, Lullmann-Rauch R. The structure and vascularization of the biceps brach Ⅱ long head tendon. Anat Anz, 1994, 176 (1): 75-80.

8. Walch G, Nove-Josserand L, Levigne C, et al. Tears of the supraspinatus tendon associated with "hidden" lesions of the rotator interval. J Shoulder Elbow Surg, 1994, 3 (6): 353-360.

9. Warner JJ, McMahon PJ. The role of the LHB brach Ⅱ in superior stability of the glenohumeral joint. J Boen Joint Surg Am, 1995, 77 (3): 366-372.

10. Andrews JR, Carson WG Jr, Mcleod WD. Glenoid labrum tears related to the LHB. Am J Sports Med, 1985, 13 (5): 337-341.

11. Rodosky MW, Harner CD, Fu FH. The role of the long head of the biceps muscle and superior glenoid labrum in anterior stability of the shoulder. Am J Sports Med, 1994, 22 (1): 121-130.

12. Lipman RK. The frozen shoulder. Surg Clin North Am, 1950, 31 (2): 367-383.

13. Kumar VP, Satku K, Balasubramaniam P. The role of long head of bicep brach Ⅱ in the stabilization of the head of humerus. Clin Orthop Relat Res, 1989, 244: 172-175.

14. Soslowsky LJ, Malicky DM, Blasier RB. Active and passive factors in the inferior glenohumeral stabilization: a biomechanical model. J Shoulder Elbow Surg, 1997, 6 (4): 371-379.

15. Sakurai G, Ozaki J, Tomita Y, et al. Electromyographic analysis of sholder joint function of the biceps brach Ⅱ muscle during isometric contraction. Clin Orthop Relat Res, 1998, 354: 123-131.

16. Levy AC, Kelly BT, Lintner SA, et al. Function of the LHB at the sholder: electromyographic analysis. J Shoulder Elbow Surg, 2001, 10 (3): 250-255.

17. Holtby R, Razmjou H. Accuracy of the Speed's and Yergason's test in detecting biceps pathology and SLAP lesions: comparison with arthroscopic findings. Arthroscopy, 2004, 20 (3): 231-236.

18. Bennett WF. Arthroscopic repair of isolated subscapularis tears: a prospective cohort with 2-to 4-year follow-up. Arthroscopy, 2003, 19 (2): 131-143.

19. Strauss EJ, Salata MJ, Sershon RA, et al. Role of the superior labrum after biceps tenodesis in glenohumeral stability. J Shoulder Elbow Surg, 2014, 23 (4): 485-491.

20. Patzer T, Habermeyer P, Hurschler C, et al. Increased glenohumeral translation and biceps load after SLAP lesions with potential influence on glenohumeral chondral lesions: a biomechanical study on human cadavers. Knee Surg Sports Traumatol Arthrosc, 2011, 19 (10): 1780-1787.

21. Boileau P, Baque F, Valeria L, et al. Isolated arthroscopic biceps tenotomy or tenodesis improves symptoms in patients with massive irreparable rotator cuff tears. J Bone Joint Surg Am, 2007, 89 (4): 747-757.

22. Walch G, Edwards TB, Boulahia A, et al. Arthroscopic tenotomy of the long head of the biceps in the treatment of rotator cuff tears: clinical and radiographic results of 307 cases. J Shoulder Elbow Surg, 2005, 14 (3): 238-246.

23. Sekiya JK, Elkousy HA, Rodosky MW. Arthroscopic biceps tenodesis using percutaneous intra-articular transtendon technique. Arthroscopy, 2003, 19 (10): 1137-1141.

24. Checchia SL, Doneux PS, Miyazaki AN, et al. Biceps tenodesis associated with arthroscopic repair of RCT tears. J Shoulder Elbow Surg, 2005, 14 (2): 138-144.

25. Lee HI, Shon MS, Koh KH, et al. Clinical and radiologic results of arthroscopic biceps tenodesis with suture anchor in the setting of rotator cuff tear. J Shoulder Elbow Surg, 2014, 23 (3): e53-e60.

26. 沈杰威, 朱以明, 鲁谊等. 关节镜下治疗肩袖损伤合并肱二头肌腱长头病变的临床随访研究. 中华手外科杂志, 2009, 12 (25): 342-345.

27. Kelly AM, Drakos MC, Fealy S, et al. Arthroscopic release of the LHB tendon: functional outcome and clinical result. Am J Sports Med, 2005, 33 (2): 208-213.

（鲁　谊　李　旭）

第 8 章

肩锁关节炎

第一节　简　介

肩锁关节炎的病因多样，退变、创伤、类风湿和感染等都可造成肩锁关节的关节炎性改变。肩锁关节病变也是导致肩关节痛的常见原因之一，其中，肩锁关节骨性关节炎是最常见的病理改变。本章主要介绍肩锁关节骨性关节炎的关节镜治疗。

肩锁关节是锁骨远端和肩峰前内侧形成的一个可动关节。肩锁关节内有一个透明软骨盘，随年龄增长，其内的透明软骨组织逐渐转变为纤维软骨。软骨盘在人 20 岁左右时就开始发生退变，也有一些人先天软骨盘是缺如的，这也与肩锁关节退变的高发生率相符合。随着盂肱关节的运动，肩锁关节也会发生一定范围内的活动，肩锁关节损伤可导致肩胛骨运动不良。肩锁关节的关节囊、周围的关节囊韧带和喙锁韧带一起，作为静态稳定结构，维持肩锁关节的稳定性。前三角肌、斜方肌和前锯肌是肩锁关节的动态稳定结构，帮助分担上臂作用在肩锁关节上的应力。肩锁关节的血供来自于肩胛上动脉和胸肩峰动脉，神经支配来自于肩胛上神经和胸外侧神经的分支。

肩锁关节骨性关节炎的病因一般包括退变性和创伤性。体力工作者在上臂抬重物的过程中，其肩锁关节会承担过高的轴向应力，是该人群中肩锁关节骨性关节炎高发的原因。肩锁关节不稳定增加了关节的接触应力，也是肩锁关节骨性关节炎的病因之一。

肩锁关节骨性关节炎患者通常表现为肩锁关节部位的疼痛及活动受限，影像学检查常可见肩锁关节间隙狭窄。在保守治疗，如改变生活方式及药物治疗等不满意时，可考虑手术治疗。

锁骨远端切除是治疗肩锁关节骨性关节炎的有效术式。近年随着关节镜技术的发展与普及，越来越多的锁骨远端切除手术是在关节镜下完成的。本章主要介绍关节镜下锁骨远端切除治疗肩锁关节骨性关节炎的手术技术。

第二节　诊断与体格检查

一、临床表现

患者常主诉为肩关节前上方疼痛，但此症状并不特异，大多数患者实际上可能并没有明确的外伤病史。患者的肩关节活动度一般正常，可能存在内收或内旋受限。年龄、体力劳动和体育活动是肩锁关节骨性关节炎的危险因素，采集病史时应注意患者的年龄、工作性质和业余爱好。

因患者所描述的疼痛并不特异，且疼痛可向颈部、三角肌和斜方肌放射，因此，在进行问诊和随后的查体时，需要注意鉴别钙化性肌腱炎、盂肱关节关节炎、粘连性关节囊炎和 SLAP 损伤、肩袖损伤、肩峰撞击综合征和颈椎病等其他病变。部分患者可主诉关节弹响或摩擦感。

二、体格检查

有时可见患者肩锁关节处的红肿及突起，肩锁关节处可及压痛。患者肩关节主、被动活动一致，活动受限一般不明显，但内收或内旋关节时可引出疼痛。因肩锁关节压痛并不特异，也可向肩锁关节处注射麻醉药物。如果疼痛缓解或消失，则可考虑疼痛来源于肩锁关节。

肩锁关节骨性关节炎的特殊检查包括交臂试验（cross over test）和 O'Brien 试验。

1. 交臂试验　患者立位或坐位，检查者站于患者身后。使患侧肩关节前屈 90°，在水平方向做患肩的内收动作。此动作增加了肩锁关节所受应力，如能引出肩锁关节处的疼痛，则提示肩锁关节处的病变（图 8-1）。

2. O'Brien 试验　患者肩关节前屈 90°、内收 15°，肩关节内旋，前臂旋前，使拇指指向地面。此时嘱患者对抗向下的力，然后肩关节外旋、前臂旋后再次重复对抗向下的力。如肩关节内旋时出现肩关节前方疼痛，而外旋后疼痛消失，则 O'Brien 试验为阳性。如果患者的疼痛部位位于肩锁关节处，则提示肩锁关节病变（图 8-2）。

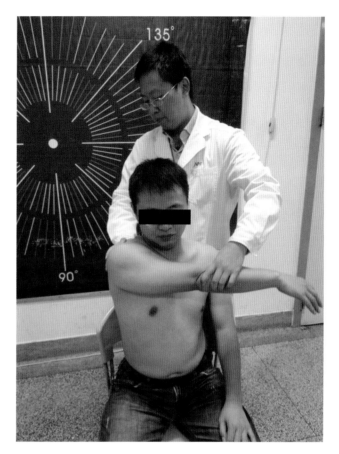

图 8-1　交臂试验

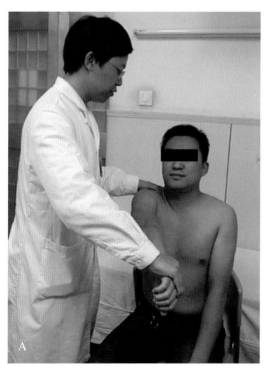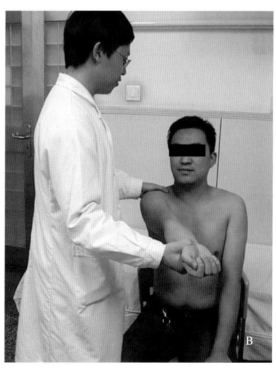

图 8-2　O'Brien 试验。A. 肩关节内旋，前臂旋前经，抗向下的力；B. 肩关节外旋，前臂旋后，对抗向下的力

三、影像学检查

与其他关节的骨性关节炎一样，肩锁关节骨性关节炎在 X 线上也可表现为软骨下骨囊肿、边缘硬化、骨赘形成和关节间隙狭窄（图 8-3）。

除了常规的正位片外，一般建议进行 Zanca 位检查，即球管向头侧倾斜 10°～ 15°进行投照，可以更好地显示肩锁关节的细节。CT 对骨的显示更为清楚，有助于进一步明确骨性关节炎的诊断。MRI 检查可以发现早期、无症状的骨性关节炎，表现为关节囊的增厚、渗出和软骨下骨的高信号表现（图8-4）。

但要注意将患者的体征、体格检查与影像学检查相结合，才能做出合适的诊断。

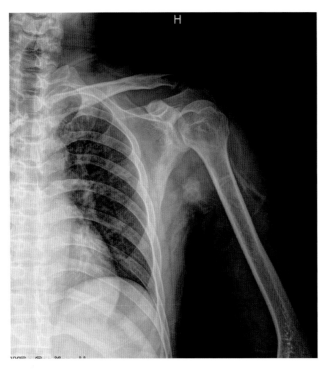

图 8-3　患者术前肩关节正位 X 线片，可见肩锁关节间隙缩小，锁骨远端有骨赘增生

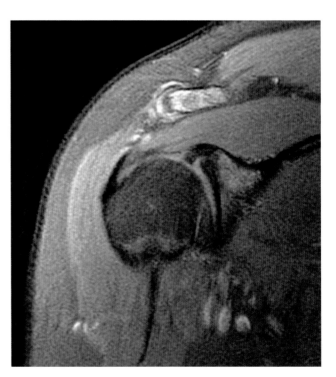

图 8-4　患者术前肩关节 MRI 斜冠状位片。可见锁骨远端及肩锁关节内高信号病灶。

第三节　手术适应证与禁忌证

一、适应证

诊断明确的肩锁关节骨性关节炎患者，若疼痛严重影响日常生活，肩关节功能受限，且至少经保守治疗 6 个月无效，则可进行手术治疗。

二、禁忌证

虽然 MRI 提示肩锁关节骨性关节炎，但是疼痛并不定位在肩锁关节，则不建议进行手术。

肩锁关节不稳定患者，不适于行关节镜下锁骨远端切除术。

对于因关节感染或神经病变而导致的肩锁关节损伤，一般不适于单纯行关节镜下锁骨远端切除手术治疗。

第四节　关节镜下锁骨远端切除术

一、麻醉要求

建议采用全麻＋臂丛麻醉，以确保对患者的生命体征进行良好的监测与控制，并保证麻醉止痛效果。在肩峰下间隙内操作会出现较明显的出血，而且因手术需对锁骨远端进行打磨，松质骨也会产生一定的渗血，从而影响视野及手术进度。在保证重要脏器血供的前提下，需要控制性降压。一般情况下，收缩压应控制在低于 100mmHg 的水平。

二、患者体位

术者可以根据自己的喜好，选择沙滩椅位或侧卧位。但无论哪一种体位，均需要对患者身体的骨性突起部位进行良好的衬垫，以避免卡压。手术之前，在体表进行标记，以避免手术中因为组织过度肿胀而失去对正常组织结构的判断。

三、手术步骤

1. 一般首先仍从后方主通路进入盂肱关节，对其进行全面检查　一般将后方通路建立在偏外侧一点的位置，这样可以使镜头偏向内侧，以更好地观察肩锁关节。首先经后方通路对盂肱关节内进行观察，确认盂肱关节内无其他病变时再进入肩峰下间隙。

2. 肩峰下滑膜的清理　将关节镜进入肩峰下间隙，建立肩峰下外侧通路。在后方通路观察肩峰下间隙，经外侧通路对肩峰下滑膜进行清理。使用射频装置，将肩峰下表面清理干净后，显露肩峰内缘，再往内侧即可看到肩锁关节及锁骨远端。必要时可经皮自锁骨远端向肩峰下间隙刺入腰椎穿刺针，以辅助定位肩锁关节。

3. 显露肩锁关节　将关节镜转至肩峰下外侧通路。从前方建立肩锁关节前方通路。该通路的位置较一般的前外侧辅助通路更加偏内侧。皮肤切口位于肩锁关节前方偏下 1～2cm 处。使用硬膜外针头在该位置穿刺定位，确保针头可进入肩锁关节，并平行于锁骨远端关节面方向，以保证术中可比较容

易地进行锁骨远端切除操作。在针头位置切开。使用射频装置剥离锁骨远端骨质周围包裹的软组织，以利于后期打磨锁骨远端。使用刨刀和射频刀头切除肩锁关节下方的关节囊，暴露锁骨远端关节面（图 8-5）。如果仍有关节盘残留，则需清除。但应注意不要向内侧过度剥离软组织，以防对喙锁韧带造成不必要的损伤。

4. 锁骨远端切除　从肩锁关节前方通路插入磨钻，打磨锁骨远端，可根据磨钻的直径来估计打磨的程度。在打磨的过程中注意不要损伤肩锁关节上方和后方的关节囊，以避免术后肩锁关节的不稳定（图 8-6）。

一般情况下，将关节镜置于肩峰下外侧通路观察，将磨钻从肩锁关节前方通路插入，即可完成锁骨远端切除。但如果术中感到观察不够清楚的话，可以在肩锁关节后方做 Naviaser 通路。该通路位于肩锁关节后方、肩峰内侧及肩胛冈前方。关节镜从该通路进入后，可直接从后向前观察肩锁关节间隙，从而更加直观地评估切除的锁骨远端骨质长度（图 8-7）。

一般需要切除锁骨远端 5～10mm，注意将锁骨远端切除区域修整平滑。不要过度地向内侧切除锁骨，注意保护肩锁韧带和喙锁韧带的止点，否则会

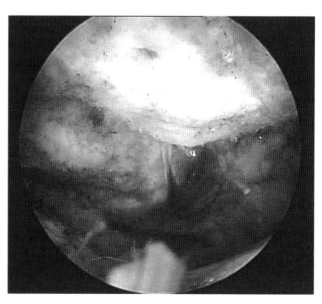

图 8-5　关节镜下显露肩峰及其内侧的锁骨远端和肩锁关节。可见锁骨远端关节软骨已完全磨损

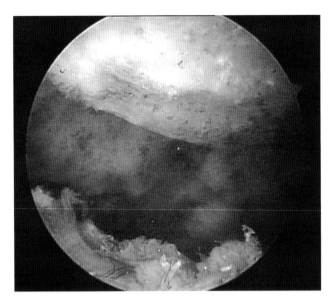

图 8-6 术中打磨锁骨远端，使肩锁关节间隙增宽

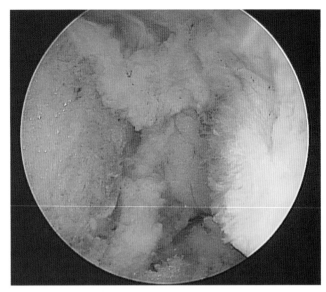

图 8-7 从 Naviaser 通路内观察，可更加直观地看到肩锁关节内的情况。图中左侧为打磨后的锁骨远端，右侧为肩峰

造成肩锁关节的不稳定。实际上切除的范围应根据患者的具体情况而定，不要切除过度而伤及维持关节稳定的韧带结构。Branch 等发现，锁骨远端仅切除 5mm 就可以保证肩峰和锁骨远端之间不发生骨的接触。有时可切除部分内侧肩峰，这样既可以增加

手术视野，也避免了对内侧韧带止点的破坏。打磨完毕后可前屈及内收肩关节，观察锁骨远端和肩峰是否还残留撞击。如果发现锁骨下方骨赘或肩峰可能压迫冈上肌腱，可以同时行骨赘切除或肩峰成形手术，以避免冈上肌腱的损伤。

第五节　术后处理

术后建议冰敷，以消除患者疼痛和手术部位肿胀。患肢吊带保护 4 周，第 2 天可以开始钟摆运动。术后第 2 周开始进行辅助下的主、被动活动度练习。

术后 4 周允许全范围的主动活动。在患者疼痛基本缓解时可以开始力量训练。术后 6 个月可开始进行工作和体育活动。

第六节　治疗结果

Gartsman 等采用关节镜下锁骨远端切除术治疗 20 例肩锁关节骨性关节炎患者，平均随访 2.4 年，满意度为 85%。Tolin 和 Snyder 治疗了 23 例患者，平均随访 2.25 年，满意率为 87%。Kay 等治疗了 10 例患者，平均随访 1.2 年，患者满意度高达 100%。

与切开锁骨远端切除手术相比，关节镜下手术

也具有明显的优势：Pensak 等对比了切开锁骨远端切除和关节镜下锁骨远端切除两种术式，发现关节镜手术组满意度为 91%，而切开组仅为 75%。

根据患者的症状和体检结果，结合影像学检查，明确了肩锁关节骨性关节炎为患者症状的主要来源，采用关节镜下锁骨远端切除手术可以取得满意的临床效果。

第七节　失误与并发症分析

一、切除不足

切除不足可能导致患者术后疼痛残留，体检与手术前几乎一致。关节镜手术比切开手术更常见。由于关节镜镜头视野所限，对锁骨远端上方和后方的骨皮质观察欠清楚，可能造成切除不足。术中应充分暴露肩锁关节，通过两个通路反复评估锁骨远端切除的程度，并活动肩关节以确认肩锁关节间无撞击残留。术中可以使用腰椎穿刺针来感知肩锁关节上方关节囊下的锁骨远端上方骨皮质，以确保切除范围足够。

二、肩锁关节不稳定

过多地切除锁骨远端以及破坏了关节囊及肩锁关节上韧带、肩锁关节后韧带和喙锁韧带均可造成肩锁关节不稳定，从而造成患者术后疼痛及活动受限。一般建议切除的锁骨远端不要超过 10mm，甚至有作者建议不要超过 5mm，以避免损伤喙锁韧带的止点。并且在切除过程中需要保护肩锁关节上韧带和肩锁关节后韧带。

三、残余疼痛

除了对锁骨远端切除不足或术后出现肩锁关节不稳定可以导致术后患者疼痛以外，如有其他合并损伤而未予处理，也会造成术后疼痛。因此，需在手术前对患者进行仔细的体格检查，并结合影像学检查，排除肩锁关节外的其他病变。

四、异位骨化

异位骨化也是导致术后疼痛的原因之一。术后影像学检查可以明确诊断，在患者的肩锁关节内可见增生的骨。肩锁关节处压痛明显。危险因素包括强直性脊柱炎和肥大性肺性关节病等。目前的预防方式包括口服吲哚美辛和小剂量放射。

相关文献

1. Petersson CJ. Degeneration of the acromioclavicular joint：a morphological study. Acta Orthop Scand，1983，54：434-438.

2. DePalma AF. The role of the discs of the sternoclavicular and acromioclavicular joints. Clin Orthop Relat Res，1959，13：7-12.

3. McCluskey GM Ⅱ I，Todd J. Acromioclavicular joint injuries. J South Orthop Assoc，1995，4：206-213.

4. Mazzocca AD，Arciero RA，Bicos J. Evaluation and treatment of acromioclavicular joint injuries. Am J Sports Med，2007，35（2）：316-329.

5. Terry G，Chopp T. Functional anatomy of the shoulder. J Athl Train，2000，35（3）：248-255.

6. Simovitch R，Sanders B，Ozbaydar M，et al. Acromioclavicular joint injuries：diagnosis and management．J Am Acad Orthop Surg，2009，17（4）：207-219.

7. Stenlund B，Goldie I，Hagberg M，et al. Radiographic osteoarthritis in the acromioclavicular joint resulting from manual work or exposure to vibration. Br J Sports Med，1992，49：588-593.

8. Buttaci CJ，Stitik TP，Yonclas PP，et al. Osteoarthritis of the acromioclavicular joint：a review of anatomy，biomechanics，diagnosis，and treatment. Am J Phys Med Rehabil，2004，83（10）：791-797.

9. Branch TP，Burdette HL，Shahriari AS，et al. The role of the acromioclavicular ligaments and the effect of distal clavicle resection. Am J Sports Med，1996，24：293-297.

10. Gartsman GM. Arthroscopic resection of the acromioclavicular joint. Am J Sports Med，1993，21：71-77.

11. Tolin BS，Snyder SJ. Our technique for the arthroscopic mumford procedure. Orthop Clin North

Am，1993，24：143-151．

12．Kay SP，Ellman H，Harris E. Arthroscopic distal clavicle excision：technique and early results．Clin Orthop Relat Res，1994，301：181-184．

13．Pensak M，Grumet RC，Slabaugh MA，et al. Open versus arthroscopic distal clavicle resection.

Arthroscopy，2010，26（5）：697-704．

14．Strauss EJ，Barker JU，McGill K，et al. The evaluation and management of failed distal clavicle excision. Sports Med Arthrosc，2010，18（3）：213-219．

（李　旭　朱以明）

第 9 章

肩关节不稳定

通常意义上的肩关节不稳定是指有临床症状的肱骨头与肩盂间的过度移动。肩盂和肱骨头是构成盂肱关节的骨性结构。相比肱骨头，肩盂的面积很小，深度亦很浅。这样的结构特点使肩盂对肱骨头活动的限制很小，因而肩关节是人体活动度最大的关节；但另一方面，与其他关节相比，骨性结构对保持关节稳定的限制作用很小，因而肩关节也是人体最容易脱位的关节。骨性结构的特点使周围软组织结构对肩关节保持稳定至关重要。这些重要的软组织结构主要包括盂肱韧带、盂唇以及肩袖肌腱。依据肩关节不稳定发生的方向，我们可将其分为肩关节前方不稳定、肩关节后方不稳定及肩关节多方向不稳定。下面我们将分别介绍不同类型的肩关节不稳定的诊治技术。

第一节　肩关节前方不稳定

一、简介

肩关节前方不稳定是指肱骨头相对肩盂反复出现有症状的向前的过度移动。这种过度移位可以是难以自行复位的完全脱位或者半脱位。肩关节前方不稳定是临床上最为多见的肩关节不稳定类型。

肩关节前方稳定结构主要包括盂肱中韧带、盂肱下韧带及其止点处的前盂唇组织（图9-1）。

另外，肩胛下肌腱也对肩关节前方稳定性至关重要。相比之下，临床上常见的肩关节前方不稳定往往是由于盂肱韧带-盂唇复合体的损伤所致，而肩胛下肌损伤所致的肩关节前方不稳定则更多见于术后并发症所致的肩关节前方不稳定。盂肱中韧带起自盂上结节和前上部盂唇，止于肱骨小结节。盂肱下韧带则起自前下盂唇、下部盂唇及后盂唇，止于肱骨头下部的解剖颈。在肩关节处于不同外展外旋位置时，由于肱骨近端的外展及内外旋角度的变化，盂肱韧带相对盂肱关节所处的位置也不同。因此，在肩关节处于不同角度时，盂肱韧带所起到的稳定作用也不同。多数研究认为，盂肱中韧带在肩关节外展45°～60°并极度外旋时张紧，成为重要的前方稳定结构。而盂肱下韧带在肩关节外展90°

极度外旋时，会旋转至肩关节前下方并张紧而成为阻挡肱骨头向前下方脱位的最重要稳定结构。如果因为外伤导致盂肱韧带-盂唇复合体断裂，则会破坏防止肱骨头向前过度移位的稳定结构，从而出现

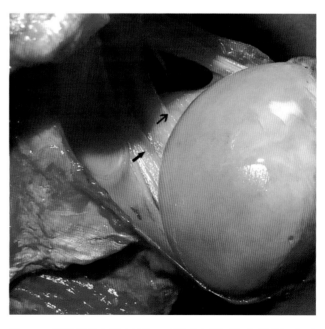

图 9-1　肩关节前方稳定结构。盂肱中韧带（红色箭头）和盂肱下韧带（蓝色箭头）

肱骨头向前或前下方的脱位或半脱位（图 9-2）。

盂肱中韧带和盂肱下韧带在肩盂前下部止于肩关节前下盂唇处。研究表明，存在肩关节前方不稳定的患者多合并前下盂唇的撕脱，从而导致盂肱中、下韧带的失效。这种损伤是由 Perthes 和 Bankart 首先描述和报道的，因而也被命名为 Perthes-Bankart 损伤。

当时认为，这一损伤是导致肩关节前方不稳定的主要原因。但 Speer 等的生物力学研究显示单纯的前下盂唇撕裂仅使肱骨头的前移增大，并不会导致肩关节前脱位。Bigliani 等的研究则发现，在外力下，盂肱韧带的断裂可能发生在韧带的肩盂侧止点、韧带实质部或是韧带的肱骨侧止点；无论断裂发生在何处，在韧带断裂前，所有标本的关节囊及盂肱韧带均有明显的塑性形变，即韧带本身的拉伸及延长。由上述研究可以看到，盂肱中韧带和盂肱下韧带的断裂是造成肩关节前方不稳定最常见的原因。韧带断裂发生的最常见部位在肩关节前下盂唇处。除了盂唇的撕脱外，均合并前关节囊及韧带本身的拉伸和延长。

除了这些最常见的病理变化外，肩关节前方不稳定还可能合并其他一些病损，其中包括肩盂前缘的骨缺损、前盂唇骨膜下剥脱（即骨性 Bankart 损伤，图 9-3）、前盂唇自骨膜下剥脱（anterior labral periosteal sleeve avulsion，ALPSA）（图 9-4）、肱骨头后上方的压缩骨折（即 Hill-Sachs 损伤，图 9-5）以及盂肱韧带实质部的断裂 [即盂肱韧带肱骨侧止点撕脱（humeral avulsion of glenohumeral ligament，

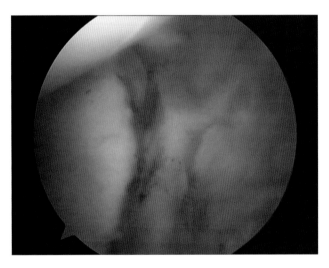

图 9-2　关节镜下照片。箭头所指处为前盂唇自肩盂前缘撕脱处，即 Bankart 损伤

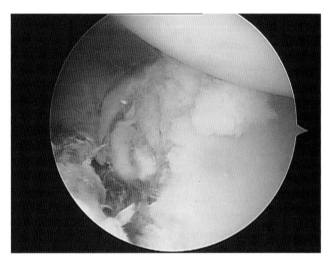

图 9-3　关节镜下照片。箭头所指处为肩盂前缘骨折块，即骨性 Bankart 损伤

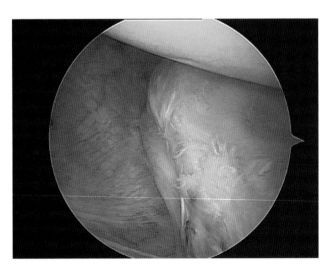

图 9-4　关节镜下照片，可见前盂唇自骨膜下剥脱，形成前盂唇骨膜下剥脱，因而镜下不能直接看到盂唇撕裂处，但盂唇在肩盂边缘止点向肩盂内侧退缩

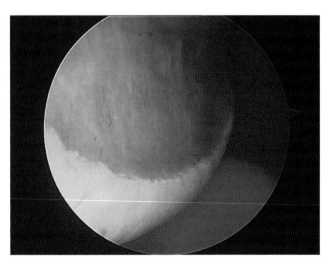

图 9-5　关节镜下照片，可见肱骨头骨缺损，即 Hill-Sachs 损伤

HAGL)]损伤等（图 9-6）。一些患者还可能合并 SLAP 损伤（图 9-7）以及肩袖损伤等。

二、诊断与体格检查

1. 临床表现　存在肩关节前方不稳定的患者，往往有肩关节反复前脱位或半脱位病史。初次脱位前多有外伤史。此后，每当肩关节处于外展、外旋、后伸位时，即容易出现肱骨头向前方的脱位或半脱位。早期的肩关节脱位多数与运动或外伤有关，但此后随着脱位次数的增多，肩关节前方骨及软组织结构损伤加重，关节可能极为不稳定，日常生活动作即可能导致脱位。发生肩关节脱位时，患者多有明显疼痛，肩关节有空虚感，多数患者需至医院进行手法整复。患者在肩关节未脱位时症状往往不明显，但脱位次数较多的患者往往在上肢处于外展上举位时有明显的恐惧感。

特别需要注意的是，存在癫痫的患者往往因癫痫发作导致肩关节出现脱位，而且患者常不愿意提及其癫痫病史。对于这类患者，在癫痫未得到控制时进行手术是十分危险的，因而对肩关节不稳定的患者进行病史采集时，需要特别注意询问相关病史。

2. 体格检查　进行体格检查时，首先应对患者的肩关节功能进行全面检查。要了解患者肩关节活动度的情况，包括前屈上举、体侧外旋、内旋、体前内收、外展 90° 内旋及外旋等各个角度的活动范围。其中，外展 90° 外旋时，由于此时肩关节所处位置较容易发生前脱位，因此，检查者应做好保护，以防止出现肩关节脱位。检查关节活动度时，应首先检查患者的主动活动度，要求患者向上述各个方向主动活动并测量其活动度。如果患者活动受限的话，检查者可进行关节被动活动度的检查，以比较主、被动活动度间是否有差异，从而确定其活动受限的原因。

对包括三角肌、冈上肌、冈下肌、小圆肌、肩胛下肌、肱二头肌和肱三头肌在内的肌肉力量的测试也是非常必要的，由此可以判断患者是否存在因肩关节脱位而导致的臂丛神经损伤或是肩袖损伤。

颈椎功能方面的检查也是非常必要的，因为颈椎病导致肩关节出现明显症状者并不少见。

恐惧试验是诊断肩关节前方不稳定最重要的体格检查方法，可在坐位或平卧位进行。于坐位进行的恐惧试验又称 Crank 试验。检查时，检查者将患者的患肢外展 90°，一只手握住患者的前臂，逐渐增加肩关节外展外旋及后伸；检查者的另一只手放在患侧肩关节上方，手指在肩关节前方保护肱骨头，防止在肩关节外展外旋过程中出现前脱位。此试验的阳性表现为当患肢达到一定的外展、外旋和后伸角度后，患者感觉到即将脱位的危险而出现反射性地保护性肌肉收缩来抵抗肩关节进一步外旋，同时患者出现惧怕脱位的忧虑表情（图 9-8）。

于仰卧位进行的恐惧试验又称 Fulcrum 试验。检查时患者处于仰卧位，肩关节置于检查床边缘以外。使患侧肩关节处于外展 90° 位，逐渐外旋肩关节。如患者感到即将脱位的恐惧感即为阳性。检查时，特别需要注意保护患者避免其出现前脱位（图 9-9）。

对于单纯的肩关节前方不稳定，需要与肩关节其他方向的不稳定进行鉴别。

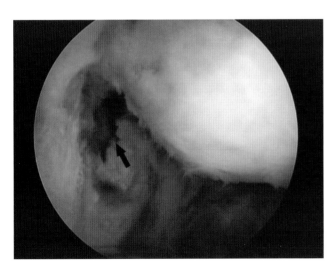

图 9-6　关节镜下照片，可见前关节囊在肱骨头侧止点撕脱，即 HAGL 损伤。箭头所指处即为关节囊撕裂处

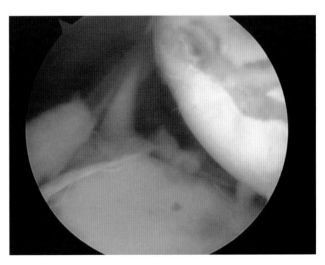

图 9-7　关节镜下照片。可以看到肱二头肌长头腱在上盂唇处止点撕裂，且损伤向长头腱内延伸，形成 IV 型 SLAP 损伤

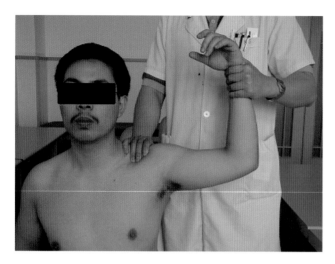

图 9-8　Crank 试验

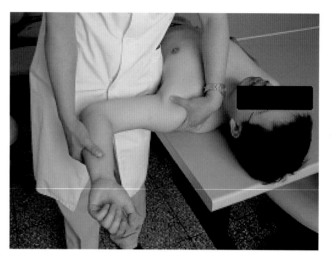

图 9-9　Fulcrum 试验

Sulcus 试验可用于诊断患者是否存在肩关节下方不稳定（图 9-10）。患者处于坐位，患肢内收置于体侧。检查者使患者的肩关节处于中立位并对其施以向下的牵拉，观察肩峰外缘到肱骨头间是否会形成凹陷以及凹陷的宽度，以判断患侧是否存在下方不稳定。如果形成的凹陷的宽度 > 2cm 或较对侧更为明显，则认为 Sulcus 征阳性，患者存在肩关节下方不稳定。另外，还可以将肩关节置于极度外旋位后再施以向下的牵拉，观察所形成的凹陷是否较肩关节中立位时更小。因为肩关节处于极度外旋位时，肩袖间隙内的结构如盂肱上韧带及喙肱韧带会被张紧，因此，如果这些结构完整，则极度外旋位时肱骨头下移应较中立位时小，否则即说明患者存在肩袖间隙内韧带组织损伤。

存在肩关节多方向不稳定的患者有可能同时合并

多发关节松弛。因此，临床检查中应特别注意是否存在全身关节松弛的情况。诊断全身关节松弛的标准为：①肘关节过伸 > 15°。②屈腕，拇外展可贴到前臂。③指间关节过伸与前臂平行。④膝关节过伸 > 15°。⑤踝关节过伸 > 50°。上述 5 个体征中 3 个以上阳性并且 Sulcus 征为阳性即可诊断为全身关节松弛。

诊断肩关节后方不稳定的特殊检查为 Jerk 试验（图 9-11）。检查时，使患者的肩关节处于内旋位，前屈 90°。检查者一手扶住患侧肩胛骨以稳定肩关节；另一手抓住患侧肘关节，沿上臂轴线施加向后的外力，之后伸展肩关节并超过肩胛骨平面。若存在后方不稳定，则可触及肱骨头复位时跨越肩盂后缘回到肩盂内的弹响，通常伴有疼痛。

3. 影像学检查　X 线检查主要针对与肩关节不稳定相伴随的骨性损伤。一些特殊的 X 线投照体位有助于我们更加清楚地观察这类患者中常见的肩盂前下缘的骨缺损或骨折以及肱骨头的 Hill-Sachs 损伤。近年来，随着技术的不断成熟及推广，目前三维 CT 已被越来越多地应用于相关骨性损伤的临床评估。

对于肩关节前方不稳定的患者，进行三维 CT 检查时，非常重要的是判断肩盂骨性损伤的情况，因为这对我们选择手术方案至关重要。在 CT 上需要观察肩盂前部是否存在骨缺损或肩盂前缘骨折。对于肩盂前缘的骨缺损，需测量其占肩盂的比例。如缺损超过肩盂面积的 20% 以上，则术中需考虑骨移植类手术以恢复肩盂的骨性结构。

Sugaya 等首先提出的在三维 CT 上测量肩盂骨缺损的方法目前在国际上应用得比较广泛。测量时，需首先通过 CT 处理软件将患者的肱骨头影像去除。然后旋转肩胛骨，将肩盂正对检查者，形成肩盂的

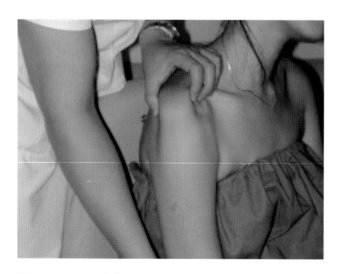

图 9-10　Sulcus 试验

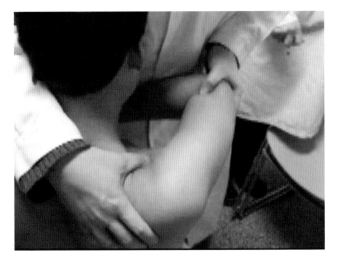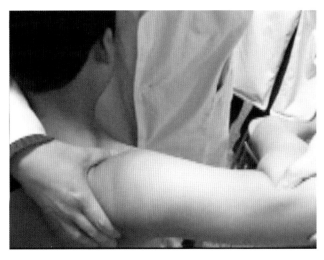

图 9-11 Jerk 试验 A. 使患者肩关节处于内旋位，前屈 90°；B. 逐渐后伸肩关节至肩胛骨平面

正面观（enface view）。依据解剖学研究，正常人的肩盂下部为一以关节面中央的软骨裸区为圆心的正圆。裸区至肩盂前缘、后缘及下缘的距离近似。因此，在存在肩盂前缘骨缺损患者的肩盂正面观上，我们可以依据肩盂后缘及下缘，画出一正圆，从而推断出完整肩盂的大小。将现有肩盂的面积与之相比，我们就可以得出肩盂骨缺损的大小及其占正常肩盂大小的比例（图 9-12）。

三、手术适应证与禁忌证

1. 适应证 对于肩关节曾出现过两次以上的前脱位或半脱位，肩关节前方不稳定诊断明确的患者，因保守治疗很难恢复关节的稳定性，并且反复的肩关节前脱位会增加前方组织的损伤，因而应该建议尽早进行手术治疗。

2. 禁忌证

（1）合并癫痫且未得到有效治疗，近期仍有癫痫发作。

（2）患者的依从性差，不能配合术后制动及康复治疗。

四、手术技术及术后处理

（一）肩关节前方稳定结构的关节镜下修复技术

1. 关节镜下 Bankart 修复术 由于导致肩关节前方不稳定最常见的损伤是肩盂前下部盂唇撕脱（即 Bankart 损伤），以及前关节囊和盂肱韧带的拉

伸和延长，因此，直接修复撕脱的盂唇并紧缩前关节囊和盂肱韧带就是处理这类损伤的解剖型修复手术的核心内容。以此为目的的 Bankart 修复术，是 Bankart 在 1923 年所发表的论文中首先描述的。此后，人们发现这一手术治疗肩关节前方不稳定的成功率很高，且并发症较少，因而这一技术在世界范围内逐渐得到广泛的应用，成为治疗肩关节前方不

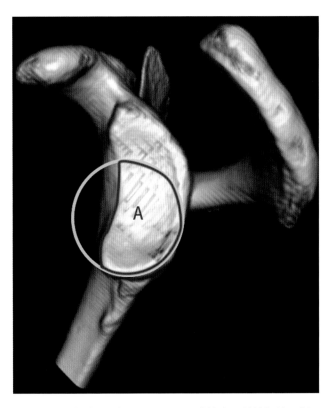

图 9-12 在术前 CT 肩盂正面观上，计算肩盂骨缺损的比例

稳定的经典术式。但经典的 Bankart 修复术是通过切开手术来完成的，对患者的损伤较大。随着关节镜的出现，许多骨科医师尝试采用微创技术来完成 Bankart 修复术，但许多尝试并不成功，术后复发率较高。直到 1993 年，在关节镜下采用带线锚钉进行 Bankart 修复术的手术技术才由 Wolf 等首次报道。此后，随着骨科医师对这一镜下 Bankart 修复术的手术技术不断改进，手术指征选择的不断优化以及更加牢固的内固定锚钉的出现，目前镜下 Bankart 修复术已成为在世界范围内被最为广泛应用的治疗肩关节前方不稳定的手术技术。

（1）麻醉要求：全身麻醉，可同时由肌间沟进行臂丛神经阻滞，以减少术中全麻药用量并改善术中止痛、降压及肌松效果。

（2）患者体位：手术可依照医师所受培训及习惯选择沙滩椅位或侧卧牵引体位（图 9-13）。

（3）手术步骤

1）建立后方主通路，将关节镜进入盂肱关节（图 9-14）。

2）进行关节镜检查，探查肱二头肌长头肌腱、盂唇、关节囊、肩袖肌腱止点、肩盂及肱骨头软骨、肩盂及肱骨头骨性结构是否存在损伤。

3）可通过动态检查的方法，探查肱骨头 Hill-Sachs 损伤是否为 Engaging Hill-Sachs 损伤，是否需要手术处理（图 9-15）。

4）采用从外向内的方法向关节内刺入硬膜外针，以定位并在合适的部位建立前下及前上通路。前下通路的皮肤切口应位于喙突水平，并紧贴喙突外缘。其

关节内口位置应位于肩袖间隙内，紧贴肩胛下肌腱上缘。定位好后，在前下通路内放置通路套管。由于这是镜下 Bankart 修复术中最重要的操作通路，应能向套管内放入缝合钩、缝合锚钉及各种操作过线器械，因此，一般选择置入直径在 8mm 以上的通路套管。手术过程中注意维持通路套管的位置。建立前上通路的皮肤切口，大约位于肩峰前角下 1cm 处。其关节内口的位置应位于肩袖间隙内，紧贴肱二头肌长头肌腱。定位好后，可在前上通路内放入通路套管。多数情况下，这一通路在术中是主要的观察通路，有时也可作为辅助的操作通路，应能向套管内放入关节镜及其鞘管、锚钉以及取线钳等器械，因此，一般选择直径在 6mm 以上的通路套管（图 9-16、9-17）。

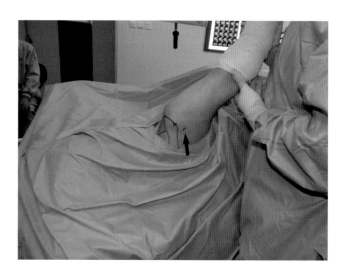

图 9-14　关节镜术中。箭头所指处为后方主通路在体表切口位置

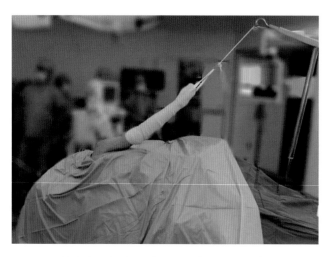

图 9-13　术中将患者放置于侧卧牵引体位

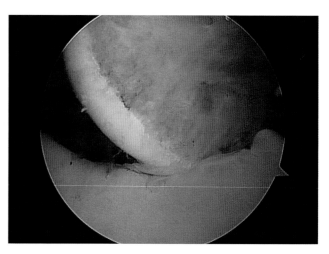

图 9-15　关节镜下照片。术中动态检查显示在肩关节外展外旋时，肩盂前缘会卡入肱骨头后方巨大的 Hill-Sachs 损伤内，因而，该 Hill-Sachs 损伤应为 Engaging Hill-Sachs 损伤

5）将关节镜由后方主通路转入前上方观察通路，由前上方通路内再次对盂肱关节进行关节镜下检查。比起在后方通路内，关节镜在此位置时，可以更清楚地观察肩盂前下方包括前关节囊和前下盂唇等结构，此外，也能更好地观察肩盂的前后向宽度。一般情况下，肩盂关节面的轮廓为近端窄、远端宽的梨形，如果关节镜在前上通路时所观察到的肩盂的形态为近端宽、远端窄的倒梨形，则说明肩盂前缘存在明显的骨质缺损（图 9-18）。

另外，还可以从后方主通路内伸入关节镜下测量探钩，经过肩盂关节面上裸区，测量肩盂下部直径（图 9-19）。

在此后的关节镜下检查及操作过程中，一般均将关节镜置于前上通路内，而将前下通路作为主要的操作通路，后方通路作为辅助操作通路。

6）对前方稳定结构损伤的辨识。肩关节前下关节囊及其局部增厚形成的盂肱韧带组织是维持肩关节前方稳定性重要的静态稳定结构。一旦上述结构失效，肩关节就可能出现前方不稳定。多数情况下，上述结构的失效发生在其在肩盂上止点处的前下盂唇组织，即前下盂唇的撕脱——Bankart 损伤。但有时，前下盂唇的撕脱可能表现为骨膜下的剥脱，并由于肱骨头反复的前脱位，从而导致骨膜下剥脱的盂唇组织逐渐退缩至肩盂颈部而形成所谓的前盂唇

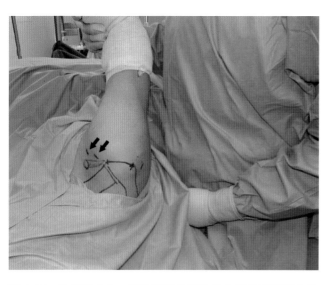

图 9-16　关节镜术中。箭头所指分别为前上及前下通路在体表的位置

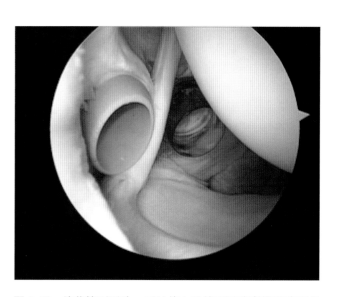

图 9-17　关节镜下照片。可见前上及前下通路套管骑跨于长头肌腱的两侧

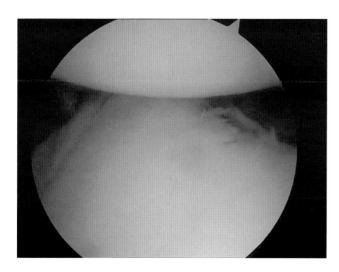

图 9-18　关节镜下照片，可见肩盂前下方有明显骨缺损，从而使肩盂的形态看起来上部较下部更宽，形成所谓的倒梨形肩盂

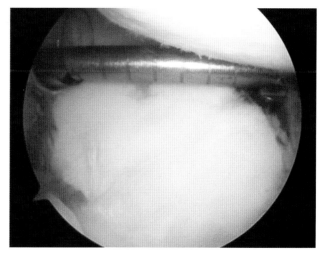

图 9-19　关节镜下照片。从后方主通路插入探钩，测量肩盂宽度

骨膜下剥脱（ALPSA）损伤。另一方面，除了盂唇损伤外，这类患者同时还合并前关节囊组织的塑性形变，即关节囊的拉伸和延长。但有时关节囊的损伤甚至更为严重，出现前关节囊的撕裂。在这种情况下，盂唇损伤可能并不明显。少数情况下，关节囊及盂唇韧带可能从其在肱骨解剖颈上的止点处撕脱，即盂肱韧带肱骨侧止点撕裂（humeral avulsion of glenohumeral ligament）损伤。我们首先需要在关节镜下辨识这些不同形式的损伤，才能有针对性地选择适合的修复方法。

7）撕脱盂唇组织的松解。一般来说，盂唇撕脱后，往往会粘连在偏内侧的肩盂颈部。因此，在对其进行修复前，首先要将它从粘连的肩盂颈部松解下来，这样才能将其轻松地复位至肩盂边缘。松解是手术中非常重要的步骤，要点有两个。一方面，需要彻底松解，这样修复时的缝合及过线操作才能更为顺利；另一方面，松解时要注意保护前关节囊的完整，不能破坏前关节囊，否则会影响修复的效果。松解时，需要用关节镜下的剥离器沿盂唇与肩盂间交界处紧贴肩胛颈部骨皮质刺入并剥离（图9-20）。如肩盂前缘有骨折块，也就是骨性 Bankart 损伤，且骨折块粘连在肩盂内侧，则往往需要在剥离时用锤子轻敲剥离器，将骨折块同时剥离下来。敲击时需要注意不要过于暴力，以防造成肩盂前缘新的骨折。也可以用关节镜下的射频消融刀紧贴肩盂前缘骨面进行

剥离，但应注意射频消融刀应紧贴骨质进行操作，不可刺入肩盂周围的肌肉软组织内，以防意外损伤深部重要的血管和神经。剥离的范围向下应达到甚至超过肩盂下极即6点钟位（图9-21），向上应超过盂肱中韧带在肩盂侧的止点处，即右肩约2点钟位（左肩约为10点钟位）。剥离后应能看到关节囊深方的红色的肩胛下肌纤维，这样才是比较满意的松解（图9-22）。

8）对肩盂边缘骨床的新鲜化处理。可用关节镜下的骨膜剥离器或骨锉打磨去除肩盂边缘1～2mm的软骨，露出其深方渗血骨床，以利于缝合后组织的愈合（图9-23）。

9）缝合锚钉的打入。在肩盂边缘相当于5点半处（为右肩的位置，在左肩则为6点半钟处）打入最下方一枚缝合锚钉。一般需要首先从前下方通路插入器械进行开孔。除非采用特殊的肩关节后方低位7点钟入路，否则很难做到在肩盂的下极打入锚钉时。因为这样的话，自近端向远端在肩盂最下极拧入锚钉必然使锚钉刺穿肩盂下极，置于肩盂下部骨质以外。因此，往往选择较肩盂下极稍偏近端处开孔并拧入锚钉。还需要注意的是，开孔位置应位于肩盂尖端或者尖端稍偏内侧的肩盂关节面上，不应位于尖端偏外的肩盂颈部，否则打结固定后的盂唇组织仍位于肩盂颈部，不能在关节面边缘形成隆起的盂唇外形，因而不能起到阻挡肱骨头前移的作用（图9-24）。开孔后，将锚钉拧入到位。

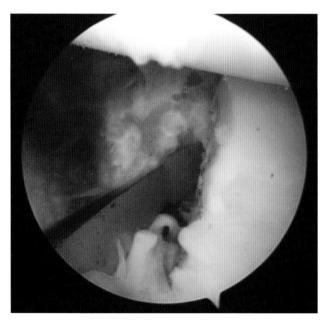

图9-20　关节镜下照片。使用关节镜下骨膜剥离器将撕裂的盂唇组织从其移位后粘连的部位松解下来

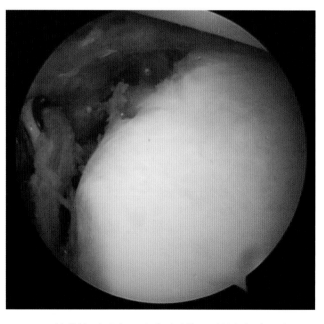

图9-21　关节镜下照片。可看到对前盂唇的松解直至肩盂下极6点钟位置

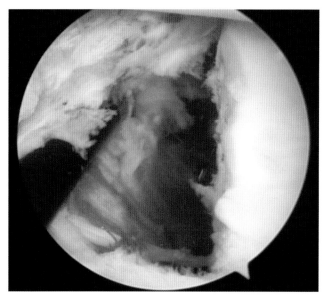

图 9-22 关节镜下照片，可见前盂唇得到充分松解，可清晰地看到关节囊深方肩胛下肌的肌纤维

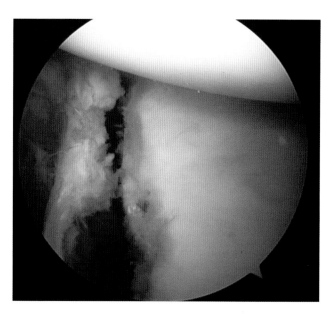

图 9-23 对肩盂前缘骨床做新鲜化

要注意，一定要将锚钉尾端埋入关节面软骨以下，切不可凸出，否则会磨损肱骨头表面软骨而造成不可逆转的损伤。

10）用缝合钩刺穿前关节囊并过线。从前下通路插入缝合钩，选择合适的位置刺穿前关节囊。缝合钩刺穿的位置是缝合锚钉尾线将要穿过的位置，且我们希望锚钉尾线打结后，既能将前关节囊修复至肩盂前缘，又能同时对其进行紧缩，因此，刺入

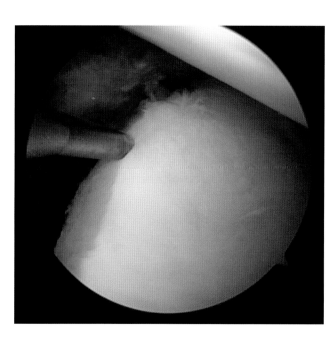

图 9-24 在肩盂边缘处开孔，准备置入最下方的缝合锚钉。可以看到，锚钉置入点约位于肩盂上 5 点半钟处。其开孔处在关节面边缘以内，肩盂软骨表面

缝合钩时应刺入锚钉打入位置的前方和远端的关节囊组织（图 9-25）。刺穿前关节囊后，将缝合钩内的带线装置推出，由后方通路取出（过线装置一般为专用过线导丝，有时也可以用 PDS 缝线代替）。将缝合钩取出，将过线装置的另一端保留在前下通路内。

11）过线及打结。从后方通路取出缝合锚钉的尾线偏前、偏下方的一端。将其在体外系于过线装置上，拉出位于前下通路内过线装置的另一端，从而带动缝线穿过前关节囊。保证缝线的两端均位于前下通路内且互不缠绕，打结固定前关节囊。

12）完成 Bankart 修复。从肩盂的足侧向头侧逐一打入缝合锚钉，将前关节囊修复至肩盂前缘，并同时对关节囊进行紧缩。一般需要 3 ~ 4 枚缝合锚钉来完成对前方组织的修复。修复完成后，应可看到前关节囊被修复至肩盂前缘，关节囊已被张紧，并且在肩盂前缘重建起隆起的盂唇外形（图 9-26、9-27）。

（4）术后处理：术后需嘱患者佩戴颈腕吊带，将患肢内旋位制动 6 周。6 周后患者即可取掉颈腕吊带，使患肢做日常活动，并开始肩关节被动及辅助的主动活动度练习。术后 3 个月患肢即可开始负重，可开始关节终末牵拉及肩袖肌力练习。但术后半年内要避免参加体育活动。至患肢活动度完全恢复，且在肩关节外展外旋位无任何恐惧感时，可恢复术前体育活动。

（5）手术疗效：目前所采用的使用缝合锚钉进行固定的关节镜下 Bankart 修复术是 1991 年由 Weber 等首先描述的。与传统的切开 Bankart 修复

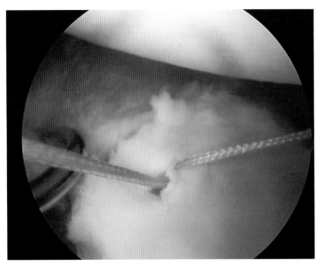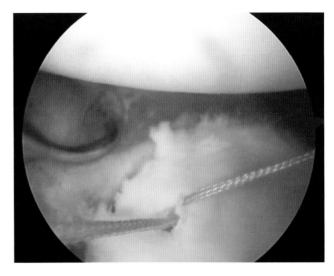

图 9-25　缝合钩的理想刺入位置。A 图中缝合钩刺入的位置不够低，理想位置应如 B 图所示，较锚钉植入位置更加偏下。这样，将锚钉尾线从该位置穿过后打结可将下方的关节囊向上提升并收紧

术相比，关节镜下 Bankart 修复术具有以下优势：①手术创伤小。②术中不需要切断肩胛下肌腱。③可发现并同时处理关节内其他病变。④手术对患者的关节活动度影响较小。但另一方面，文献报道中切开 Bankart 修复术后患者肩关节复发的脱位率一般均低于 10%，而关节镜下 Bankart 修复术后患者肩关节脱位的复发率差别较大，为 4% ~ 17%。许多研究证实，手术时患者的年龄、性别、手术前脱位次数、患者的体育运动水平、术中用来修复盂唇损伤的锚钉数量、肩盂是否存在明显骨缺损、是否合并明显的肱骨头 Hill-Sachs 损伤以及是否合并明显的韧带松弛均可能明显影响关节镜下 Bankart 修复术后复发脱位率。另一方面，有研究证实，比起 Bankart 损伤，前下盂唇为 ALPSA 损伤的患者，其术后复发脱位率更高。

2．对前关节囊撕裂的关节镜下修复技术　有时，对肩关节前方不稳定的患者进行手术治疗时，术中会发现前关节囊及盂肱韧带本身有明显的撕裂。这种关节囊的撕裂可能单独出现，也可能与盂唇撕裂同时存在。这时，在修复时需要注意，锚钉的尾线应跨越关节囊撕裂处，这样打结后能同时关闭前关节囊的裂口（图 9-28 至 9-30）。

3．对 HAGL 损伤的关节镜下修复技术　HAGL 损伤是指盂肱下韧带自其肱骨侧起点处的撕脱。1942 年，Nicola 等首先描述了 4 例存在这样损伤的病例。1995 年时，Wolf 等首先将其命名为 HAGL 损伤。一般研究均认为，在肩关节前方不稳定的患者中 HAGL 损伤的发病率很低。早期的相关文献均认为由于其所在位置较难处理，因而需采用切开手术

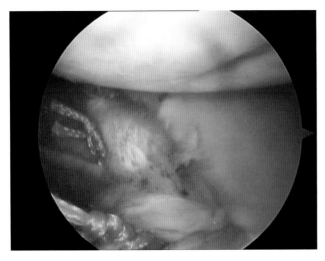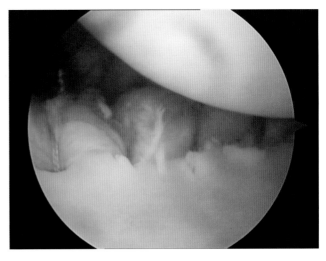

图 9-26　关节镜下照片，关节镜下 Bankart 修复术后效果，可以看到前关节囊已被收紧

图 9-27　关节镜下照片，关节镜下 Bankart 修复术后效果，可以看到在肩盂前缘重建出隆起的盂唇外形

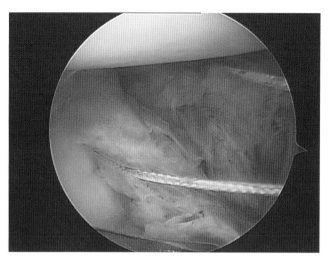

图 9-28 关节镜下照片，显示缝合由于前关节囊撕裂导致的肩关节前方不稳定时，锚钉的尾线跨越关节囊撕裂处

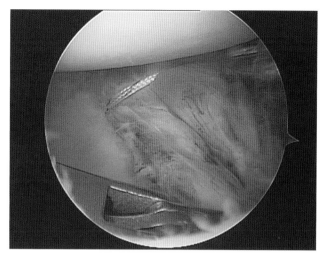

图 9-29 关节镜下照片，锚钉尾线打结后，关闭前关节囊撕裂的裂口

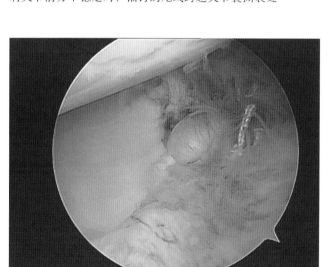

图 9-30 关节镜下照片，显示打结后，前关节囊撕裂被修复且关节囊被张紧，可看到隆起的盂唇外形

对其进行治疗。但随着关节镜技术的不断进展，目前全关节镜下手术亦可以很好地修复 HAGL 损伤。

关节镜下 HAGL 损伤修复术所采用的麻醉方式和患者体位均与关节镜下 Bankart 修复术相同。术中亦需要建立标准的后方观察通路，以及前上和前下的观察和操作通路。

手术中，首先将关节镜置于后方通路，对关节内病变进行观察和诊断，并建立前上和前下通路。由于前下通路是操作的主力通路，因此，需要留置 8mm 以上通路套管。操作时，一般将关节镜置于前上通路，而后方通路为过线的辅助通路。

由于关节囊自肱骨头侧起点撕脱，因此，需打磨处理肱骨头侧骨床进行新鲜化并打入缝合锚钉。这一位置与一般肩关节前方不稳定手术中所处理的

肩盂前缘位置不同，因而从常规的前下通路插入器械进行处理有一定的困难。这时，可以由助手将肱骨头尽可能外展外旋并后移以改变其位置。也可以通过建立经过前方肩胛下肌肌腹的低位 5 点钟入路来获得更好的锚钉打入角度。在建立 5 点钟入路时，一般采用由外向内建立通路的方法。从紧贴喙突外侧较低的位置以硬膜外针头向关节内刺入，将针头刺穿肩胛下肌肌腹处。刺入针头的位置不应过于偏内，否则存在损伤臂丛神经及重要血管的风险。当感觉硬膜外针头所处位置比较容易处理肱骨头前部损伤部位时，即可在此处建立通路并保留通路套管。

这一手术中最为重要的一步为在较好的位置以较好的置入角度打入缝合锚钉（图 9-31）。之后可将锚钉尾线引至后方通路的套管内，由前下通路进入缝合钩，刺穿撕裂的盂肱韧带及前关节囊，通过过线操作将锚钉尾线穿过关节囊及韧带，打结固定。

还需要注意的是，存在 HAGL 损伤的患者，其前方韧带及关节囊结构的肩盂侧止点也往往有损伤，术中不应遗漏。如同时合并 Bankart 损伤等肩盂侧止点的损伤，在修复完肱骨头侧起点后，还应处理肩盂侧止点的损伤。

（二）肩关节前方不稳定伴随骨性 Bankart 损伤的关节镜下处理技术

骨性 Bankart 损伤是指与肩关节前方不稳定相伴随的肩盂前缘骨折。在肩关节前方不稳定的患者中，这类损伤的发生率很高。采用关节镜下复位，缝合锚钉固定的手术技术多数情况下可有效治疗合并骨性 Bankart 损伤的肩关节前方不稳定。当肩盂前缘骨

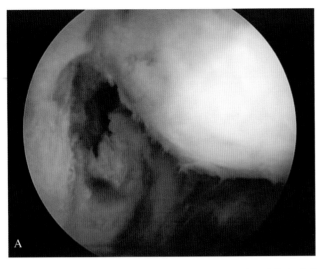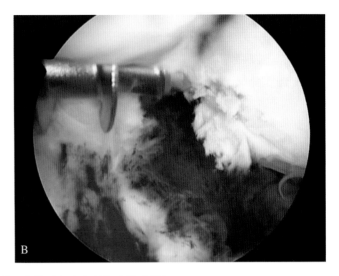

图 9-31　关节镜下照片，显示前关节囊自其在肱骨头侧起点撕脱。在镜下向止点处打入缝合锚钉

折块不十分大时，单排锚钉的修复就可以达到满意的生物力学强度；如果前方骨折块很大，则需要采用双排锚钉固定的技术。

1. 关节镜下，单排缝合锚钉固定修复骨性 Bankart 损伤

（1）麻醉要求：全身麻醉，可同时由肌间沟进行臂丛神经阻滞，以减少术中全麻药的用量并改善术中止痛、降压及肌松效果。

（2）患者体位：手术可依照医师所受培训及习惯选择沙滩椅位或侧卧牵引体位。

（3）手术步骤：手术的步骤与镜下 Bankart 修复术相同。但在使用缝合钩刺穿前关节囊并过线时有特殊要求。这一步也是整个手术过程中的难点。理想的状况下，需要使缝合锚钉尾线的一端从肩盂前缘骨折块的深方带过，从与之相连的前关节囊组织穿出（图

9-32）。这样，打结后锚钉尾线可环抱骨折块，将其固定于肩盂前缘。要达到这一目的，首先要在保证骨折块和前关节囊完整的前提下对其进行充分的松解（图 9-33）。这些病例中，前缘骨折块往往向肩盂内侧退缩、粘连甚至畸形愈合至肩盂颈部。首先需要用关节镜下骨膜剥离器将骨折块从肩盂颈部松解下来。对骨折块及关节囊组织的松解越充分，则术中缝合过线越容易。术中由于肩盂前缘骨折块的阻挡，将缝合钩刺入前关节囊后，往往很难做到将直视缝合钩尖端送出过线装置。在这种情况下，可以在缝合钩刺入前关节囊后，在关节囊深方，肩胛下肌腹内推出足够长的过线装置。小心地退出缝合钩后，拨开表面关节囊，在深方找到过线器（图 9-34）。

缝合骨性 Bankart 损伤时，另外一点需要注意的是，缝合锚钉尾线穿过前关节囊后，如立刻打结，

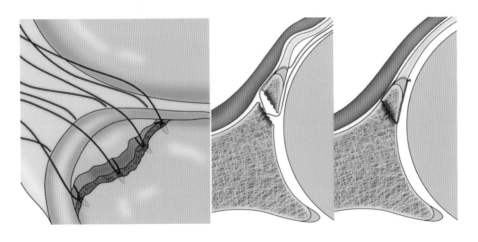

图 9-32　对于存在骨性 Bankart 损伤的患者，采用单排缝合锚钉固定时，锚钉尾线的一端应从骨块深方带过并穿过与肩盂前缘骨块相连的前关节囊组织

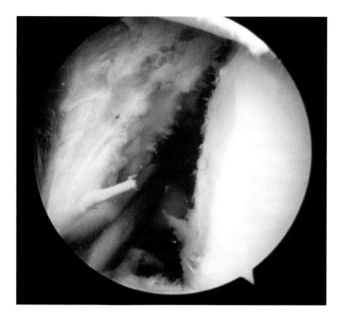

图 9-33　关节镜下照片。修复骨性 Bankart 损伤时应在保留前关节囊及骨折块完整的情况下，对其进行充分的松解

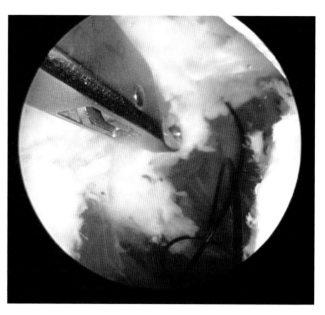

图 9-34　修复骨性 Bankart 损伤时，将缝合钩刺入前关节囊后，在肩胛下肌的肌纤维中，直接推出缝合钩内的牵引缝线

会影响靠近端的一颗锚钉的过线操作。这是因为，打结后，前关节囊内的骨块会被拉近并相对固定于肩盂前方，这时骨块对操作过线的影响会更加明显。因此，在缝合骨性 Bankart 损伤时，我们一般在下方的锚钉尾线打结之前，首先用缝合钩在合适的位置刺穿前关节囊，并预留出供带过偏近端一枚锚钉的尾线的过线器，然后再将下方锚钉尾线打结（图9-35）。

（4）术后处理：术后处理与关节镜下 Bankart 修复术相同。

（5）手术效果：目前多研究表明，合并骨性 Bankart 损伤的患者，如在关节镜下采用缝合锚钉修复损伤，则术后复发脱位率并不会明显升高。现有报道中采用关节镜下缝合锚钉固定治疗合并骨性 Bankart 损伤的肩关节前方不稳定患者，其术后复发率为 0～8%。有作者认为，这是由于修复的肩盂前缘骨折块愈合后会明显增加肩盂的骨性结构面积。从我们的研究看，手术重建后肩盂面积对手术成功非常重要。若术前 CT 检查显示肩盂残留骨量小，肩盂前缘骨折块面积也小，两者相加小于肩盂下部正圆的 80%，则关节镜下骨性 Bankart 修复术后肩关节不稳定的复发率仍较高，需考虑骨移植类手术。

2. 关节镜下双排缝合锚钉固定修复骨性 Bankart 损伤　虽然单排缝合锚钉修复技术可以通过使锚钉尾线环抱肩盂骨折块从而将其固定在肩盂前

缘，但这种单点固定会影响固定的强度，且很难达到使骨折块与肩盂主骨间产生加压作用的效果。因此，临床医师发明了以双排锚钉修复骨性 Bankart 损伤从而达到更稳定的固定和骨折块加压作用。

现有的生物力学研究已证实，对于骨性 Bankart 损伤的修复，双排修复技术比单排技术可以提供更好的初始稳定性。如果肩盂前缘的骨折块体积非常大，则肩关节的术后稳定性非常依赖于骨折块的良

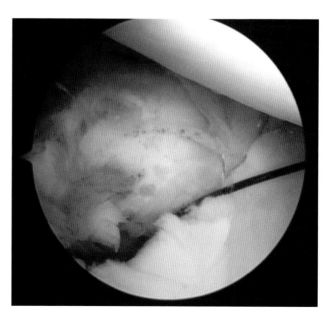

图 9-35　在打紧缝合锚钉尾线的线结之前，应在其近端关节囊中预留供近端缝合锚钉尾线穿过使用的牵引线。

好复位固定并最终愈合。这种情况下，术中最好选择双排固定技术，以更加可靠地固定骨折块。

对于骨性 Bankart 损伤的双排固定技术，目前国内外文献报道中常见的有两种：双滑轮（double-pulley）技术和缝线桥（suture bridge）技术。这两种技术的相同之处是均需要在肩盂骨折床面的靠内缘打入普通带线锚钉，并以缝合过线技术将锚钉的尾线穿过与骨折块相连的前关节囊和盂肱韧带。这两种技术不同的是，双滑轮技术需在肩盂骨折床面的靠近肩盂关节面缘打入普通的带线锚钉，采用肩袖缝合中常用的双滑轮技术，将两排锚钉的尾线互相打结，从而形成对骨折块的加压作用。而缝线桥技术则是将穿过关节囊的内排尾线穿入直径较小的专用挤压钉中，打入邻近肩盂骨折床面的肩盂关节面内，挤压固定内排锚钉的尾线，从而使之在骨折块表面形成缝线桥，对骨块产生加压固定作用。

（1）麻醉要求：全身麻醉，可同时由肌间沟进行臂丛神经阻滞，以减少术中全麻药用量并改善术中止痛、降压及肌松效果。

（2）患者体位：手术可依照医师所受培训及习惯选择沙滩椅位或侧卧牵引体位。

（3）手术步骤：

1）以双滑轮技术对骨性 Bankart 损伤进行双排固定（图 9-36）。

使用该技术时，患者所处体位及应用麻醉情况与一般的关节镜下肩关节不稳定修复术类似。

建立标准的前上、前下及后方通路并对骨性 Bankart 损伤完成充分的松解后，就需要打入锚钉，进行固定了。首先需要在肩盂前缘骨折床面的内缘打入内排锚钉（图 9-37）。

这一步是该技术的难点。由于标准的前下方入路是紧贴肩胛下肌腱上缘并在喙突外侧建立的，这就决定了它所在的位置较偏于肩盂的近端并高于肩盂关节面水平。从这个位置向肩盂前缘骨折床面的内缘打入缝合锚钉的话，靠近肩盂下极处的锚钉很难以较好的方向打入。这时，为了使锚钉置入的角度更理想，可能需要用到前方的经肩胛下肌入路，也就是所谓的 5 点钟入路（图 9-38）。

打入内排锚钉后，用缝合钩刺穿与肩盂前缘折块相连的盂肱韧带组织，并带过锚钉尾线。采用双滑轮技术时，需要将锚钉上同一尾线的两端同时经骨块深方带过盂肱韧带组织。复位骨折块满意后，选择合适的位置在肩盂关节边缘上打入外排锚钉（图 9-39）。

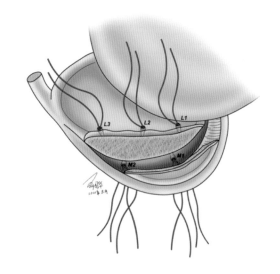

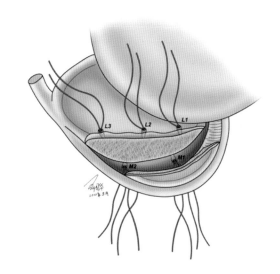

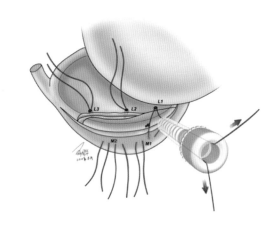

图 9-36　使用双滑轮技术固定肩盂前缘骨折块的示意图

应将这枚锚钉深埋于骨内，以防对关节软骨造成损伤。在保证内、外排锚钉的尾线均可滑动的前提下，将内排锚钉穿过盂肱韧带尾线的一端以及将外排锚钉尾线的一端从后方通路内取出。体外打结后，分别拉动内、外排锚钉尾线的另一端，以内、外排锚钉钉尾的线孔作为滑轮，将体外所打的线结拉入关节内（图 9-40）。

拉紧后，再将内、外排锚钉尾线尚未打结的自由端打结、系紧。这样，就在内、外排锚钉尾线间形成线桥，压迫骨块，使其紧贴骨折床面，达到双排固定的加压作用（图 9-41）。

2）以缝线桥技术对骨性 Bankart 损伤进行双排固定：如选择以缝线桥固定的方式对骨性 Bankart 损伤加以修复，则内排缝合锚钉的打入（图 9-42）及过线方法（图 9-43）与前述的双滑轮技术方式类似。但内排锚钉尾线穿过与骨块相连的前关节囊后，从 2.9mm Pushlock 挤压钉的钉孔内穿过。在肩盂关节面上的合适位置打孔后，将锚钉尾线连同挤压钉经关节面打入肩盂内，从而形成对骨块的双排固定（图 9-44）。打入挤压钉时，应注意保持内排锚钉的尾线张紧，这样就能起到很好的骨块间加压的作用（图 9-45）。

（4）术后处理：术后处理与关节镜下 Bankart 修复术相同。

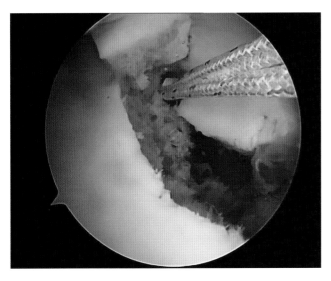

图 9-37　采用双排锚钉技术固定肩盂前缘骨折块时，在骨折床面的内缘打入内排锚钉

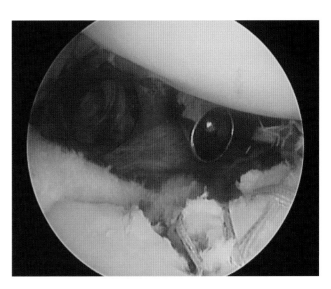

图 9-38　关节镜下照片，可看到前方的两个工作通路。其中，偏上方的塑料套管是常规的前下通路，而偏下方的金属套管是穿过肩胛下肌的 5 点钟通路

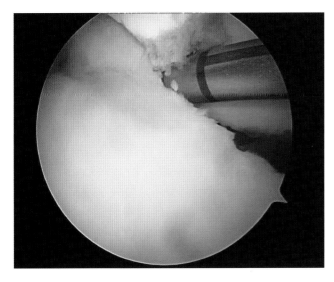

图 9-39　在盂前缘骨折床面的近关节面缘打入外排锚钉

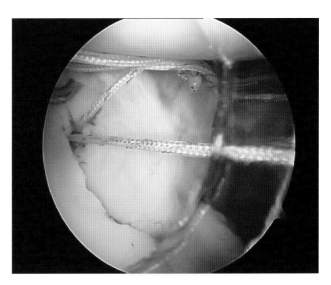

图 9-40　将内外排锚钉的尾线之间打结，以双滑轮技术固定肩盂前缘骨折块

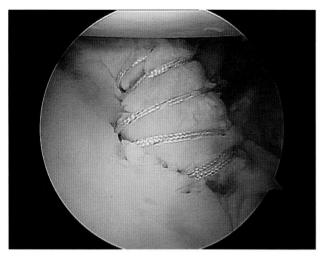

图 9-41 使用双滑轮技术固定肩盂前缘骨折块后的最终效果

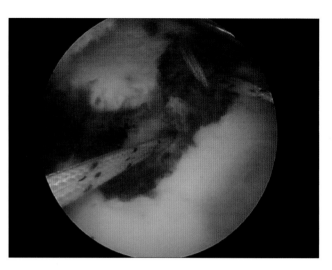

图 9-42 采用缝线桥技术对肩盂前缘骨折块进行双排固定，可看到位于肩盂前缘骨床内缘的内排锚钉

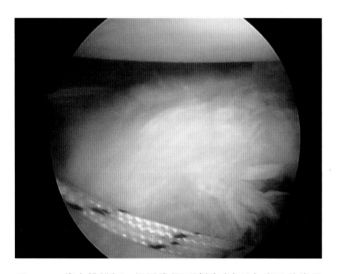

图 9-43 将内排锚钉一根尾线的两端同时穿过与肩盂前缘骨折块相连的前关节囊组织

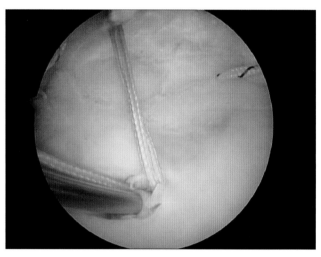

图 9-44 将穿过前关节囊内排锚钉的两根尾线同时穿入 Pushlock 挤压钉的钉孔内，在关节面上打入，形成外排固定

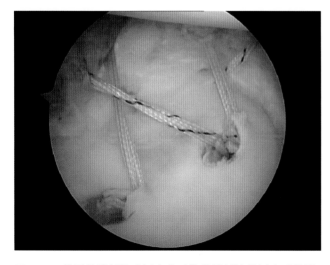

图 9-45 使用缝线桥技术固定肩盂前缘骨折块的固定后效果

（三）伴随明显肩盂骨缺损的肩关节不稳定的关节镜下处理技术

　　大量的生物力学研究及临床研究均显示，如果肩关节前方不稳定，患者合并巨大的肩盂骨缺损，会明显降低关节镜下 Bankart 损伤修复术的成功率，导致患者术后复发脱位率升高。目前国际上较公认的观点是，如肩盂的骨缺损在 20%～25% 以上，单纯的镜下 Bankart 损伤修复术后复发率很高，此时宜选择骨移植类的手术重建肩盂的骨性结构。

　　治疗存在明显肩盂骨缺损的肩关节前方不稳定患者时，我们可以选择的手术方式有以下几种：①喙突尖端的截骨移植术，即 Bristow 术。②喙突主体的截骨移植术，即 Latarjet 术。③自体或异体骨移植术，即 Eden-Hybinette 术。不久之前，这些术式均需切开完成。但是，随着关节镜手术器械及技术的不断改进，近年来，配合专用的手术器械，上述几种手术均可在关节镜下完成。其中关节镜下 Latarjet 手术在技术上最为成熟，相关报道也最多，因此作为本部分介绍的重点。

1. 保留前关节囊的关节镜下 Latarjet 术 Lafosse 等于 2007 年首先描述了他们的关节镜下 Latarjet 手术的专用手术器械及手术技术。他们还简略报道已采用这一术式治疗了 100 例患者，在术后平均 26 个月时无复发脱位，患者的肩关节功能恢复良好。此后，这一术式逐渐得到越来越广泛的应用。但 Lafosse 所提出的关节镜下 Latarjet 手术中有两个技术要点被许多医师所质疑。其一是术中需将前关节囊完全切除，以利于喙突骨折块穿过肩胛下肌。其二是在水平劈开肩胛下肌时，需用射频装置将肩胛下肌腱完全切开至其小结节止点处。针对这两点，我们做了一些改进。目前我们手术中所采用的体位、器械和大致步骤与 Lafosse 所描述的一致，但术中我们会尽可能保护前关节囊完整，并在移位固定喙突后，以缝合锚钉修复前关节囊。另外，术中纵劈肩胛下肌时，我们尽可能于肌腱 - 肌腹交界处劈开，以保护肩胛下肌腱的完整性。

（1）麻醉要求：采用全身麻醉，可同时由肌间沟进行臂丛神经阻滞以减少术中全麻药用量并改善术中止痛、降压及肌松效果。

（2）患者体位：沙滩椅位（图 9-46）。

（3）手术步骤

1）关节内评估：建立后方主通路（A 通路），将关节镜进入盂肱关节。行关节镜检查，探查肱二头肌长头肌腱、盂唇、关节囊、肩袖肌腱止点、肩盂及肱骨头软骨、肩盂及肱骨头骨性损伤的情况。采用从外向内的方法向关节内刺入硬膜外针，以定位并在合适的部位建立 E 通路。E 通路的皮肤切口应位于喙突水平和肩峰前角之间的连线中点。在关节内，E 通路应位于前方肩袖间隙的中央。

2）关节内准备：将肩袖间隙内的关节囊组织完全清除，清楚显露喙突的下表面（图 9-47）。从肩盂边缘将损伤的前盂唇剥离下来。将前盂唇及其上附着的前关节囊和其深方的肩胛下肌纤维分离开，同时保护前关节囊的完整性（图 9-48）。对肩盂前缘及颈部进行新鲜化处理。

3）显露并保护臂丛血管和神经：将关节镜由后方通路进入肩峰下间隙。在紧邻肩峰前角处建立 D 通路。将关节镜转入 D 通路，显露喙肩韧带的前后表面，沿喙肩韧带向内下方分离，显露喙突。切断喙肩韧带在喙突上的起点。建立 I 通路。I 通路的皮肤切口应位于腋前线的尖端，正对喙突尖的位置。在 D 通路和 I 通路之间的中点建立 J 通路。从联合腱深方向内侧分离，在肩胛下肌腹前方探明腋神经及其他臂丛血管和神经的结构位置，以利于术中充分保护（图 9-49）。探查时，可将交换棒由 I 通路插入后，向前挑起联合腱，以增加其深方空间，利于显露血管和神经结构。

4）准备喙突：在关节镜的监视下，在胸壁上用硬膜外定位针刺穿胸大肌建立 M 通路。由于 M 通路是用来在肩胛颈部钻孔并固定喙突的，因此，其方向应垂直于肩胛颈部骨面，并与肩盂前下缘处于同

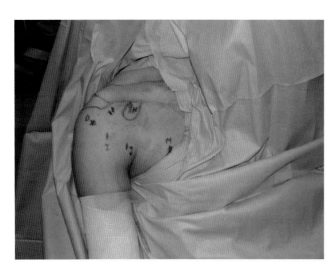

图 9-46　关节镜下 Latarjet 手术患者的体位及通路位置

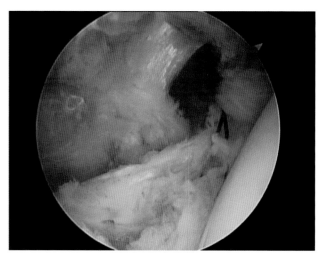

图 9-47　将肩袖间隙内的关节囊清理干净，可以看到前方的喙突骨质以及其上附着的喙肩韧带

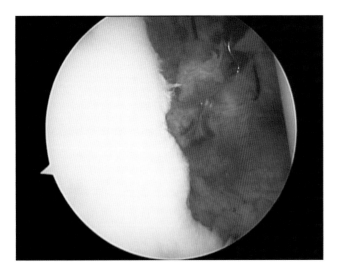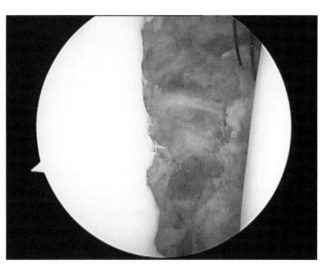

图 9-48　保留前关节囊完整，将其与深方的肩胛下肌分离开

一水平。由于这一位置非常低且偏内侧，所以该通路仅穿过皮肤及胸大肌，而不能向更深方刺入。建立 M 通路时，刺入定位针或从该通路插入器械时，均需在关节镜的监视下完成，应在胸大肌深方间隙内看到插入的器械并保证其未损伤深方结构；切断喙肩韧带在喙突上的起点。剥离胸小肌腱在喙突内侧的起点。由于邻近内侧的血管和神经结构，因此，在全过程中等离子刀头均应紧贴喙突骨质并且刀头向外。将喙突基底内外侧和上下方处的软组织清理干净（图 9-50）。为了改善术中显露，可从 D 通路插入交换棒，挑起三角肌，从而增加三角肌下间隙的空间。

5）喙突截骨：从喙突上刺入定位针，保证定位针位于喙突中央位置且其方向垂直于喙突上表面。

在定位针处切开，建立 H 通路。从 H 通路伸入喙突钻孔导向器，保证导向器位于喙突中线处，且其方向垂直于喙突上表面。导向器的前方及后方均有足够的喙突骨质。将导向器上的 α 孔置于喙突远端，β 孔置于喙突近端。由喙突钻孔导向器内钻入两枚 1.2mm 克氏针，再次检查克氏针位置是否满意（图 9-51）；顺克氏针插入喙突专用空心钻，在喙突上钻 2 个骨孔；在喙突骨孔内穿入 PDS 缝线；从 M 通路插入双腔喙突导向套筒。将喙突近端骨孔内的 PDS 缝线引入双筒导向套筒的近端 β 套筒，而远端孔内的 PDS 缝线引入远端的 α 套筒；以关节镜下磨钻在喙突根部下表面打磨出凹槽（图 9-52），将专用弯骨刀从 H 通路插入，自喙突根部从上向下截断喙突；打磨喙突及进行喙突截骨时应注意不要破坏喙突上

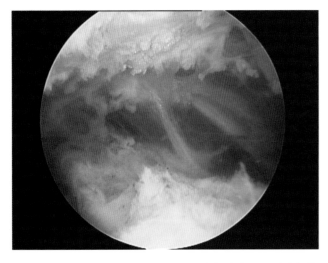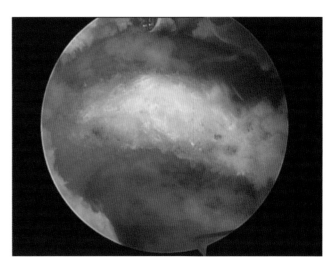

图 9-49　在肩胛下肌与联合腱之间向内侧分离，显露并保护重要的血管和神经结构

图 9-50　将喙突表面的软组织清理干净

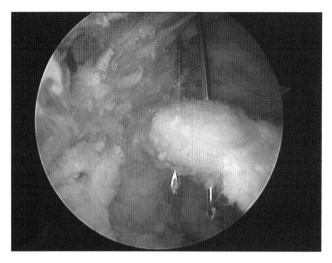

图 9-51 使用专用导向器在喙突上钻孔

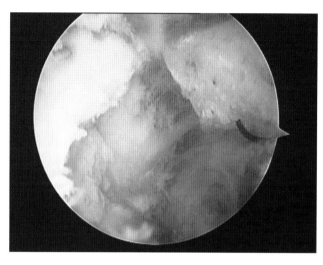

图 9-52 在喙突基底下表面用磨钻磨出骨槽，以利于喙突截骨

预先钻好的骨孔；收紧双腔喙突导向套筒内的 PDS 缝线，使喙突紧贴于导向套管的顶端；在导向器内插入金属内芯，从而将截骨后的喙突骨块牢固地连接在导向套筒上（图 9-53）。从 J 通路插入磨钻，将喙突下表面打磨平整。打磨时，由助手持镜，术者一手持磨钻并保持稳定，另一手持固定有喙突骨块的双筒导向套筒，将喙突骨块推至磨钻处，打磨其下表面（图 9-54）。

6）劈开肩胛下肌腱：由后方通路插入交换棒，将交换棒一直插向前方，从肩胛下肌腱的中下 1/3、肌腱 - 肌腹交界处穿过，刺穿肩胛下肌腱。刺穿时需注意保护内侧的血管和神经结构；使用关节镜下刨刀将交换棒穿过处的肩胛下肌纤维稍作清理，以

显露肩盂及肩胛体前面。在直角钳上夹持止血带橡胶管，将其自肩胛下肌刺穿口中穿过关节镜，转入盂肱关节内，将橡胶管的另一端从 H 通路内取出。通过向上提拉橡胶管，并向下压交换棒，从而扩大肩胛下肌刺穿孔的裂隙（图 9-55 至 9-57）。

7）置入喙突：操作双筒导向套管，使其穿过劈开的肩胛下肌腱，将喙突骨块紧贴 2 ~ 5 点钟处的肩盂前缘，并确保喙突外侧皮质与肩盂关节面平齐或较肩盂关节面稍偏内。向导向套管的内芯内插入长克氏针以固定喙突骨块。克氏针钻入时，应一直向后钻透肩胛骨后方皮质并从肩关节后方皮肤刺出。以血管钳固定刺出的克氏针尖端，以防随后钻孔及拧入螺钉时克氏针退出。

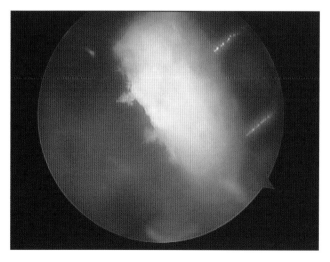

图 9-53 喙突截骨后，向导向套头内插入金属内芯，从而使截骨后的喙突骨块牢固地连接在导向套筒上

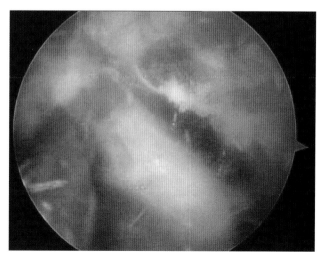

图 9-54 一手通过把持双腔喙突保持套筒来固定喙突骨块，另一手用磨钻将喙突骨块下表面打磨平整

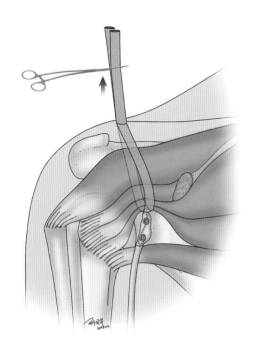

图 9-55　向肩胛下肌劈裂裂隙内穿入止血带橡胶管，向上提拉后，拉开肩胛下肌劈裂裂口，显露肩盂前缘骨床

8）喙突骨块的固定：沿导向克氏针插入空心钻，在肩胛骨上钻孔。空心钻应穿透肩胛骨后方皮质。从空心钻上的读数可测出所需空心固定螺钉的长度（一般为 26 ～ 32mm）。拧入空心固定螺钉。一般先拧入下方螺钉，然后将上下侧螺钉交替拧紧，以保证固定牢固。

9）修整骨块并修复前关节囊：拔出导向克氏针，

仔细地在关节内检查固定喙突骨块的位置。确保喙突骨块的外侧皮质平行或低于肩盂关节面。如发现骨块外侧皮质高于肩盂关节面，可从后方通路内插入磨钻对其进行修整（图 9-58）。

骨块固定满意后，可在肩盂边缘打入 1 ～ 2 枚缝合锚钉，将之前保留的前关节囊组织修复至肩盂边缘，从而使移植的喙突骨块成为关节外结构（图 9-59）。

（4）术后处理：术后处理参见镜下 Bankart 修复术。

（5）手术效果：目前对于关节镜下 Latarjet 手术后疗效随访的研究很少。最大宗病例系列报道来自于 Lafosse 等。他们报道了 64 例术后随访超过 5 年病例的临床疗效。其中 1 例在随访过程中出现半脱位。在手术并发症方面，3 例局部出现血肿，1 例出现术后骨块移位，8 例发现固定螺钉突出后予以取出，1 例因严重的关节退变行人工关节置换治疗。

我们对 51 例采用了我们的改良镜下 Latarjet 技术进行手术治疗的患者进行了临床及影像学随访。随访过程中没有患者出现脱位或半脱位。术后横断位 CT 显示，48 例患者移位的喙突骨块与肩盂关节面平齐，另有 3 例患者喙突骨块较肩盂关节面稍偏内。

（四）伴有巨大肱骨头 Hill-Sachs 损伤的肩关节前方不稳定的关节镜下手术处理

早期的观点认为导致肩关节前方不稳定的主要病理基础是肩关节前方稳定结构的损伤，肱骨头后

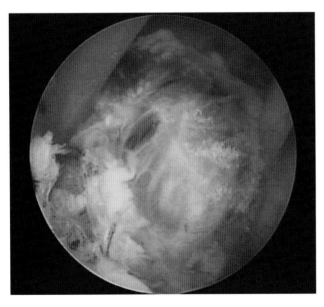

图 9-56　向肩胛下肌劈裂裂隙内穿入止血带橡胶管

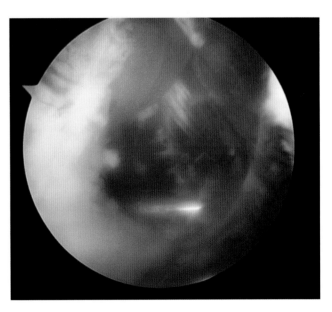

图 9-57　向上拉紧橡胶管，向下以交换棒下压劈裂口下方的肌肉，从而使劈裂间隙尽可能扩大，以利于喙突骨块穿入

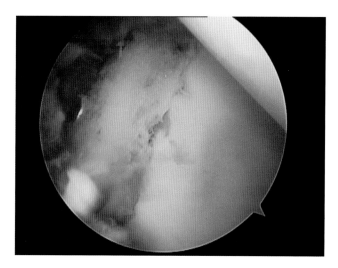

图 9-58　以两枚空心钉将喙突骨块固定于肩盂前缘

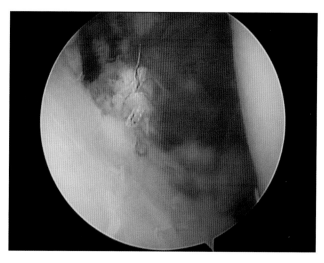

图 9-59　在肩盂前缘打入缝合锚钉，将前关节囊修复至肩盂前缘

上方由于反复脱位导致的压缩骨折——Hill-Sachs 损伤并不会明显影响关节的稳定性。但 Burkhart 首先对这一观点提出了质疑。他在针对肩关节前方不稳定术后失效的翻修手术中发现，有些患者虽然初次手术时修复的 Bankart 损伤已经愈合，但由于肱骨头后上方巨大的压缩骨折，导致在肩关节外展外旋时肩盂前缘仍会卡入肱骨头骨缺损内，从而出现复发脱位。因此，他提出，如果在术中进行关节镜检时，肩关节在外展 90°逐渐外旋的过程中，肩盂前缘会卡入肱骨头压缩骨折内，则这种 Hill-Sachs 损伤即为 Engaging Hill-Sachs 损伤，需要手术处理。

　　目前对于 Hill-Sachs 损伤的术前评估方法及手术治疗指征仍有争议。文献报道中应用比较多的仍是采用 Burkhart 所描述的关节镜下手术中动态检查的方法，来看患者的 Hill-Sachs 损伤是否为 Engaging Hill-Sachs 损伤，从而决定是否在术中对其进行处理。另一方面，Itoi 等描述了在正常肩关节中外展外旋角度不同时肩盂在肱骨头上运行的轨迹。他们经过测量显示，在极度外旋后伸的情况下，肩盂前缘距离肩袖肌腱止点内缘的平均距离为 18.4±2.5mm，或是肩盂直径的 84%±14%。如果肱骨头骨缺损的边缘离肩袖止点内缘的距离超过这一标准，则意味着在肩关节活动时肩盂可能运行至骨缺损内，则这种 Hill-Sachs 损伤为 Off-Track 损伤，应手术处理。反之，则为 On-Track 损伤，不需要处理。

　　另一方面，对巨大肱骨头骨性损伤的处理也是目前临床上一个争议较大的议题。现有的治疗方法主要包括：①采用骨或骨软骨移植甚至是假体置换的方法对缺损进行填充。②采用肱骨近端旋转截骨技术改变肩关节运动过程中肱骨头与肩盂的接触部位。③通过关节囊的紧缩限制关节活动。④通过将后方肩袖肌腱填充固定入肱骨头的骨性损伤内使其变为关节外结构，防止在运动过程中出现肩盂前缘卡入肱骨头缺损内的现象。这几种处理方法中前两者手术的创伤较大，而第三种方法又会对肩关节活动造成明显影响，因此应用仍较为有限。最后一种方法目前已形成比较成熟、微创的关节镜下的操作技术（镜下 Hill-Sachs Remplissage 技术），且手术可与前方 Bankart 重建术同时实施，对患者的影响较小，因而近年来被越来越多的临床医师所采用。

　　1. 手术选择指征

　　（1）患者符合肩关节前方不稳定手术治疗的适应证，且并无前述禁忌证。

　　（2）患者存在巨大 Hill-Sachs 损伤，影响关节稳定性。

　　（3）患者的肩盂骨缺损较小，缺损高度小于肩盂直径的 20%。

　　2. 患者体位及术中麻醉选择：目前该术式主要作为镜下 Bankart 修复术时的附加手术，因此，手术时患者的体位及麻醉方式的选择与镜下 Bankart 修复术相同。

　　3. 手术步骤

　　（1）建立后方主通路，使关节镜进入盂肱关节。

　　（2）行关节镜检查，探查肱二头肌长头肌腱、盂唇、关节囊、肩袖肌腱止点、肩盂及肱骨头软骨、肩盂及肱骨头骨性结构是否存在损伤（图 9-60）。

　　（3）可通过动态检查的方法探查肱骨头 Hill-Sachs 损伤是否为 Engaging Hill-Sachs 损伤，是否需要手术处理。

（4）如决定在完成 Bankart 修复术后还需要辅助 Hill-Sachs Remplissage 术，则此时将关节镜转入肩峰下间隙，建立肩峰下外侧通路，进行肩峰下滑囊清扫，以为最后的肩峰下打结做准备。

（5）使关节镜仍转入盂肱关节，建立前上和前下通路，其建立方法见镜下 Bankart 修复术部分。

（6）将关节镜转入前上通路。由后方通路进入关节镜下骨膜剥离器及刨刀，对肱骨头 Hill-Sachs 损伤表面的瘢痕组织进行清理，以促进固定肌腱的愈合（图 9-60）。

（7）根据 Hill-Sachs 损伤的大小，由后方主通路内打入 1～2 枚直径为 5.0mm 的带线缝合锚钉进行 Remplissage 术。锚钉植入位置应位于 Hill-Sachs 损伤内，贴近损伤的边缘。这样，肌腱固定后，可将 Hill-Sachs 损伤完全填充占据（图 9-62）。

（8）经皮刺入刺穿钳，取出植入 Hill-Sachs 损伤内的锚钉的尾线，使它们分布于后方关节囊及后方肩袖肌腱内（图 9-63、9-64）。进行这一步时应该注意，锚钉尾线穿过后关节囊及肩袖肌腱的位置应较为偏外，位于肩袖肌腱的腱腹结合部，不能过于偏内。否则打结固定后会造成人为短缩后方肩袖肌腱，从而影响患者肩关节的内旋活动度。另外，如果锚钉尾线穿过后方肩袖肌腱的位置过于偏内，则在之后肩峰下间隙显露尾线时亦可能需要分离显露极为内侧的组织结构，从而增加了手术难度。

（9）按标准手术步骤完成镜下 Bankart 修复术。

（10）将关节镜由后方通路转入肩峰下间隙，找

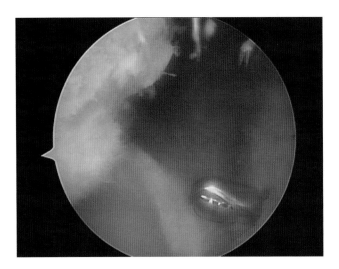

图 9-60　关节镜下照片，可见到肱骨头后方明显的 Hill-Sachs 损伤

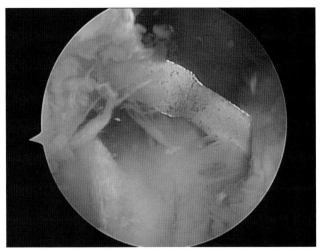

图 9-61　对 Hill-Sachs 损伤基底骨床进行新鲜化处理

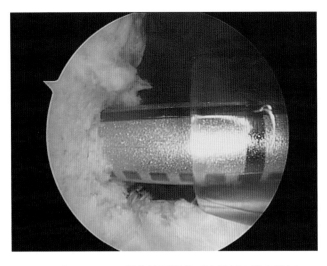

图 9-62　在 Hill-Sachs 损伤接近关节面边缘打入缝合锚钉

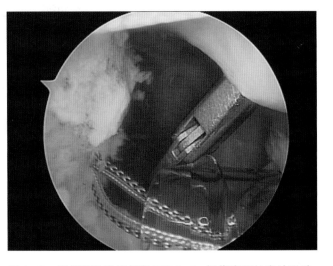

图 9-63　用刺穿取线钳刺穿 Hill-Sachs 损伤表面的肩袖肌腱，从而使锚钉尾线均匀地分布在肌腱内

到穿过肩袖肌腱的缝合锚钉的尾线，将其打结，使肌腱和关节囊填充固定于 Hill-Sachs 损伤内（图9-65）。

（11）将关节镜由前方通路转入盂肱关节内，检查 Hill-Sachs 损伤是否已被完全填充（图9-66）。

（五）结合 Double Pulley 技术的 Hill-Sachs Remplissage 术

在标准的 Hill-Sachs Remplissage 术中，打入缝合锚钉后，需要通过多次刺穿后方肩袖肌腱及关节囊，将锚钉的尾线分布于后方组织内。这一多次刺穿的过程有可能增加手术操作对后方组织的损伤。Burkhart 等对此进行了一些改进。他们建议经皮穿

过后方肩袖肌腱及关节囊，并向 Hill-Sachs 损伤的近端及远端打入 2 枚缝合锚钉，此后不再将锚钉的尾线分开分布于后方组织内（图9-67）。当完成前方 Bankart 修复术后，在肩峰下间隙找到两枚锚钉的尾线后，采用 Double-Pulley 的打结方式，在远近端锚钉的尾线间打结，从而将两枚锚钉之间的肩袖肌腱及关节囊组织固定于肱骨头 Hill-Sachs 损伤内（图9-68、9-69）。将关节镜转回至盂肱关节，可见到 Hill-Sachs 损伤被固定的肩袖肌腱所填充（图9-70）。

术后处理同镜下 Bankart 修复术。

从目前的临床报道来看，关节镜下 Bankart 修复辅助 Hill-Sachs Remplissage 术可有效地治疗合并巨大 Hill-Sachs 损失的肩关节前方不稳定患者。文献报

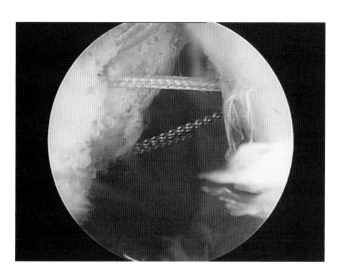

图 9-64　锚钉尾线均匀地分布在肩袖肌腱内

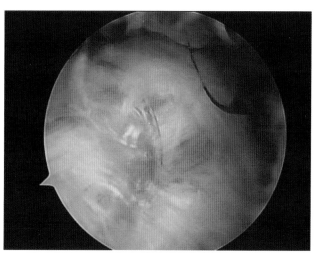

图 9-65　将关节镜转至肩峰下间隙，将肩袖肌腱固定在 Hill-Sachs 损伤内

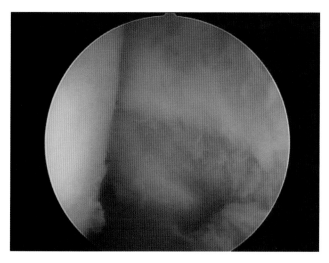

图 9-66　将关节镜转回到盂肱关节，可见 Hill-Sachs 损伤已被固定的肩袖肌腱所填充占据

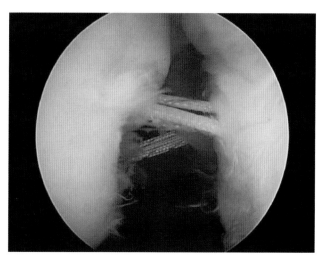

图 9-67　在 Hill-Sachs 损伤的近端和远端分别经肩袖肌腱拧入一枚缝合锚钉

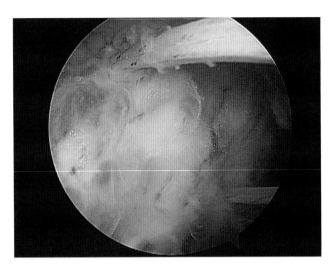

图 9-68 将关节镜转入肩峰下间隙，可见到上下两枚锚钉的尾线穿过肩袖肌腱

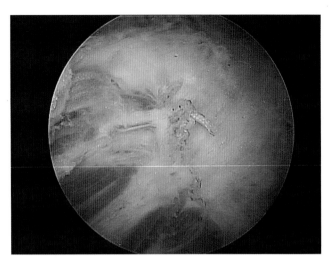

图 9-69 以双滑轮技术缝合的方式，将上下两枚缝合锚钉的尾线间打结，固定肩袖肌腱

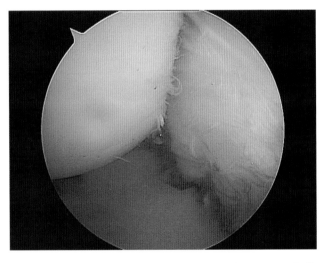

图 9-70 将关节镜转回至盂肱关节，可见到 Hill-Sachs 损伤被固定的肩袖肌腱所填充

道中的术后复发脱位率介于 0～15%。手术不会明显影响患者的肩关节活动度。且手术本身十分安全，并发症发生率很低。

五、失误与并发症分析

肩关节前方不稳定修复手术后，最常见的并发症是术后复发脱位。导致术后复发脱位的常见原因包括以下几方面：

1. 未对遗漏病损及时治疗　对肩关节前方不稳定的患者进行手术治疗时，应首先在关节镜下对患者的肩关节进行全面评估。如术中未发现并处理前关节囊撕裂、前关节囊肱骨侧止点撕裂或未有效地复位固定肩盂前缘的骨性 Bankart 损伤，则难以恢复

关节的稳定性。

2. 未能选择正确的手术治疗方式　肩关节前方不稳定的患者常合并不同程度的骨性损伤。对骨性损伤进行评估并选择适当的手术方式对保证手术的成功非常重要。

对于诊断明确的肩关节前方不稳定的患者，需要行肩关节三维 CT 检查。依据 Sugaya 等提出的方法，需将肱骨头影像去除后，将肩盂转至正对检查者的角度，形成肩盂的正面观。解剖学研究显示，对于完整的肩盂，其下部关节面中心裸区距肩盂的最前点、最后点及最下极的距离相等。也就是说，正常肩盂下方为一正圆。虽然在前方不稳定的患者，其肩盂前下缘往往存在不同程度的骨性损伤，但其肩盂的下极和后缘均完整。因此，在肩盂的正面观上，依据肩盂下极及后缘可画出一个虚拟的圆，来模拟完整状态下肩盂关节面的形态。这样，我们就可以测量出残留肩盂关节面、肩盂前缘骨折块以及肩盂骨缺损占完整肩盂的比例。如果肩盂的骨缺损超过完整肩盂面积的 20%，或虽然肩盂前缘有骨折块但骨折块极小，且残留的肩盂面积也很小，两者相加小于完整肩盂面积的 20%，都应考虑进行骨移植类的手术。

3. 术后未能进行合理的制动并按照康复训练计划逐步恢复体育活动　对于肩关节前方不稳定，在关节镜下手术治疗后，均需要一定时间的制动以保证修复组织的愈合。另外，手术后过早开始肩关节过头位或接触性的体育活动也会大大增加术后复发脱位概率，因此，严格按照要求进行制动及康复对手术的成功也是非常重要的。

第二节　肩关节后方不稳定

一、简介

与创伤后的肩关节后脱位不同，肩关节后方不稳定通常是指反复发生的肩关节后方脱位或半脱位。后盂唇及后关节囊是维持肩关节后方稳定性最重要的结构，肩关节后方不稳定的患者往往存在后盂唇损伤及后关节囊冗余。比较少见的情况是患者存在肩胛骨发育不良，肩盂过度后倾而导致肩关节后方不稳定。

二、诊断与体格检查

1. 临床表现　肩关节后方不稳定可依据其发病原因和临床特点分为以下几类。

（1）肩关节自发性后方不稳定。这是指患者能够有意识或无意识地通过非对称性的肌肉收缩来导致肩关节出现后方半脱位。最初这些患者的肩关节往往并无明显异常，但随着不断牵拉后方关节囊，导致其出现后方软组织结构松弛，从而使肩关节在非自主的情况下亦可出现半脱位。其中一些患者因为存在精神方面的异常，所以当他们学会如何使肩关节向后半脱位后，会自愿、反复地重复这一动作。这类患者是手术治疗的禁忌证。另外一类肩关节自发性后方不稳定的患者，虽然可以自主地使肩关节向后方半脱位，但并不愿主动做这一动作，往往只是在检查者的要求下才会使肩关节向后方半脱位。但随着半脱位次数的增多，后方软组织损伤的加重，他们逐渐出现不能控制的肩关节后方不稳定，并对其产生明显的困扰。

（2）肩关节骨性结构发育异常导致的肩关节后方不稳定。这类患者由于肩盂或肱骨近端骨性结构的发育异常，导致肩盂后倾过大或肱骨头后倾过大，从而出现肩关节后方不稳定。

（3）获得性的肩关节后方不稳定。对于临床上大多数单方向的肩关节后方不稳定的患者，由于反复的微创伤，或一次明显的外伤，导致肩关节后方软组织或骨性结构出现损伤，从而出现肩关节后方不稳定。这类患者中最常见的术中发现是肩关节后关节囊非常冗余，失去了维持肩关节后方稳定性的

作用。这往往是由于反复的微创伤导致肩关节后关节囊拉伸延长，或一次明显的外伤导致肩关节后关节囊撕裂或延长所致。

这类患者往往主诉肩关节在特定位置时有疼痛或脱位的感觉，常常是在一定程度的前屈、内收以及内旋位出现。患者有时能回忆起某次明确的外伤事件。随着半脱位次数的增多，很多患者可以知道在某些体位时肩关节容易出现后方半脱位，但由于半脱位导致的不适症状，所以他们并不愿意主动重复。

2. 体格检查　Jerk 试验是检查肩关节后方不稳定的特异性试验。检查时患者处于坐位，患肩前屈、内旋，屈肘 90°。检查者一只手固定住肩胛骨，另一只手沿上臂轴线施加向后的外力，之后伸展肩关节超过肩胛骨平面。若存在后方不稳定，则在肩关节外展的过程中可触及或听到肱骨头复位时跨越肩盂后缘回到肩盂内的弹响，通常伴有疼痛。检查者应在不同的前屈角度下进行该项体格检查，从而检视肩关节后下方或正后方的稳定性。

其他试验包括后方抽屉试验，检查时可诱发弹响及疼痛。

3. 影像学检查　应进行肩关节三维 CT 检查，以发现是否同时合并肩盂或肱骨头骨性结构的发育异常，或肩盂后缘的骨性 Bankart 损伤。

三、手术适应证与禁忌证

1. 适应证　对于明确诊断的肩关节后方不稳定，可首先尝试保守治疗。保守治疗的内容主要包括改进患者的工作和生活方式，避免重复后关节囊牵拉的动作，进行后方肩袖及三角肌肌力的练习。如长期的保守治疗无效，可以考虑手术治疗。

2. 禁忌证　对于肩关节自发性后方不稳定，且患者有主动使肩关节脱位的倾向，不宜进行手术。

四、手术技术及术后处理

1. 关节镜下后方盂唇关节囊修复紧缩技术

（1）手术指征：手术应针对导致肩关节后方不

稳定的病损进行治疗。对于明确诊断为肩关节后方不稳定，且术前检查未发现肩盂或肱骨头骨性结构发育异常的患者，可以选择关节镜下后方盂唇关节囊修复紧缩术来治疗后盂唇及关节囊损伤。

（2）患者体位及术中麻醉选择：手术可依照医师所受培训及习惯选择沙滩椅位或侧卧牵引体位。术中选择全身麻醉，可同时由肌间沟进行臂丛神经阻滞，以减少术中全麻药用量并改善术中止痛、降压及肌松效果。

（3）手术步骤

1）建立后方主通路，使关节镜进入盂肱关节。手术中，需要通过后方通路向肩盂后缘及后下缘打入缝合锚钉并松解后方的盂唇组织。因此，该主通路的位置应比一般情况下肩关节镜的后方主通路位置更为偏外，这样才能获得更好的锚钉打入角度（图9-71）。

2）行关节镜检查，探查肱二头肌长头肌腱、盂唇、关节囊、肩袖肌腱止点、肩盂及肱骨头软骨、肩盂及肱骨头骨性结构是否存在损伤。

3）采用从外向内的方法向关节内刺入硬膜外针，以定位并在合适的部位建立前下及前上通路。前下通路的皮肤切口应位于喙突水平，并紧贴喙突外缘。其关节内口应位于肩袖间隙内，紧贴肩胛下肌腱上缘。定位好后，在前下通路内放置通路套管。进行后方关节囊盂唇修复时，前下通路往往作为操作的辅助通路，因此，置入7mm通路套管就可以了。手术过程中注意维持通路套管的位置。建立前上通路的皮肤切口，大约位于肩峰前角下1cm

处。进行后方关节囊盂唇修复时，有时需要从前上通路进入关节镜下骨膜剥离器或缝合钩，松解或缝合正后方、后上方盂唇（图9-72）。因此，前上通路的位置应较Bankart修复术所用的前上通路的位置更偏后一些，紧贴冈上肌的前缘，并且应避免从接近冈上肌肌腱处刺入，而应该从冈上肌腹水平进入。由于有可能需要从该通路中进入缝合钩，因此，应选择直径7 mm以上的通路套管（图9-73）。

4）后方稳定结构损伤的辨识。与前关节囊不同，盂肱关节的后关节囊往往比较菲薄。在后方不稳定的患者，术中往往可以看到后关节囊非常冗余。有时亦可发现后盂唇损伤（图9-74），甚至是后方的骨性Bankart损伤。

5）后方不稳定修复术的重点在于紧缩后方关节囊并重建后方隆起的盂唇外形。首先需对后方的盂唇组织进行松解。松解时要注意保护后关节囊的完整，不能破坏后关节囊，否则会影响修复效果。松解时，需要由后方通路或前上通路内进入关节镜下的剥离器，沿盂唇与肩盂间交界处刺入并剥离。也可以用关节镜下的射频消融刀紧贴肩盂前缘骨面进行剥离，但注意射频消融刀应紧贴骨质进行操作，不可刺入肩盂周围的肌肉和软组织内，以防意外损伤深部重要的血管和神经。剥离的范围向下应达到肩盂下极即6点钟位，向上应至肱二头肌长头肌腱止点处上盂唇后方，即约2点钟位（为左肩，右肩则为10点钟位）。

6）对肩盂边缘骨床的新鲜化处理。可用关节镜下的骨膜剥离器或骨锉打磨去除肩盂边缘1～2 mm

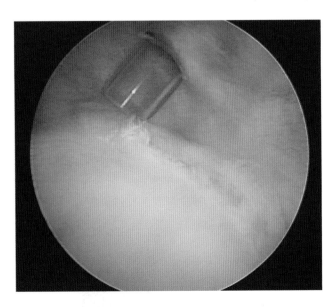

图9-71　肩关节后方不稳定修复手术中的后方通路

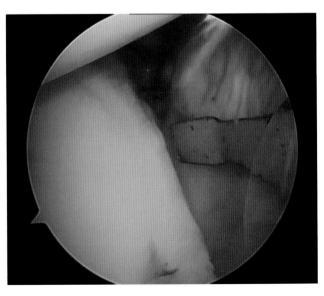

图9-72　从前上通路插入关节镜下骨膜剥离器，对后方盂唇进行松解

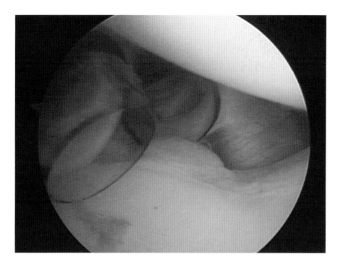

图 9-73　肩关节后方不稳定手术中建立的前上及前下通路。其中前上通路位于肱二头肌长头肌腱的后方，较前方不稳定修复手术时的前上通路位置更加偏后

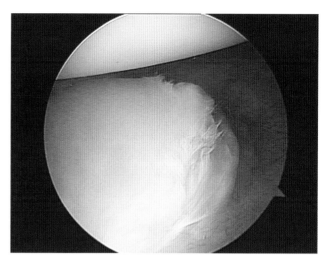

图 9-74　在肩关节后方不稳定术中，可见肩盂后下部盂唇损伤

的软骨，露出其深方的渗血骨床，以利于缝合后组织的愈合。

7）缝合锚钉的打入。在肩盂边缘相当于 5 点半处（为左肩，右肩则为 6 点半处）打入最下方一枚修复所用的缝合锚钉。需要注意的是，开孔位置应位于肩盂尖端或者尖端稍偏内侧的肩盂关节面上，不应位于尖端偏外的肩盂颈部，否则打结固定后的盂唇组织仍位于肩盂颈部，不能起到阻挡肱骨头前移的作用。开孔后，将锚钉拧入到位。要注意，一定要将锚钉尾端埋到关节面软骨以下，切不可凸出，否则会磨损肱骨头表面软骨而造成不可逆转的损伤。

8）将缝合钩刺穿关节囊并过线。从后方通路或前上通路内插入缝合钩，选择合适的位置刺穿后关节囊。缝合钩刺穿的位置是缝合锚钉尾线将要穿过的位置，并且我们希望锚钉尾线打结后，既能将关节囊修复至肩盂前缘，又能同时对其进行紧缩，因此，刺入缝合钩时应刺入锚钉打入位置更加偏外侧和远端的关节囊组织。刺穿关节囊后，将缝合钩内的带线装置推出，由前下方通路取出（过线装置一般为专用过线导丝，有时也可以用 PDS 缝线代替）。将缝合钩取出。

9）过线及打结。从前下方通路取出缝合锚钉尾线的偏前、偏下方一端。将其在体外系于过线装置上。拉出过线装置的另一端，从而带动缝线穿过后关节囊。保证缝线的两端均位于后方通路内且互不缠绕，打结固定后关节囊，并修复后方盂唇组织。

10）完成后关节囊盂唇的修复。从肩盂的足侧向头侧逐一打入缝合锚钉，将后关节囊修复至肩盂后缘。重建出隆起的盂唇外形，并同时对关节囊进行紧缩（图 9-75）。一般需要 3 ~ 4 枚缝合锚钉来完成前方组织的修复。

（4）术后处理：术后对患侧肩关节应以支具制动于外旋位，这样可以放松后方紧缩的关节囊组织以利于愈合。一般需要制动 6 周。6 周后可以以患肢进行日常活动，并开始辅助主动功能练习。术后 3 个月时可以开始肌力练习及关节活动度的牵拉练习。

（5）手术疗效：从目前的文献报道来看，关节镜下后方盂唇关节囊修复紧缩术后的疗效是比较令

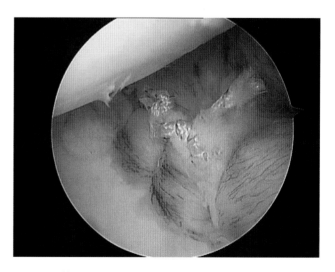

图 9-75　修复手术后，可见后方重建出隆起的盂唇外形，同时后关节囊被张紧

人满意的。Bahk 等对 29 位患者进行了关节镜下后方盂唇关节囊修复紧缩术，术后平均随访时间为 66 个月。随访时平均 ASES 评分为 90.7 分。1 人出现复发脱位，复发率为 3.4%。84.6% 的患者恢复体育运动，96.6% 的患者认为手术是成功的。Lenart 等随访了 34 例病例，平均随访时间为 36 个月。随访时 ASES 评分和 SST 评分较术前均显著改善。所有患者均恢复伤前运动水平。2 人在随访过程中有复发脱位，但均不需要手术。Savoie 等随访了 92 例病例的术后疗效。平均随访时间 28 个月。97% 的病例肩关节保持稳定。

2. 关节镜下肩盂后方植骨术　当肩关节后方不稳定合并肩盂后方骨缺损时，可考虑进行关节镜下的肩盂后部植骨术。术中需取髂骨骨块，将其加工成合适大小后，固定在镜下 Latarjet 手术所用的双管导向套筒的前端。由前方通路进行关节镜观察。将导向套筒自后方通路插入关节内，置于合适的位置后，以空心钉固定骨块。

术后亦需要以外旋支具固定患肩。

五、失误与并发症分析

一般情况下，肩关节镜的后方主通路位置较为接近肩盂水平。因此，如果从这一位置向肩盂边缘打入缝合锚钉的话，锚钉的置入方向将与肩盂关节面平行，往往置入深度过浅且容易破坏关节软骨。因此，进行后方关节囊盂唇修复术时，应尽可能偏外建立后方通路。

第三节　肩关节多方向不稳定

一、简介

肩关节多方向不稳定是指由于关节囊的过度松弛使肩关节出现多个方向的不稳定。这些患者往往存在明显的关节松弛，其中一些人可能有多发关节松弛的表现。但并不是所有关节松弛的患者一定就存在关节不稳定。关节不稳定均伴随有类似疼痛、麻木、无力以及脱位等症状和主诉；而关节松弛无明显的临床症状及主诉。多方向不稳定可以为向前、向下方不稳定，或是向后、向下方不稳定，或者是前、后、下方不稳定，其中绝大多数患者均存在下方不稳定。患者在出现症状前可能有明确的外伤事件。但很多患者没有明确的外伤，而是由于反复从事一些运动或训练甚至是重体力劳动，导致关节囊在反复多次的微创伤下发生形变从而出现不稳定的症状。研究表明，两方面的病变会导致肩关节多方向不稳定。一方面，是盂肱关节下关节囊的过度冗余；另一方面，是肩袖间隙关节囊的损伤。

二、诊断与体格检查

1. 临床表现　这些患者的症状往往表现多样。常见的主诉包括反复的肩关节脱位、弹响、关节位于特定位置镜疼痛、绞索、松弛、无力，甚至是上肢麻木等。一部分患者初次发病时可有明确的外伤及脱位病史，亦有一些患者经常从事上肢的体育运动及训练。在问诊时还应注意询问是否存在家族遗传病史，以除外 Ehlers-Danlos 综合征和马方综合征等遗传性结缔组织发育异常。

2. 体格检查　这些患者的关节往往十分松弛。其肩关节活动度非常大，如体侧外旋超过 90° 以上，则往往意味着存在前关节囊的过度松弛。Sulcus 征是检查肩关节是否存在下方不稳定的重要体征。其检查方法是将患肢置于体侧时给予向下方的牵拉，检查肱骨头与肩峰之间凹陷的宽度以对其进行分级。其宽度 < 1 cm，则 Sulcus 征为 "+"；1 ~ 2 cm，则 Sulcus 征为 "++"；> 2 cm，则 Sulcus 征为 "+++"。如行 Sulcus 征检查时患者出现明显的疼痛或恐惧感，则 Sulcus 征阳性。如肩关节外旋位性 Sulcus 检查时肱骨头下移幅度较肩关节内旋位下移幅度减小，则证明肩袖间隙组织仍完整。可在患者处于坐位、患肢位于体侧时行抽屉试验检查，以明确肱骨头在肩盂内前后向移动的情况。另外，以恐惧试验或 Jerk 试验来判断肩关节是否存在前、后方向的不稳定。

3. 影像学检查　多数情况下，这类患者的肩关节骨性结构是正常的。但有时三维 CT 可能发现肩盂的发育异常。核磁关节造影检查可能发现肩关节囊的过度冗余。

三、手术适应证与禁忌证

1. 适应证　这类患者首选的治疗方式是康复训练。保守治疗的重点在于通过肩袖肌肉、三角肌以及肩胛带肌肉的力量练习，来增强肩关节的动态稳定机制，从而恢复关节的稳定性。但是，如果患者诊断明确，且 3～6 个月的保守治疗无效的话，可考虑手术治疗。

2. 禁忌证　这类患者中一部分可自行使关节脱位。对于这样的患者，需仔细鉴别其是否存在精神问题，从而使患者有主动脱位的倾向。如有的话，则为手术禁忌证。对于多发关节松弛十分显著的患者，还应检查是否存在 Ehlers-Danlos 综合征和马方综合征等遗传性结缔组织发育异常。如有的话，应明确其他系统受累的程度，以了解手术风险。

四、手术技术和术后处理

1. 关节镜下关节囊打褶成形术　对于保守治疗无效的患者，可考虑手术治疗。早期的成功的手术治疗方式是 Neer 和 Foster 等提出的切开的下关节囊紧缩缝合术。随着关节镜技术的不断进展，目前，越来越多的医师选择关节镜下的关节囊紧缩术对这类患者进行治疗。

（1）手术指征：对于明确诊断为肩关节多方向不稳定，且术前检查未发现肩盂或肱骨头骨性结构发育异常的患者，可以选择关节镜下关节打褶成形术。

（2）患者体位及术中麻醉选择：手术可依照医师所受培训及习惯选择沙滩椅位或侧卧牵引体位。术中选择全身麻醉，可同时由肌间沟进行臂丛神经阻滞，以减少术中全麻药用量并改善术中止痛、降压及肌松效果。

（3）手术步骤

1）建立后方主通路，将关节镜进入盂肱关节。手术中，需要通过后方通路向肩盂后缘及后下缘打入缝合锚钉并松解后方的盂唇组织。因此，该主通路的位置应较一般情况下肩关节镜的后方主通路位置更为偏外，这样才能获得更好的锚钉打入角度。

2）行关节镜检查，探查肱二头肌长头肌腱、盂唇、关节囊、肩袖肌腱止点、肩盂及肱骨头软骨、肩盂及肱骨头骨性结构是否存在损伤。

3）采用从外向内的方法，向关节内刺入硬膜外针，以定位并在合适部位建立前下及前上通路。建立前下通路的皮肤切口，应位于喙突水平，紧贴喙突外缘。其关节内口位置应位于肩袖间隙内，紧贴肩胛下肌腱的上缘。定位好后，在前下通路内放置通路套管。由于有可能需从该通路中进入缝合钩，因此，应选择直径 7mm 以上的通路套管。建立前上通路的皮肤切口，大约位于肩峰前角下 1cm 处。进行后方关节囊盂唇修复时，有时需要从前上通路进入缝合钩，缝合正后方或后上方的盂唇，因此，前上通路的位置应较 Bankart 修复术所用的前上通路位置更偏后一些，紧贴冈上肌的前缘，且应避免从接近冈上肌腱处刺入，而应该从冈上肌腹水平进入。由于有可能需要从该通路中进入缝合钩，因此，亦应选择直径 7mm 以上的通路套管。手术过程中要注意维持通路套管的位置。

4）这类患者往往存在关节囊过度冗余，因而手术的主要目的在于紧缩前方、前下方、下方和后方关节囊，并重建隆起的盂唇外形。首先需对前、前下、下方以及后方盂唇组织进行松解。松解时要注意保护关节囊的完整，否则会影响修复的效果。松解时需要由前方及后方通路或前上通路内进入关节镜下的剥离器，沿盂唇与肩盂间交界处刺入并剥离。也可以用关节镜下的射频消融刀紧贴肩盂前缘骨面进行剥离，但应注意射频消融刀应紧贴骨质进行这些操作，不可刺入肩盂周围肌肉软组织内，以防意外损伤深部重要的血管和神经。剥离的范围前方应达肩盂前部中线水平及 9 点钟位，向下应达到肩盂下极即 6 点钟位，向上应至肱二头肌长头肌腱止点处上盂唇后方，即约 2 点钟位（为左肩，右肩则分别为 3 点、6 点及 10 点钟位）。

5）对肩盂边缘骨床的新鲜化处理。可用关节镜下的骨膜剥离器或骨锉打磨去除肩盂边缘 1～2mm 的软骨，露出其深方的渗血骨床，以利于缝合后组织的愈合。

6）缝合锚钉的打入的顺序。一般先打入前方最靠下的一枚锚钉，然后依次向上打入锚钉完成前方和下方的紧缩工作。然后打入后下方锚钉，然后沿肩盂后缘依次向上打入锚钉，完成后方和后下方的紧缩工作。在肩盂前缘相当于 6 点半处（为左肩，右肩则为 5 点半）打入最下方一枚修复所用缝合锚钉。一般需要用 5～6 颗缝合锚钉完成前、后、下部的关节囊紧缩工作。需要注意的是，开孔位置应位于肩盂尖端或者尖端稍偏内侧的肩盂关节面上，不应位于尖端偏外的肩盂颈部，否则打结固定后的盂唇组织仍位于肩盂颈部，不能起到阻挡肱骨头前移的作用。开孔后，将锚钉拧入到位。要注意一定要将锚钉尾端埋入关节面软骨以下，切不可凸出，否则会磨损肱骨头表面软骨而造成不可逆转的损伤。

7）用缝合钩刺穿关节囊并过线。从前下方通路或后方通路或前上通路内插入缝合钩，选择合适的位置刺穿锚钉植入点下方及外侧的关节囊。缝合钩刺穿的位置是缝合锚钉尾线将要穿过的位置，并且我们希望锚钉尾线打结后，既能将关节囊修复至肩盂前缘，又有能同时对其进行紧缩，因此，应将缝合钩刺入锚钉打入位置更加偏外和远端的关节囊组织。刺穿前关节囊后，将缝合钩内带线装置推出，由辅助通路取出（过线装置一般为专用过线导丝，有时也可以用 PDS 缝线代替）。将缝合钩取出。

8）过线及打结。从辅助通路取出缝合锚钉的尾线的一端。将其在体外系于过线装置上，拉出过线装置的另一端，从而带动缝线穿过关节囊。保证缝线的两端均位于前方或后方通路内且互不缠绕，打结紧缩关节囊并重建隆起的盂唇外形（图 9-76）。

（4）术后处理：术后患侧肩关节应以支具制动于中立位，这样可以使盂肱关节处于前后平衡的位置（图 9-77）。一般需要制动 6 周。6 周后可以以患肢进行日常生活动作，并开始辅助主动功能练习。术后 3 个月时可以开始肌力练习及关节活动度的牵拉练习。

（5）手术疗效：Ducan 和 Savoie 随访了对 10名多方向不稳定的患者进行关节镜下关节囊紧缩手术后的疗效。所有患者均对手术结果表示满意。McIntyre 等随访了 19 例镜下手术后患者疗效，其中 18 例结果优良。Gartsman 等随访了 54 例病例，为

前下方不稳定或后下方不稳定。最短随访时间均超过 2 年。平均随访时间为 34 个月。患者各项肩关节功能评分在术后均有显著提高。其中 4 例在手术后出现复发脱位。Alpert 等随访了 13 例病例，平均随访时间 56 个月。最终 2 例出现复发脱位（15%）。9例对结果表示满意，2 例基本满意，2 例不满意。术后平均 ASES 评分为 96.7 分，疼痛评分为 0 分，肩关节活动度较术前无明显受限。

（二）关节镜下肩袖间隙关闭术

对于肩关节多方向不稳定的患者，当完成关节镜下关节囊打褶成形术后，往往需要将肩袖间隙关闭，以进一步增加关节的稳定性。

手术选择指征、患者体位及术中麻醉选择、术后处理同关节镜下关节囊打褶成形术。

手术步骤如下：

1. 将置于肩袖间隙内的前下通路套管撤出盂肱关节外，置于肩峰下间隙。以直行缝合钩或硬膜外针头经套管内由外向内刺穿冈上肌腱前缘，导入较长一段 PDS 线备用后，将缝合钩或硬膜外针头退出。

2. 经前下通路套管由外向内刺入直行刺穿钳，将其刺穿肩胛下肌腱上缘及其表面覆盖的盂肱中韧带。刺穿钳刺入关节内后，抓取留置于关节内的 PDS 线并将其取出。

3. 经过上述步骤后，PDS 线已穿过冈上肌腱前缘及肩胛下肌腱上缘和盂肱中韧带，并且其两端均位于前下方通路套管内。此时可以将 PDS 线换作高强度缝线，或直接以 PDS 打结关闭前方肩袖间隙。

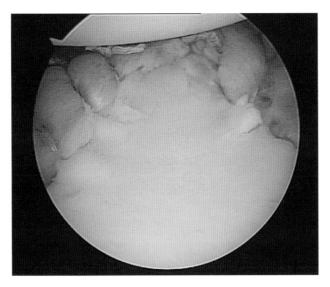

图 9-76　肩关节多方向不稳定患者，关节镜手术中，重建前、后、下部盂唇外形，并同时对相应部位的关节囊进行紧缩

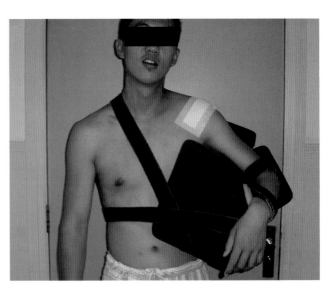

图 9-77　肩关节多方向不稳定患者，术后对患肢采用外展包制动于中立位

五、失误与并发症分析

对于肩关节多方向不稳定的患者来说，手术的要点在于全方位地紧缩盂肱关节的关节囊。其中下方关节囊的紧缩尤为重要。进行下方关节囊的刺穿过线操作时，既可以将缝合钩置于前下通路，亦可以置于后方通路来完成刺穿下关节囊的步骤。缝合钩刺入点应与肩盂下部盂唇有一定的距离，这样打结后能对下方关节囊起到紧缩的作用。但是，将缝合钩刺入下关节囊后，不应刺入过深，以防损伤肩盂下走行的腋神经。

相关文献

1. O'Brien SJ, Neves MC, Arnoczky SP, et al. The anatomy and histology of the inferior glenohumeral ligament complex of the shoulder. Am J Sports Med, 1990, 18 (5): 449-456.

2. Perthes G. Über operationen bei habitueller Schulterluxation. Deutsche Zeitschrift für Chirurgie, 1906, 85 (1): 199-227.

3. Bankart AS. Recurrent or habitual dislocation of the shoulder-Joint. Br Med J, 1923, 2 (3285): 1132-1133.

4. Speer KP, Deng X, Borrero S, et al. Biomechanical evaluation of a simulated Bankart lesion. J Bone Joint Surg Am, 1994, 76 (12): 1819-1826.

5. Bigliani LU, Pollock RG, Soslowsky LJ, et al. Tensile properties of the inferior glenohumeral ligament. J Orthop Res, 1992, 10 (2): 187-197.

6. Weber EM, Wilk RM, Richmond JC. Arthroscopic Bankart repair using suture anchors. Oper Tech Orthop, 1991, 1: 194.

7. Thal R, Nofziger M, Bridges M, et al. Arthroscopic Bankart repair using Knotless or BioKnotless suture anchors: 2-to 7-year results. Arthroscopy, 2007, 23 (4): 367-375.

8. Hobby J, Griffin D, Dunbar M, et al. Is arthroscopic surgery for stabilisation of chronic shoulder instability as effective as open surgery? A systematic review and meta-analysis of 62 studies including 3044 arthroscopic operations. J Bone Joint Surg Br, 2007, 89 (9): 1188-1196.

9. Voos JE, Livermore RW, Feeley BT, et al. Prospective evaluation of arthroscopic bankart repairs for anterior instability. Am J Sports Med, 2010, 38 (2): 302-307.

10. Flinkkila T, Hyvonen P, Ohtonen P, et al. Arthroscopic Bankart repair: results and risk factors of recurrence of instability. Knee Surg Sports Traumatol Arthrosc, 2010, 18 (12): 1752-1758.

11. Balg F, Boileau P. The instability severity index score. A simple pre-operative score to select patients for arthroscopic or open shoulder stabilisation. J Bone Joint Surg Br, 2007, 89 (11): 1470-1477.

12. Imhoff AB, Ansah P, Tischer T, et al. Arthroscopic repair of anterior-inferior glenohumeral instability using a portal at the 5: 30-o'clock position: analysis of the effects of age, fixation method, and concomitant shoulder injury on surgical outcomes. Am J Sports, 2010, 38 (9): 1795-1803.

13. Monteiro GC, Ejnisman B, Andreoli CV, et al. Absorbable versus nonabsorbable sutures for the arthroscopic treatment of anterior shoulder instability in athletes: a prospective randomized study. Arthroscopy, 2008, 24 (6): 697-703.

14. van der Linde JA, van Kampen DA, Terwee CB, et al. Long-term results after arthroscopic shoulder stabilization using suture anchors: an 8-to 10-year follow-up. Am J Sports Med, 2011, 39 (11): 2396-2403.

15. Porcellini G, Campi F, Pegreffi F, et al. Predisposing factors for recurrent shoulder dislocation after arthroscopic treatment. J Bone Joint Surg Am, 2009, 91 (11): 2537-2542.

16. Castagna A, Markopoulos N, Conti M, et al. Arthroscopic bankart suture-anchor repair: radiological and clinical outcome at minimum 10 years of follow-up. Am J Sports Med, 2010, 38(10): 2012-2016.

17. Mologne TS, Provencher MT, Menzel KA, et al. Arthroscopic stabilization in patients with an inverted pear glenoid: results in patients with bone loss of the anterior glenoid. Am J Sports Med, 2007, 35 (8): 1276-1283.

18. Provencher MT, Ghodadra N, LeClere L, et al. Anatomic osteochondral glenoid reconstruction

for recurrent glenohumeral instability with glenoid deficiency using a distal tibia allograft. Arthroscopy，2009，25（4）：446-452．

19. Burkhart SS，De Beer JF. Traumatic glenohumeral bone defects and their relationship to failure of arthroscopic Bankart repairs：significance of the inverted-pear glenoid and the humeral engaging Hill-Sachs lesion. Arthroscopy，2000，16（7）：677-694．

20. Kim SH，Ha KI，Cho YB，et al. Arthroscopic anterior stabilization of the shoulder：two to six-year follow-up. J Bone Joint Surg Am，2003，85-A（8）：1511-1518．

21. Ozbaydar M，Elhassan B，Diller D，et al. Results of arthroscopic capsulolabral repair：Bankart lesion versus anterior labroligamentous periosteal sleeve avulsion lesion. Arthroscopy. 2008，24（11）：1277-1283．

22. Bach BR，Warren RF，Fronek J. Disruption of the lateral capsule of the shoulder. A cause of recurrent dislocation. J Bone Joint Surg Br，1988，70（2）：274-276．

23. Wolf EM，Cheng JC，Dickson K. Humeral avulsion of glenohumeral ligaments as a cause of anterior shoulder instability. Arthroscopy，1995，11（5）：600-607．

24. Boileau P，Villalba M，Hery JY，et al. Risk factors for recurrence of shoulder instability after arthroscopic Bankart repair. J Bone Joint Surg Am，2006，88（8）：1755-1763．

25. Sugaya H，Mor Ⅱ shi J，Kanisawa I，et al. Arthroscopic osseous Bankart repair for chronic recurrent traumatic anterior glenohumeral instability. J Bone Joint Surg Am，2005，87（8）：1752-1760．

26. Park JY，Lee SJ，Lhee SH，et al. Follow-up computed tomography arthrographic evaluation of bony Bankart lesions after arthroscopic repair. Arthroscopy，2012，28（4）：465-473．

27. Jiang CY，Zhu YM，Liu X，et al. Do reduction and healing of the bony fragment really matter in arthroscopic bony Bankart reconstruction?a prospective study with clinical and computed tomography evaluations. Am J Sports Med，2013，41（11）：2617-2623．

28. Plath JE，Feucht MJ，Bangoj R，et al. Arthroscopic suture anchor fixation of bony Bankart lesions：

clinical outcome，magnetic resonance imaging results，and return to sports. Arthroscopy，2015，31（8）：1472-1481．

29. Dumont GD，Fogerty S，Rosso C，et al. The arthroscopic latarjet procedure for anterior shoulder instability：5-year minimum follow-up. Am J Sports Med，2014，42（11）：2560-2566．

30. 吴关，姜春岩，鲁谊，等. 改良关节镜下喙突移位 Latarjet 手术治疗肩关节前方不稳定. 北京大学学报：医学版，2015，47（2）：321-325．

31. Park MJ，Tjoumakaris FP，Garcia G，et al. Arthroscopic Remplissage with Bankart repair for the treatment of glenohumeral instability with Hill-Sachs defects. Arthroscopy，2011，27（9）：1187-1194．

32. Zhu YM，Lu Y，Zhang J，et al. Arthroscopic Bankart repair combined with Remplissage technique for the treatment of anterior shoulder instability with engaging Hill-Sachs lesion：a report of 49 cases with a minimum 2-year follow-up. Am J Sports Med，2011，39（8）：1640-1647．

33. Haviv B，Mayo L，Biggs D. Outcomes of arthroscopic "Remplissage"：capsulotenodesis of the engaging large Hill-Sachs lesion. J Orthop Surg Res，2011，6：29．

34. Nourissat G，Kilinc AS，Werther JR，et al. A prospective，comparative，radiological，and clinical study of the influence of the "remplissage" procedure on shoulder range of motion after stabilization by arthroscopic Bankart repair. Am J Sports Med，2011，39（10）：2147-2152．

35. Boileau P，O'Shea K，Vargas P，et al. Anatomical and functional results after arthroscopic Hill-Sachs Remplissage. J Bone Joint Surg Am，2012，94（7）：618-626．

36. Franceschi F，Papalia R，Rizzello G，et al. Remplissage repair--new frontiers in the prevention of recurrent shoulder instability：a 2-year follow-up comparative study. Am J Sports Med，2012，40（11）：2462-2469．

37. Bahk MS，Karzel RP，Snyder SJ. Arthroscopic posterior stabilization and anterior capsular plication for recurrent posterior glenohumeral instability. Arthroscopy，2010，26（9）：1172-1180．

38. Lenart BA，Sherman SL，Mall NA，et al.

Arthroscopic repair for posterior shoulder instability. Arthroscopy，2012，28（10）：1337-1343.

39．Savoie FH，3rd，Holt MS，Field LD，et al. Arthroscopic management of posterior instability：evolution of technique and results. Arthroscopy，2008，24（4）：389-396.

40．Duncan R，Savoie FH，3rd. Arthroscopic inferior capsular shift for multidirectional instability of the shoulder：a preliminary report. Arthroscopy，1993，9（1）：24-27.

41．McIntyre LF，Caspari RB，Savoie FH，3rd. The arthroscopic treatment of multidirectional shoulder instability：two-year results of a multiple suture technique. Arthroscopy，1997，13（4）：418-425.

42．Gartsman GM，Roddey TS，Hammerman SM. Arthroscopic treatment of bidirectional glenohumeral instability：two-to five-year follow-up. J Shoulder Elbow Surg，2001，10（1）：28-36.

（朱以明　姜春岩）

第 10 章

肩关节周围神经病变

很多重要的神经结构在肩关节周围走行，其中一些神经的病变可以通过关节镜手术的方式加以治疗。本章将着重介绍这些病变以及其关节镜手术治疗的方法。

第一节　肩胛上神经病变及其治疗

一、简介

肩胛上神经混合有感觉成分及运动成分。它来源于臂丛神经上干。多数情况下，肩胛上神经接收来自于 C5 和 C6 神经根的神经纤维。肩胛上神经支配冈上肌及冈下肌，并收集来自于喙肩韧带、喙肱韧带、肩峰下滑囊、肩锁关节和盂肱关节的感觉神经纤维。

自臂丛神经上干发出后，肩胛上神经走行经过颈外侧区（颈后三角），在斜方肌深方行至锁骨后。当它向后走行经过肩胛骨上缘时，将从肩胛上横韧带下方穿过肩胛上切迹。与其伴行的肩胛上动、静脉则自横韧带上方通过。穿过肩胛上切迹后，该神经即从肩盂颈部后方走行通过冈上窝，并发出支配冈上肌的肌支。神经继续向下走行，经肩胛冈外侧的冈盂切迹处绕过，进入冈下窝并发出终末分支支配冈下肌。在经过冈盂切迹时，有些情况下，该神经会自肩胛下横韧带和冈盂切迹所围成的韧带骨孔中穿过。但肩胛下横韧带是否恒定出现目前仍有争议。有研究认为，仅有 20% 的尸体标本在这一部位可见明确的韧带结构。

肩关节在外展外旋活动中，肩胛上神经会产生一定程度的滑动。由于肩胛上切迹及冈盂切迹处骨孔的直径较小，因此，可供神经滑行的空间有限。这种情况下，如频繁地进行肩关节外展外旋的活动，则神经反复的滑动可能导致其与周围韧带及骨孔间的摩擦从而使其出现炎症，产生症状。

有研究证实，在肩关节行体前内收运动及内旋运动时，盂肱关节后关节囊及冈盂韧带会张紧，从而压迫其下走行的肩胛上神经。因此，在排球运动员中，反复从事需肩关节内旋的扣杀动作会导致肩胛上神经位于冈盂切迹处的损伤，从而出现冈下肌的萎缩及肌力减弱等表现。

另一种比较多见的导致肩胛上神经损伤的原因是源自外源性的压迫，其中最多见的病因为盂唇周围囊肿所致。当肩盂后上方盂唇出现损伤时（即 SLAP 损伤），可能形成导致关节液外渗的单向活瓣。这样，会在后上盂唇旁冈盂切迹处形成积液囊肿，从而对切迹内走行的肩胛上神经产生直接的压迫。

二、诊断与体格检查

1. 临床表现　肩胛上神经损伤的患者往往表现为肩关节后部或后外侧部难以准确定位的深部疼痛感，同时往往伴随明显的外展或外旋肌力减退。患者在出现症状前可能有明确的外伤史，但很多患者并无明显的外伤诱因。一些患者频繁参与需肩关节外展和外旋的体育运动。

2. 体格检查　望诊时患者可无明显异常。但对于症状持续时间较长的患者，往往可以发现冈上窝和冈下窝的肌肉萎缩。对于由于冈盂窝处的盂唇周围囊肿压迫导致的肩胛上神经损伤的患者，有时可在肩峰基底部接近肩胛冈处查出深压痛。这些患者的肩关节主、被动活动度往往没有明显受限。查体时主要的阳性表现是肩关节活动过程中的肌力减退。行 Jobe 试验时，多可发现冈上肌肌力较健侧明显减弱。虽然行 Lag 试验时，患者多能维持体侧最大外旋位，但其外旋肌力往往较对侧明显减弱。有时抗阻外展及外旋时可使患者的疼痛症状加重。

另外，还应注意进行颈椎查体及臂丛神经相关查体，以除外其他的神经源性病变。

3．影像学及肌电图检查　对于这样的病变，X 线片或 CT 往往不能发现明显的异常表现。少数继发于创伤的患者，可能在 X 线片或 CT 片上发现相应部位的骨折。

MRI 对于该类疾病的诊断及鉴别诊断十分有意义。患者的症状及体格检查特点与肩袖损伤很接近，因此，有必要通过 MRI 检查判断肩袖肌腱的完整性。对于继发于盂唇周围囊肿压迫的患者，在 MRI 上可容易地发现相应部位的囊肿病灶，从而明确诊断。在存在神经损伤的患者，其神经相应支配区域的肌肉往往呈水肿表现。在 MRI 上表现为 T2 像上整块肌肉显示高信号（图 10-1）。研究表明，这种表现与神经损伤后肌肉内血管扩张、血容量增加及细胞外液增多有关，往往发生在出现神经损伤后 6 个月内。

肌电图检查对于神经损伤的诊断十分必要。肌电图和神经传导速度的检查对诊断肩胛上神经损伤有很高的敏感性和特异性，而且能查出神经损伤的大致位置。

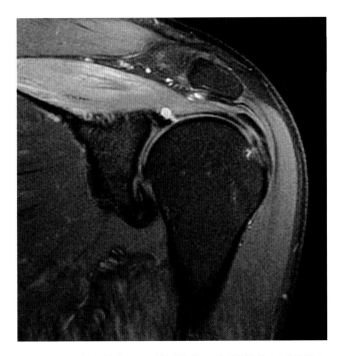

图 10-1　患者肩关节 MRI 斜冠状位 T2 压脂像片，可见冈上肌腹内呈现弥漫高信号

三、手术适应证与禁忌证

对于非创伤后或是并非由于明确的外来压迫所致的肩胛上神经损伤，尤其是与过多的外展外旋运动相关的肩胛上神经损伤，可考虑首先采用包括休息、改变运动方式、口服非甾体类药物以及神经营养药物等保守治疗方式。但是对于有明确外来压迫所致的肩胛上神经损伤，或是保守治疗 3 个月仍效果不明显的，应考虑进行手术治疗。

四、手术技术及术后处理

（一）关节镜下肩胛上横韧带松解术

1．麻醉要求　采用全麻，可同时由肌间沟进行臂丛神经阻滞，以减少术中全麻药用量并改善术中止痛、降压及肌松效果。

2．患者体位　手术可依照医师所受培训及习惯选择沙滩椅位或侧卧牵引体位。

3．手术步骤

1）建立后方主通路，使关节镜进入盂肱关节。

2）行关节镜检查，探查肱二头肌长头肌腱、盂唇、关节囊、肩袖肌腱止点、肩盂及肱骨头软骨、肩盂及肱骨头骨性结构是否存在损伤。

3）将关节镜转入肩峰下间隙，建立肩峰下外侧通路、前外侧通路以及后外侧通路。首先探查肩袖肌腱的完整性。

4）将关节镜置于后外侧通路，以刨刀或等离子刀自肩峰下外侧通路进入，沿冈上肌腱的前缘向内侧分离，至喙突上水平。这时可以明确看到冈上肌腹的前缘以及喙突上喙锁韧带的起点。由冈上肌腹和喙锁韧带间进一步向内侧分离。

5）肩胛上切迹的外缘与喙突基底相邻。肩胛上横韧带往往是椎状韧带向内侧的直接延续。因此，看到喙突上的喙锁韧带起点后，沿其中的椎状韧带继续向内侧下方分离，即可显露肩胛上横韧带（图 10-2、10-3）。

6）在肩锁关节后方和肩峰之间建立 Neviaser 通路。可通过 Neviaser 通路插入器械，将冈上肌腹前缘牵向后方，从而进一步显露肩胛骨体上缘的肩胛上切迹及其表面的肩胛上横韧带。

7）还可在 Neviaser 通路内侧 2cm 处建立肩胛上神经通路。因该通路距离肩胛上切迹及肩胛上神经更近，因此，由该通路插入专用关节镜下松解钳或

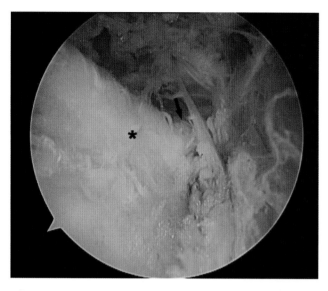

图 10-2　关节镜下照片，可见椎状韧带（*）以及其内侧的肩胛上横韧带（箭头）

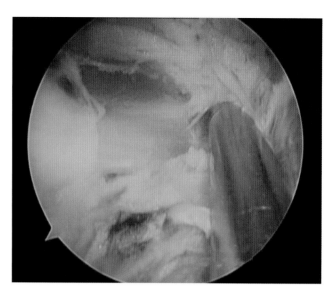

图 10-3　关节镜下照片，可见到肩胛上横韧带

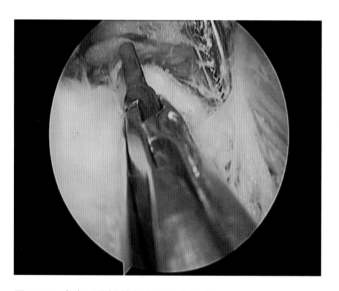

图 10-4　术中用篮钳剪断肩胛上横韧带

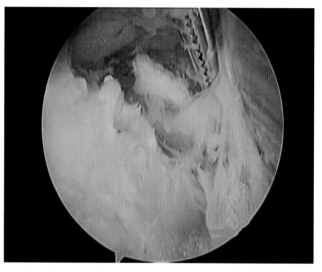

图 10-5　切断肩胛上横韧带后，可依稀看到其下走行的肩胛上神经

窄篮钳可容易地将上横韧带切断，从而松解其下走行的肩胛上神经（图 10-4、10-5）。

4．术后处理　术后需嘱患者佩戴颈腕吊带，保护 3 周。术后第 2 天即可开始肩关节被动活动练习。术后 3 个月内避免极度外展外旋位的牵拉练习。

5．手术疗效　大多数文献报道显示，关节镜下肩胛上神经松解后，患者的疼痛缓解率为 80%～96%。但其肌力、功能及肌肉萎缩情况是否能够改善则更加难以预计。Antoniadis 等的报道显示，术后 80% 的患者感到冈上肌的肌力及肌萎缩有改善，但仅有 50% 的患者发现冈下肌症状亦有改善。其他研究也认为，术后冈下肌症状的改善往往较冈上肌更加延迟。Post 以及 Grinblat 等研究发现，术前患者冈上肌及冈下肌萎缩越严重，术后肌肉萎缩越不容易恢复。

（二）盂唇周围囊肿减压术

许多肩胛上神经损伤与盂唇周围囊肿的压迫有关。之所以会出现盂唇周围囊肿，往往是因为盂唇撕裂后关节液渗出形成的。最多见的部位是上盂唇损伤的撕裂导致在相应的冈盂切迹处出现囊肿。因此，术中可在关节内通过松解撕裂的盂唇，将囊内液充分引流，之后修复盂唇损伤。

1. 麻醉要求　采取全麻，可同时由肌间沟进行臂丛神经阻滞，以减少术中全麻药用量并改善术中止痛、降压及肌松效果。

2. 患者体位　手术可依照医师所受培训及习惯选择沙滩椅位或侧卧牵引体位。

3. 手术步骤

（1）建立后方主通路，使关节镜进入盂肱关节。

（2）行关节镜检查，探查肱二头肌长头肌腱、盂唇、关节囊、肩袖肌腱止点、肩盂及肱骨头软骨、肩盂及肱骨头骨性结构是否存在损伤。

（3）采用从外向内的方法，向关节内刺入硬膜外针，以定位并在合适的部位建立前下及前上通路。建立前下通路的皮肤切口，应位于喙突水平，紧贴喙突外缘。其关节内口的位置应位于肩袖间隙内，紧贴肩胛下肌腱上缘。定位好后，在前下通路内放置 8mm 的通路套管。手术过程中注意维持通路套管的位置。建立前上通路的皮肤切口，大约位于肩峰前角下 1cm 处。其关节内口的位置应位于肩袖间隙内，紧贴肱二头肌长头肌腱。定位好后，可在前上通路内放入通路套管。

（4）由前下通路套管内插入关节镜下剥离器，由上盂唇撕裂处刺入后，做广泛的松解。这时，往往能看到从撕裂部位流出淡黄色甚至血性的囊内液。进行充分的松解，可以起到对囊肿充分的引流和减压的作用（图 10-6）。

（5）将囊内液引流充分后，可继续行上盂唇的修复，具体方法见 SLAP 损伤修复的章节。

4. 术后处理　术后需嘱患者佩戴颈腕吊带。由于手术一般同时均需进行上盂唇的修复，因此，其康复方法与 SLAP 损伤修复术后类似。一般需要患肢吊带制动 6 周后再开始肩关节活动度的练习。

5. 手术疗效　1996 年 Iannotti 等首先报道了 3 例由于冈盂切迹处的盂唇周围囊肿压迫导致肩胛上神经病变的患者，采用关节镜下囊肿减压，获得良好的疗效。Fehrman 等报道了 6 例因盂唇周围囊肿压迫肩胛上神经导致肩痛症状的患者，均行切开的囊肿切除术，术后其中 5 人疼痛完全缓解，1 人疼痛明显改善。Lichtenberg 等报道了 8 例这样的病例，其中 6 例术中发现 SLAP 损伤及盂唇周围囊肿，行关节镜下囊肿减压，对 SLAP 损伤进行修复治疗。另外 2 例术中发现明显的盂唇损伤。手术时做了后上部关节囊切开，囊肿减压。术后保留切开的关节囊未予缝合。所有患者术后疼痛、肌力及功能均明显

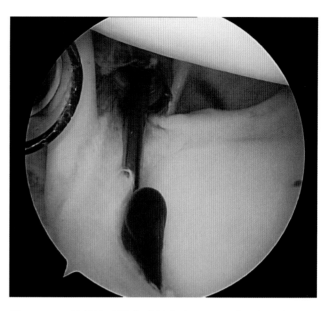

图 10-6　以关节镜下骨膜剥离器对 SLAP 损伤进行松解可同时对囊肿进行减压

改善。Piatt 等报道了迄今为止最大的病例系列，共有 73 例这样的病例。其中 19 例采用保守治疗；11 例行 B 超引导下的囊肿针吸减压；6 例行关节镜下盂唇损伤的清创或修复术，但不处理囊肿；27 例行囊肿切除，其中 17 例行切开或镜下的囊肿切除并同时修复盂唇损伤；10 例单纯行切开囊肿切除，不同时处理盂唇病变。保守治疗组，仅有 2 例囊肿自发吸收。针吸减压组 5 例出现囊肿复发。单纯处理盂唇组 6 例中 4 例对结果满意。而在囊肿切除组中，17 例同时切除囊肿并处理盂唇损伤的患者均对结果表示满意，而 10 例行单纯切开囊肿切除术治疗的患者中有 1 例对结果表示不满意。作者研究发现，第四组，也就是囊肿切除组，患者的满意率显著高于前三组。作者认为，盂唇损伤作为一种可能的疼痛来源，应该对其进行处理。如果患者同时伴有由于神经压迫导致的力弱症状，则应同时切除囊肿。

（三）盂唇周围囊肿切除术

最多见的盂唇周围囊肿继发于上盂唇损伤。囊肿的位置位于冈上肌腹和冈下肌腹间，紧邻肩胛冈基底，冈盂切迹处。因此，可以在肩峰下间隙找到突出的囊肿，将囊壁切除，彻底引流囊内液。

1. 麻醉要求　采取全麻，可同时由肌间沟进行臂丛神经阻滞，以减少术中全麻药用量并改善术中止痛、降压及肌松效果。

2. 患者体位　手术可依照医师所受培训及习惯选择沙滩椅位或侧卧牵引体位。

3. 手术步骤

（1）建立后方主通路，使关节镜进入盂肱关节。

（2）行关节镜检查，探查肱二头肌长头肌腱、盂唇、关节囊、肩袖肌腱止点、肩盂及肱骨头软骨、肩盂及肱骨头骨性结构是否存在损伤。

（3）关节镜转入肩峰下间隙。建立肩峰下外侧通路。清理肩峰下表面，沿肩胛冈向内侧清理，达到接近肩胛冈基底的水平。

（4）显露肩胛冈基底后方的冈下肌腹及基底前方的冈上肌腹。在两者之间探查，多能发现明确的囊肿（图10-7）。打开囊壁后，彻底引流囊内液，并切除囊壁（图10-8、10-9）。

（5）将关节镜转回盂肱关节内，继续进行盂唇修复（图10-10）。具体见SLAP损伤修复的相关章节。

4. 术后处理
术后需嘱患者佩戴颈腕吊带。由于手术一般同时均需进行上盂唇的修复，因此，其康复方法与SLAP损伤修复术后类似。一般需要患肢吊带制动6周后，再开始肩关节活动度的练习。

5. 手术疗效
同盂唇周围囊肿减压术。

二、四边孔综合征所致腋神经损伤及其关节镜治疗

腋神经由四边孔内穿过，绕肱骨外科颈内侧向肩关节后方走行。如其在四边孔中受到压迫，则有可能产生相应的神经症状。四边孔综合征由Cahill和Palmer于1983年首先描述。导致腋神经在四边孔中受压可能的原因较多。常见的病因包括四边孔内的纤维索条压迫、肩胛骨骨折畸形愈合、发生在肩盂下方的盂唇周围囊肿以及肱骨近端的肿瘤等。

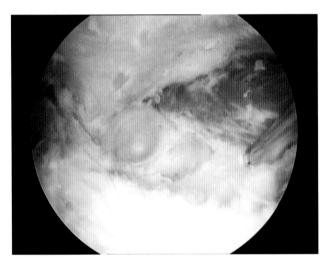

图10-7　在肩胛冈基底处显露冈盂窝囊肿

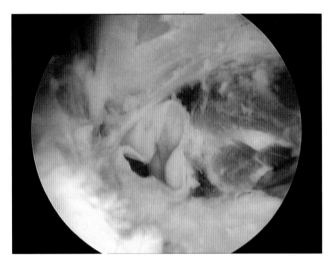

图10-8　打开囊肿，引流囊内液后，可见残留的囊壁组织

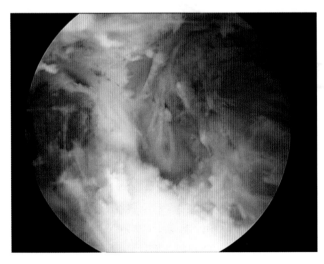

图10-9　将囊壁组织切除

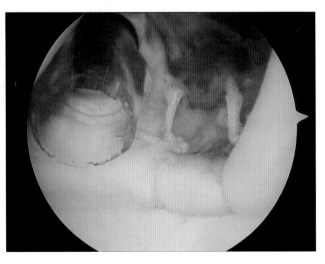

图10-10　关节镜转入盂肱关节，完成SLAP损伤的修复

1. 临床表现　患者往往表现为肩关节后部或后外侧部难以准确定位的深部疼痛、感觉异常或痛觉过敏。有时肩关节前屈或外旋时疼痛会加重。但是很多时候，疼痛也可能非常不明确。另外，患者有可能感到前屈肩关节时无力以及明显的肌肉萎缩。

2. 体格检查　病程持续较长时间时，患者可表现为明显的三角肌萎缩。有时在肩关节后部，大致相当于四边孔的位置，可有明确的深压痛。McClelland 等描述，在肩关节外展 90° 内外旋时，有可能引发疼痛症状。

3. 辅助检查　肌电图检查对于确诊四边孔综合征非常重要。在肌电图上应可发现腋神经损伤。

4. 手术适应证与禁忌证　一般情况下，均应首先尝试保守治疗，包括停止体育运动、使用神经营养药物及物理治疗以促进神经恢复。但如经过 3 个月的规范保守治疗后仍未见到神经功能有恢复的迹象，则应考虑手术治疗。

5. 手术技术及术后处理　对于由于四边孔综合征导致的腋神经损伤进行关节镜下腋神经松解的手术技术目前报道得较少。Millett 等报道了这一手术技术及初步的临床疗效。

（1）麻醉要求：全身麻醉，可同时由肌间沟进行臂丛神经阻滞，以减少术中全麻药用量并改善术中止痛、降压及肌松效果。

（2）患者体位：一般需选择沙滩椅位完成这一手术。

（3）手术步骤

1）在肩峰后角下 2cm 内 1cm 处建立标准后方主通路，将关节镜进入盂肱关节。

2）在前方肩袖间隙内建立前方通路，行关节镜检查。

3）建立后下外侧通路。建立后下外通路的皮肤切口，应位于肩峰后角下 5cm 处。由此处向关节内插入硬膜外针头。针头应从较为邻近后下盂唇处刺穿后下关节囊。由该位置插入交换棒后，钝性扩开表皮、皮下和肌肉层，插入 5.5mm 通路套管以保护周围的血管和神经结构。

4）向通路套管中伸入等离子刀或篮钳，由后向前打开下关节囊。同时可用交换棒或探钩钝性分离关节囊下软组织。找到自前内向后外侧走行的腋神经及伴行血管。

5）有时在这一区域，腋神经已分成多个分支，因此，有可能见到多支神经走行通过。在存在四边孔综合征的患者，这一区域往往瘢痕较多，需要用钝性器械做充分松解。

6）当腋神经在腋窝部从前向后均已清晰可见，而且没有软组织裹挟时，即认为松解已充分。在撤去器械前，应逐渐降低水泵压力，彻底止血。

4. 术后处理　术后需嘱患者佩戴颈腕吊带制动 3～4 天，以防止下关节囊松解处出血而形成血肿。之后即可开始使用患肢做日常活动并进行关节活动度的练习。但术后 6 个月之内应避免体育活动。

6. 手术疗效　Millett 等报道了 9 例病例，均因为四边孔综合征行关节镜下的经下关节囊的腋神经松解术。所有患者术前均表现为肩关节后外侧的顽固性疼痛。术后 3 个月内，这种疼痛均明显减轻或消失，且肩关节功能改善。患者均对手术效果表示满意。但其中 1 例患者在术后 3 个月时出现术前症状复发，后再次手术松解，患者症状完全缓解。1 例患者出现后下关节囊粘连症状，经康复治疗缓解。

7. 失误与并发症分析　这一术式可能的并发症主要包括以下几类：腋窝部过度灌注；术中医源性腋神经损伤，术后关节粘连；腋神经松解不足，术后症状复发。

术中尽可能快速的操作可减少关节周围的液体灌注。

从解剖学研究来看，腋神经位于肩盂下缘下方 10～25mm 处，但其位置随着肩关节运动角度变化，距离肩盂下缘最近时可能仅有 3mm 的间距。因此，当打开下关节囊后，应仔细辨识深方组织，用器械钝性分离来寻找腋神经及其分支。术者应知道，此处腋神经可能已分成多个分支，因此，即使术中发现一条明确的神经结构，对其周围的软组织亦应非常小心地操作。发现神经后，应对其进行从前到后的充分松解。

相关文献

1. Pieber K，Herceg M，Fialka C et al. Is suprascapular neuropathy common in high-performance beach volleyball players? A retrospective analysis. Wien Klin Wochenschr，2014，126（19-20）：655-658.

2. Sandow MJ，Ilic J. Suprascapular nerve rotator cuff compression syndrome in volleyball players. J Shoulder Elbow Surg，1998，7（5）：516-521.

3. Montagna P，Colonna S. Suprascapular neuropathy

restricted to the infraspinatus muscle in volleyball players. Acta Neurol Scand, 1993, 87 (3): 248-250.

4. Ferretti A, Cerullo G, Russo G. Suprascapular neuropathy in volleyball players. J Bone Joint Surg Am, 1987, 69 (2): 260-263.

5. Kamath S, Venkatanarasimha N, Walsh MA, et al. MRI appearance of muscle denervation. Skeletal Radiol, 2008, 37 (5): 397-404.

6. Post M. Diagnosis and treatment of suprascapular nerve entrapment. Clin Orthop Relat Res, 1999, 3 (68): 92-100.

7. Carroll KW, Helms CA, Otte MT, et al. Enlarged spinoglenoid notch veins causing suprascapular nerve compression. Skeletal Radiol, 2003, 32 (2): 72-77.

8. Gosk J, Urban M, Rutowski R. Entrapment of the suprascapular nerve: anatomy, etiology, diagnosis, treatment. Ortop Traumatol Rehabil, 2007, 9 (1): 68-74.

9. Vastamaki M, Goransson H. Suprascapular nerve entrapment. Clin Orthop Relat Res, 1993, 2 (97): 135-143.

10. Post M, Grinblat E. Suprascapular nerve entrapment: diagnosis and results of treatment. J Shoulder Elbow Surg, 1993, 2 (4): 190-197.

11. Antoniadis G, Richter HP, Rath S, et al. Suprascapular nerve entrapment: experience with 28 cases. J Neurosurg, 1996, 85 (6): 1020-1025.

12. Kim DH, Murovic JA, Tiel RL, et al. Management and outcomes of 42 surgical suprascapular nerve injuries and entrapments. Neurosurgery, 2005, 57 (1): 120-127.

13. Iannotti JP, Ramsey ML. Arthroscopic decompression of a ganglion cyst causing suprascapular nerve compression. Arthroscopy, 1996, 12 (6): 739-745.

14. Fehrman DA, Orwin JF, Jennings RM. Suprascapular nerve entrapment by ganglion cysts: a report of six cases with arthroscopic findings and review of the literature. Arthroscopy, 1995, 11 (6): 727-734.

15. Lichtenberg S, Magosch P, Habermeyer P. Compression of the suprascapular nerve by a ganglion cyst of the spinoglenoid notch: the arthroscopic solution. Knee Surg Sports Traumatol Arthrosc, 2004, 12 (1): 72-79.

16. Piatt BE, Hawkins RJ, Fritz RC et al. Clinical evaluation and treatment of spinoglenoid notch ganglion cysts. J Shoulder Elbow Surg, 2002, 11 (6): 600-604.

17. Cahill BR, Palmer RE. Quadrilateral space syndrome. J Hand Surg Am, 1983, 8 (1): 65-69.

18. McClelland D, Paxinos A. The anatomy of the quadrilateral space with reference to quadrilateral space syndrome. J Shoulder Elbow Surg, 2008, 17 (1): 162-164.

19. Millett PJ, Gaskill TR. Arthroscopic trans-capsular axillary nerve decompression: indication and surgical technique. Arthroscopy, 2011, 27 (10): 1444-1448.

20. Yoo JC, Kim JH, Ahn JH et al. Arthroscopic perspective of the axillary nerve in relation to the glenoid and arm position: a cadaveric study. Arthroscopy, 2007, 23 (12): 1271-1277.

21. Ball CM, Steger T, Galatz LM et al. The posterior branch of the axillary nerve: an anatomic study. J Bone Joint Surg Am, 2003, 85-A (8): 1497-1501.

22. Price MR, Tillett ED, Acland RD et al. Determining the relationship of the axillary nerve to the shoulder joint capsule from an arthroscopic perspective. J Bone Joint Surg Am, 2004, 86-A (10): 2135-2142.

23. Bryan WJ, Schauder K, Tullos HS. The axillary nerve and its relationship to common sports medicine shoulder procedures. Am J Sports Med, 1986, 14 (2): 113-116.

（朱以明　姜春岩）

第 11 章

SLAP 损伤

第一节　简　介

SLAP 损伤指上盂唇由前方至后方的损伤。Snyder 将 SLAP 损伤分为四型：

Ⅰ 型为上盂唇的磨损或退变，肱二头肌长头肌腱止点完好。

Ⅱ 型为肱二头肌长头肌腱自盂上结节处分离（图 11-1）。

Ⅲ 型为盂唇的桶柄样撕裂，肱二头肌长头肌腱止点完好（图 11-2）。

Ⅳ 型为上盂唇撕裂延伸至肱二头肌长头肌腱内（图 11-3）。

Morgan 进一步将 SLAP Ⅱ 型损伤分为三个亚型，即前方盂唇损伤、后方盂唇损伤及前后盂唇同时损伤。但在临床中，SLAP 损伤还存在较多其他变异类型。

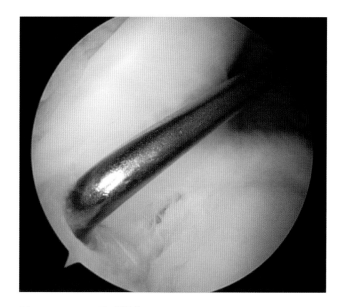

图 11-1　SLAP Ⅱ 型损伤

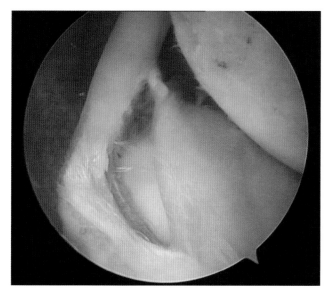

图 11-2　SLAP Ⅲ 型损伤

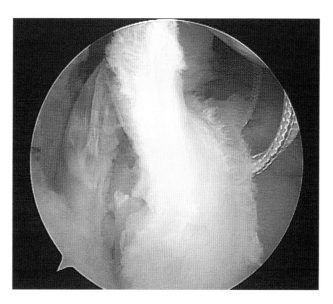

图 11-3　SLAP Ⅳ 型损伤

肱二头肌长头肌腱起自盂上结节，与上盂唇连续，其与上盂唇之间的关系存在一定变异。肱二头肌长头肌腱与盂肱上韧带、盂肱中韧带的关系也存在较多的变异，较常见的包括盂唇下孔和 Buford 复合体，发生率分别为 12% 和 1.5%。

肱二头肌长头肌腱与上盂唇对维护盂肱关节的稳定性发挥着一定作用。Pagnani 等发现，上盂唇及肱二头肌长头肌腱损伤可造成肱骨头前后向和上下向位移的显著增加。而 Burkart 等经尸体试验证实，SLAP 损伤可造成在肩关节外展 30°和 60°时，肱骨头前向和前下方向的位移显著增大。因此，SLAP 损伤后盂肱关节生物力学上的异常可能造成了患者肩关节的诸多症状。

SLAP 损伤多见于从事过头运动（特别是投掷运动）的运动员。有的体力工作者需要经常在肩关节水平以上进行劳动，也会造成 SLAP 损伤。另外，突然地牵拉上肢，或摔倒时肱骨头直接挤压盂唇也会造成 SLAP 损伤。SLAP 损伤患者常主诉患肩的疼痛和功能受限，甚至影响日常生活。

单纯 SLAP 损伤的发生率较低，多合并其他肩关节损伤，很多 SLAP 损伤实际上是术中发现的。Kim 等发现，88% 的 SLAP 损伤均合并其他疾病，且年轻患者多合并 Bankart 损伤，年龄较大患者多合并肩袖损伤和肱骨头的骨性关节炎。

在 SLAP 损伤中，Ⅱ 型损伤发生率最高，约占 50%。目前的研究也多是针对 Ⅱ 型 SLAP 损伤的报道。目前对 SLAP 损伤的手术治疗方法包括盂唇清创、SLAP 损伤修补、肱二头肌长头肌腱切断和肱二头肌长头肌腱固定等，大多效果满意。关节镜下 SLAP 损伤修补术从解剖上恢复了肱二头肌长头肌腱 - 上盂唇这一解剖复合体，本章即主要介绍关节镜下 SLAP Ⅱ 型损伤的手术技巧与方法。

第二节　诊断与体格检查

一、临床表现

SLAP 损伤患者的临床表现多样，大多表现为肩关节外展外旋时肩关节内的疼痛或不稳定感，有的患者可主诉为肩关节的交锁，部分患者可能有外伤史。对投掷运动员来说，除疼痛外，还可能主诉投掷速度和对投掷动作控制的下降。

二、体格检查

对 SLAP 损伤患者进行体格检查应从一般检查开始。首先观察肩关节的形态，注意有无外伤、畸形、肌肉萎缩或肩胛区的畸形。检查肩关节活动度时要注意固定肩胛骨，普通患者可能因疼痛导致活动度下降。对过头运动运动员来说，常可见肩关节外旋活动增大，而内旋相应减小。若发现相应肌力的下降，则需排除是否合并肩袖损伤。SLAP 损伤患者也可有肩关节不稳定的表现，需要鉴别。

对 SLAP 损伤的特殊试验检查有很多种，包括 Yergason 试验、Speed 试验、O'Brien 试验、Crank 试验及肩关节挤压试验等，但不能仅根据体格检查的结果就确认存在 SLAP 损伤。如前文所述，大多数 SLAP 损伤还是在术中发现的。

1. Yergason 试验　患者屈肘 90°，前臂旋前。检查者握住患者的手，同时嘱患者抗阻力旋后前臂。如肩关节前方或结节间沟出现疼痛则为阳性，提示肱二头肌长头肌腱病变（图 11-4）。

2. Speed 试验　嘱患者伸肘，前臂旋后，肩关节前屈 60°～ 90°，对抗向下的力。如肩关节前方或结节间沟出现疼痛则为阳性，提示肱二头肌长头肌腱病变（图 11-5）。

3. O'Brien 试验　患者肩关节前屈 90°、内

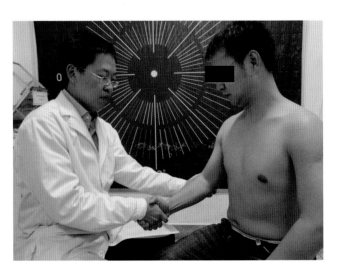

图 11-4　Yergason 试验

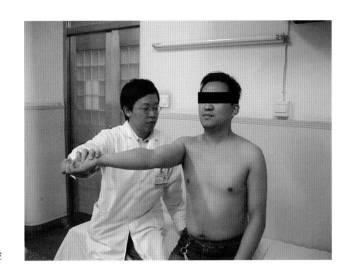

图 11-5　Speed 试验

收 15°，肩关节内旋，使大拇指指向地面，此时嘱患者对抗向下的力；然后将肩关节外旋、前臂旋后，再次重复对抗向下的力。如肩关节内旋时出现肩关节前方疼痛，而外旋后疼痛消失，则提示上盂唇损伤。但如果疼痛部位位于肩关节上方或肩锁关节处，则提示肩锁关节病变（图 11-6）。

4. Crank 试验　患者将肩关节前屈 160°并极度外展，经肱骨干向肩关节施加轴向应力，内外旋肩关节，如出现疼痛、弹响或交锁为阳性，提示上盂唇损伤（图 11-7）。

5. 肩关节挤压试验（shoulder compression test）患者取仰卧位，肩关节外展 90°，肘关节屈曲 90°，沿肱骨干轴向加压，同时内外旋肩关节，如能引发疼痛或弹响症状即为阳性（图 11-8）。

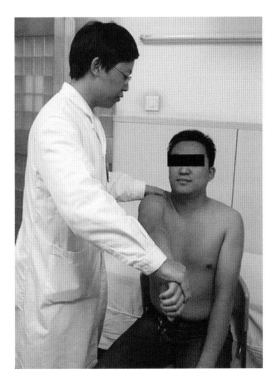

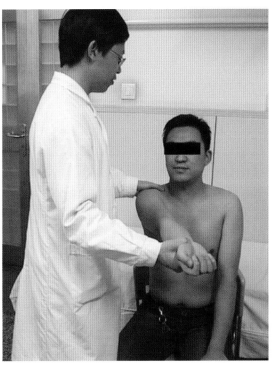

图 11-6　O'Brien 试验

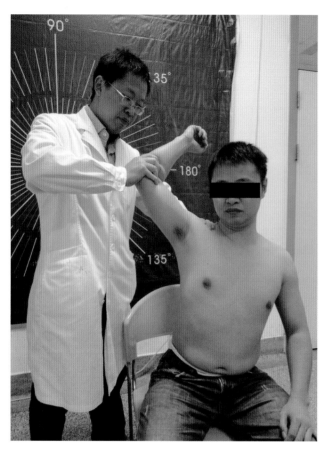

图 11-7　Crank 试验

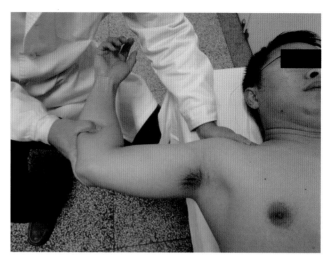

图 11-8　肩关节挤压试验

三、影像学检查

应常规拍摄肩关节正位、侧位和腋位片，以排除可能存在的其他病变。普通 MRI 对 SLAP 损伤的诊断作用有限，而 MRA 对盂唇损伤的敏感性较强，其诊断 SLAP 损伤的敏感性和特异性均接近 90%。

第三节　手术适应证与禁忌证

一、适应证

对 SLAP 损伤患者的治疗需首选非手术治疗，包括休息、改变活动方式（避免急速发力及过度负重的过头运动）、口服非甾体抗炎药物及康复训练等。对保守治疗 6 个月症状仍无明显改善的患者，可考虑进行手术治疗。

对合并肩关节不稳定或急性肩袖损伤的患者，可同时对 SLAP 损伤进行处理。

二、禁忌证

对 SLAP 损伤修补术后，肩关节需制动一段时间后再开始康复锻炼，因此，对同时合并粘连性关节囊炎的患者不宜行 SLAP 修补术，否则会增加患者术后康复锻炼的难度，造成肩关节活动度下降。同理，若合并需要制动的肩袖撕裂修补手术，也不宜进行 SLAP 损伤修补手术。

第四节　关节镜下 SLAP 损伤修复术手术技术及术后处理

Ⅰ 型 SLAP 损伤表现为盂唇退变，但肱二头肌长头肌腱的止点完好，因此，仅需行镜下的清创术即可。术中用软组织刨刀清除多余的组织，并可以用射频刀头对组织进行适当的固缩。Ⅱ 型 SLAP 损伤为上盂唇止点的撕脱，往往需要选择行上盂唇修复术。另一方面，也可以考虑行肱二头肌长头肌腱切断固定术。Ⅲ型 SLAP 损伤为上盂唇的桶柄样撕裂，肱二头肌长头肌腱的止点完好，可将盂唇的桶柄样撕裂的上盂唇组织切除。Ⅳ型 SLAP 损伤与Ⅲ型类似，且撕裂延伸到了肱二头肌长头肌腱内。由于在该型损伤中，肱二头肌长头肌腱亦受累，因此，常需对肱二头肌长头肌腱进行切断固定。

一、麻醉要求

采取全麻，可同时由肌间沟进行臂丛神经阻滞，以减少术中全麻药用量并改善术中止痛、降压及肌松效果。

二、患者体位

术者可以根据自己的喜好，选择沙滩椅位或侧卧位。但无论哪一种体位，均需要对患者身体的骨性突起部位进行良好的衬垫，以避免卡压。我们一般选择侧卧位进行手术，使肩盂呈水平方向。

三、手术步骤

1. 建立后方主通路，使关节镜进入盂肱关节。
2. 建立前上及前下通路　采用从外向内的方法，向关节内刺入硬膜外针，以定位并在合适的部位建立前下及前上通路。建立前下通路的皮肤切口，应位于喙突水平，紧贴喙突外缘。其关节内口位置应位于肩袖间隙内，紧贴肩胛下肌腱上缘。定位好后，在前下通路内放置通路套管。手术过程中注意维持通路套管的位置。建立前上通路的皮肤切口，大约位于肩峰前角下 1cm 处。其关节内口的位置应尽可能偏后一些，从肱二头肌长头肌腱后方进入关节。必要时可穿过冈上肌建立前上通路。但应经过冈上肌肌腹置入通路套管，而不能经冈上肌腱建立通路，以避免对冈上肌腱造成损伤（图 11-9）。

3. 关节内检查及 SLAP 损伤的评估　通常情况下，肩关节上盂唇发育充分，往往盂唇形成类似半月板样结构覆盖上方肩盂关节面边缘。盂唇下有隐窝结构。因此，并不是部分盂唇结构与肩盂关节面软骨有分离就一定是盂唇撕裂。手术时，需用探钩将盂唇边缘挑起，仔细探查隐窝内盂唇结构与关节软骨连接处是否有组织的撕裂（图 11-10）。外展肩关节 90° 并最大程度外旋，可以帮助评估是否存在后上盂唇的撕脱。此时，上盂唇 - 肱二头肌长头肌腱复合体可被后上盂唇和后方关节囊牵向关节盂内侧。

4. 清创　使用软组织刨刀经前下通路对盂唇和肱二头肌长头肌腱的退变组织进行清创，以便于更清楚地观察 SLAP 损伤情况（图 11-11）。

5. 骨床准备与锚钉置入　使用刨刀对撕裂的盂唇下方的肩盂进行打磨，以便于缝合的盂唇愈合，必要时可使用磨钻对骨面进行新鲜化。然后，经前上通路向肩盂后上关节面边缘、紧邻肱二头肌长头

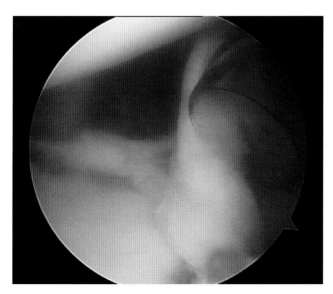

图 11-9　肩关节前上方通路的位置应尽可能偏后，通路从长头肌腱后方进入关节内

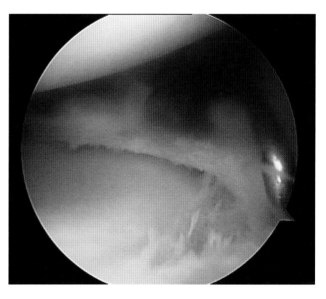

图 11-10　将上盂唇挑起，显露其止点处的损伤

肌腱的部位置入锚钉。如需修复偏后部的上盂唇组织，而从前上通路不能获得良好的置入缝合锚钉角度的话，则可在较前上通路更加偏后的位置经皮置入锚钉。应反复观察，确认锚钉完全位于骨内，并拉拽尾线确认锚钉固定牢固（图11-12）。

6. 盂唇缝合　然后使用缝合钩经前上或前下通路对上盂唇进行缝合（图11-13），注意缝合的方向应与盂唇环形纤维的走行相垂直，且缝合部位不要包含太多的关节囊组织，以避免打结后使关节囊过紧，造成术后患者肩关节外旋受限。

用关节镜下取线钳自前方通路将PDS Ⅱ线和锚钉尾线的一端引出关节，用PDS Ⅱ线在尾线上打结后，撤出缝合钩，使尾线穿过盂唇组织，然后打结固定，修复上盂唇撕裂（图11-14）。缝合全部结束后，可用探钩评估缝合的牢固程度。

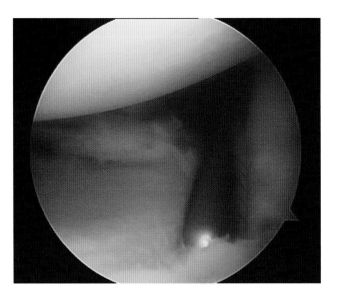

图 11-11　对肱二头肌长头肌腱止点处进行清创

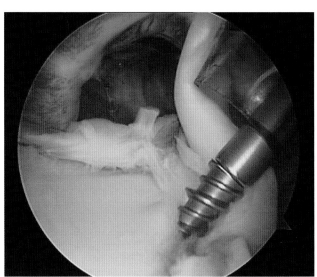

图 11-12　在上盂唇止点处打入缝合锚钉

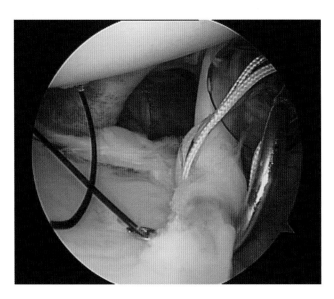

图 11-13　使用缝合钩刺穿上盂唇

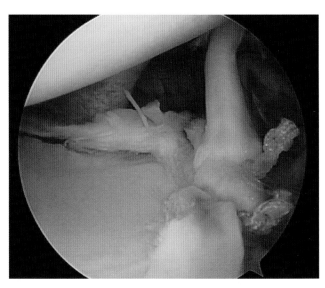

图 11-14　打结固定，修复上盂唇撕裂

第五节　术后处理

术后患肩吊带悬吊 6 周，以避免修补的组织承担额外张力。可嘱患者进行钟摆活动，并适当活动肘关节、腕关节及各手指关节。术后 6 周可以开始进行活动度练习和力量练习。术后 8 周开始肱二头肌力量练习，术后 3 个月可以开始进行轻体力劳动。术后 6 周可以逐渐开始体育活动。

第六节　治疗结果

SLAP 损伤修补术可以取得满意的临床结果。Morgan 等回顾性分析了 102 例 SLAP 损伤修补患者，平均随访 1 年，优良率高达 97%，其中 87% 的患者恢复了之前的运动等级。Park 等对 24 例患者进行了 SLAP 损伤修补术，平均随访 33 个月，术后患者 UCLA 和 VAS 评分都有显著改善。Brockmeier 等对 47 例 SLAP 损伤修补患者进行平均 2.7 年随访，发现 ASES 评分和 L'Insalata 评分均有显著性改善，优良率为 87%，74% 的患者恢复了之前的运动等级。Neuman 等对 30 例患者进行了 3.5 年的随访，满意度为 93.3%，84% 的运动员恢复了之前的运动等级。

但也有作者认为，II 型 SLAP 损伤修补术的效果并不能令人满意。Katz 等发现 SLAP 修补术的不满意率高达 37%，且有 55% 的运动员不能恢复到之前的运动等级。在 Provencher 等的病例系列中，SLAP 修补术的失效率为 37%。Cohen 等认为在运动员中，投掷运动员 SLAP 损伤修补术的优良率要低于非投掷运动员（38% vs 71%）。但 Friel 等发现，SLAP 损伤修补术的效果与运动等级和运动项目并没有相关性。

也有作者认为对于 II 型 SLAP 损伤，其他术式，如肱二头肌固定术，可以取得更好的效果。Boileau 等对比了修补术和肱二头肌固定术治疗 SLAP 损伤的效果，发现虽然两组患者功能评分上没有显著性差异，但肱二头肌固定组患者的主观满意度更高，87% 的患者恢复了之前的运动等级，而 SLAP 修补组中仅有 20% 的患者恢复了之前的运动等级。他们认为，对 II 型 SLAP 损伤，肱二头肌固定术的效果要优于修补术。但此研究中，两组患者的年龄并不一致。Ek 等的研究发现，两种手术方式的效果并无显著性差异。他们认为，对年轻、活跃、盂唇质量好的患者适于进行 SLAP 修补术，而对年龄较大、盂唇组织质量不佳的患者，选择肱二头肌固定术较为合理。对合并肩袖损伤的 SLAP 损伤患者，应谨慎选择 SLAP 修补术。

总之，对 II 型 SLAP 损伤患者，选择合适的病例，严格执行康复计划，SLAP 修补术是可以取得满意的临床结果的。

第七节　失误与并发症分析

一、术后僵硬

SLAP 损伤患者多见于从事过头运动的运动员，此类患者常可见因后方关节囊的粘连而造成肩关节外旋过度和内旋受限。因此，术中应常规探查后关节囊，并在需要时进行适当松解，同时强调术后的功能锻炼，以使患者至少恢复正常的关节活动度。

二、术后疼痛

术后出现肩关节僵硬的患者，常会因肩关节活动受限而引起疼痛。因此，术中全面对盂肱关节内进行探查并松解挛缩组织，术后严格的康复锻炼，有助于避免术后肩关节疼痛的发生。

三、过高期望

特别是对从事过头运动的运动员，要降低对手术的期望。因 SLAP 修补术若不进行严格的康复训练，很容易出现术后关节粘连。这种关节粘连对普通人可能并不存在太大的影响，但对过头运动运动员来说，外旋丧失可能仍然会影响训练和比赛中技术动作的运用，从而影响运动成绩。

四、诊断错误

在我国，因过头运动，特别是投掷运动（如棒球等），普及程度有限，SLAP 损伤的发生率实际上要远远低于欧美国家甚至是韩国和日本。因此，应谨慎诊断 SLAP 损伤。同时，对患者的查体和影像学检查结果的判断一定要全面，不要遗漏其他重要诊断，如肩袖损伤和肩峰撞击综合征等，因为这些合并损伤可能影响手术方式的制订，进而影响手术的效果。

相关文献

1. Snyder SJ, Karzel RP, Del Pizzo W, et al, SLAP lesions of the shoulder. Arthroscopy, 1990, 6（4）：274-279.

2. Morgan CD, Burkhart SS, Palmeri M, et al. Type Ⅱ SLAP lesions：Three subtypes and their relationships to superior instability and rotator cuff tears. Arthroscopy, 1998, 14（6）：553-565.

3. Vangsness CT, Jorgenson SS, Watson T, et al. The origin of the long head of the biceps from the scapula and glenoid labrum. An anatomical study of 100 shoulders. J Bone Joint Surg Br, 1994, 76（6）：951-954.

4. Williams MM, Snyder SJ, Buford Jr D. The Buford complex—the "cord-like" middle glenohumeral ligament and absent anterosuperior labrum complex：a normal anatomic capsulolabral variant. Arthroscopy, 1994, 10：241-247.

5. Pagnani MJ, Deng XH, Warren RF, et al. Effect oflesions of the superior portion of the glenoid labrum on glenohumeraltranslation. J Bone Joint Surg Am, 1995, 77：1003-1010.

6. Burkart A, Debski R, Musahl V, et al. Biomechanicaltests for type Ⅱ SLAP lesions of the shoulder joint before and afterarthroscopic repair. Orthopade, 2003, 32：600-607.

7. Park JH,Lee YS, Wang JH, et al. Outcome of the isolated SLAP lesions and analysis of the results according to the injury mechanisms. Knee Surg Sports Traumatol Arthrosc, 2008, 16：511-5.

8. Kim TK, Queale WS, Cosgarea AJ, et al. Clinical featuresof the different types of SLAP lesions：an analysis of one hundred and thirty-nine cases. J Bone Joint Surg Am, 2003, 85：66-71.

9. Parentis MA，Mohr KJ，El Attrache NS. Disorders of the superiorlabrum：review and treatment guidelines. Clin Orthop Relat Res，2002，77-87.

10. Snyder SJ，Banas MP，Karzel RP. An analysis of 140 injuries to the superior glenoid labrum. J Shoulder Elbow Surg，1995，243-248.

11. Jee WH，Mc Cauley TR，Katz LD，et al. Superior labral anterior posterior（SLAP）lesions of the glenoid labrum：reliability and accuracy of MR arthrography for diagnosis. Radiology，2001，218：127-132.

12. Park JH，Lee YS，Wang JH，et al. Outcome of the isolated SLAP lesions and analysis of the results according to the injury mechanisms. Knee Surg Sports Traumatol Arthrosc，2008，16：511-515.

13. Brockmeier SF，Voos JE，Williams RJ Ⅰ，et al. Outcomes after arthroscopic repair of type-Ⅱ SLAP lesions. J Bone Joint Surg Am，2009，91：1595-603.

14. Neuman BJ，Boisvert CB，Reiter B，et al. Results ofarthroscopic repair of type Ⅱ superior labral anterior posteriorlesions in overhead athletes：assessment of return to preinjury playing level and satisfaction. Am J Sports Med，2011，39：1883-1888.

15. Katz LM，Hsu S，Miller SL，et al. Poor outcomes after SLAP repair：descriptive analysis and prognosis. Arthroscopy，2009，25：849-855.

16. Provencher MT，McCormick F，Dewing C，et al. A prospective analysis of 179 type 2 superior labrum anterior and posterior repairs：outcomes and factors associated with success and failure. Am J Sports Med，2013，41：880-886.

17. Cohen DB，Coleman S，Drakos MC，et al.

Outcomes of isolated type Ⅱ SLAP lesions treated with arthroscopic fixation using a bioabsorbable tack. Arthroscopy，2006，22：136-42．

18．Friel NA，Karas V，Slabaugh MA，et al．Outcomes of type Ⅱ superior labrum，anterior to posterior （SLAP）repair：prospective evaluation at a minimum two-year follow-up. J Shoulder Elbow Surg，2010，19（6）：859-867．

19．Boileau P，Parratte S，Chuinard C，et al．Arthroscopic treatment of isolated type Ⅱ SLAP lesions：biceps tenodesis as an alternative to reinsertion. Am J Sports Med，2009，37：929-936．

20．Ek ET，Shi LL，Tompson JD，et al．Surgical treatment of isolated type Ⅱ superior labrum anterior-posterior （SLAP）lesions：repair versus biceps tenodesis. J Shoulder Elbow Surg, 2014, 23, 1059-1065．

21．Abbot AE，Li X，Busconi BD. Arthroscopic treatment of concomitant superior labral anterior posterior （SLAP）lesions and rotator cuff tears inpatients over the age of 45 years. Am J Sports Med，2009，37：1358-1362．

22．Franceschi F，Longo UG，Ruzzini L，et al．No advantages in repairing a type Ⅱ superior labrum anterior and posterior （SLAP）lesion when associated with rotator cuff repair inpatients over age 50：a randomized controlled trial．Am J Sports Med，2008，36：247-253．

（朱以明　姜春岩）

第 12 章

肩锁关节脱位

第一节 简 介

肩锁关节为锁骨远端与肩胛骨肩峰端内侧形成的关节。关节内有关节盘，关节囊的前方、上方、下方及后方分别有韧带加强。

肩锁关节韧带是维护肩锁关节前后向稳定性的初级结构，其中，后方及上方韧带最为强壮，对维护肩锁关节稳定性的作用也较大。喙锁韧带对维护肩锁关节的稳定性也有一定作用，它包括内侧的锥状韧带和外侧的斜方韧带。在较小应力下，肩锁关节韧带维持肩锁关节垂直方向的稳定性。在较大的应力下，锥状韧带成为维护肩锁关节垂直方向稳定性的主要结构，而斜方韧带主要是维护肩锁关节的轴向稳定性。

肩锁关节脱位多见于内收的肩关节遭受直接暴力，以运动伤和交通事故多见。肩锁关节的活动性虽然较小，但对发挥正常的肩关节功能仍然很重要。肩锁关节脱位可能造成肩关节疼痛和肩锁关节不稳定，从而影响肩关节功能。

Tossy 将肩锁关节损伤分为三型，1984年，Rockwood 将其拓展为六型。目前认为，对 Rockwood Ⅰ 型和 Ⅱ 型损伤可以采取保守治疗。Rockwood Ⅲ ～ Ⅵ 型损伤出现了肩锁关节脱位，其中，对 Ⅳ ～ Ⅵ 型损伤建议手术治疗。对 Rockwood Ⅲ 型损伤选择保守治疗还是手术治疗尚存在争议。

肩锁关节脱位的手术方式有很多，比如采用螺钉、钢板或克氏针等各种切开复位固定术等，但切开手术的并发症率相对较高，如复位丢失、锁骨骨折、内固定移位和活动受限等，且常需取出内固定，增加了患者的痛苦。关节镜下喙锁韧带重建术可以在关节镜下参照喙锁韧带残端进行骨隧道定位，从而更好地完成解剖重建，同时镜下监视也有助于解剖复位脱位的肩锁关节。本章即介绍关节镜下喙锁韧带重建的手术技术。

第二节 诊断与体格检查

一、临床表现

患者常有外伤史，主诉为患肩疼痛和活动受限。患肩可有皮肤擦伤，较瘦的患者或脱位较严重的患者可见明显的畸形。肩锁关节处可触及压痛。虽然有一些检查方法有助于诊断肩锁关节损伤，但会增加急性期患者的痛苦。因此，一般采用影像学检查诊断肩锁关节脱位。

二、影像学检查

对怀疑存在肩锁关节脱位的患者，常规拍摄肩关节 X 线正、侧位和腋位片。通过肩关节正、侧位片可评估是否还合并存在其他损伤，如喙突骨折等。通过腋位片可观察锁骨远端在前后方向上的移位，有助于诊断 Rockwood Ⅳ 型肩锁关节脱位。必要时可拍摄 Zanca 位片，以排除锁骨远端或肩峰骨折。有时需要拍摄健侧肩锁关节平片，与患侧对比，必要时可拍摄应力像以明确诊断。

第三节　手术适应证与禁忌证

关节镜下治疗肩锁关节脱位与切开手术不同，因此，其适应证与禁忌证与切开手术也有一定的不同。

一、适应证

对于Ⅳ、Ⅴ型的肩锁关节脱位，应选择手术治疗。关节镜下肩锁关节脱位复位，喙锁韧带重建术更适合处理急性期患者。对伤后超过 1 个月以上的慢性肩锁关节脱位，因肩锁关节周围粘连严重，关节镜手术中有可能难以达到很好的复位，因而有可能需在术中转为切开复位。

目前，对Ⅲ型肩锁关节脱位的治疗存在争议，我们倾向于对年轻的重体力劳动者或运动员等对肩关节功能要求较高的患者进行手术治疗。

二、禁忌证

对于喙锁韧带重建术来说，喙突骨折是一个明确的禁忌证。

如前所述，慢性肩锁关节脱位在关节镜下复位困难，有术中转为切开手术的可能。

对于肩锁关节脱位的患者，很多存在肩锁关节表面的皮肤擦伤。如果有的话，需待破损处结痂脱落后再考虑手术。

第四节　关节镜下喙锁韧带重建术

由于喙锁韧带断裂是导致肩锁关节脱位的病理基础，因此，复位肩锁关节脱位后恢复喙锁韧带的完整性对于保持肩锁关节的良好对位关系非常重要。完全断裂的自体喙锁韧带很难修复并愈合，因此，有必要取自体或行异体韧带移植以重建喙锁韧带。目前，喙锁韧带重建术已可以在关节镜下完成。术中，我们将自体或异体肌腱及辅助固定的 4 根 2# 高强度缝线从喙突下及锁骨远端的骨髓道内穿过。复位肩锁关节后，依靠移植肌腱及高强度缝线固定喙锁间隙。

一、麻醉要求

建议采用全麻 + 臂丛麻醉，以确保对患者的生命体征进行良好的监测与控制，并保证麻醉止痛效果。术中需控制血压处于较低水平，收缩压一般应低于 100mmHg。

二、患者体位

一般选择沙滩椅位进行手术，头偏向健侧，以将患侧肩锁关节完全暴露（图 12-1）。同时，头偏向健侧可以保证在制作锁骨骨隧道时，头部能避开电钻。手术之前，在体表进行标记，以避免手术中因为组织过度肿胀而失去对正常组织结构的判断（图 12-2）。

三、手术步骤

1. 关节内观察　常规通过后方通路检查关节内

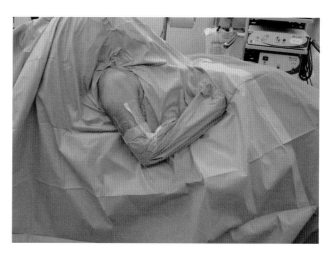

图 12-1　患者术中置于沙滩椅位

情况，排除其他损伤。

在关节镜监视下，采用自外向内的技术，建立前外侧通路。通路外口位于肩峰前角外侧3cm、前方3cm处。由该通路内插入关节镜下等离子刀。将肩袖间隙的关节囊组织清理干净，直至显露出喙突下表面及喙肩韧带和联合腱在喙突上的起点（图12-3）。

2. **肩峰下滑膜清理** 若关节内无特殊需要处理的损伤，则将关节镜通路套管退出至皮下，然后调转方向，向肩峰下间隙穿刺。由后方进入肩峰下间隙后，在关节镜直视监视下，建立肩峰下外侧通路。在喙锁韧带重建术中，肩峰下外侧通路为重要的观察通路，而术中所需的观察结构多位于肩关节的前内侧，因此，该通路所处位置较一般肩袖损伤修复术中的位置应更加偏前。一般应位于肩峰前角外侧约2cm处，甚至可以在肩峰前角更加偏前处建立该通路。

由外侧通路插入刨刀，进行肩峰下滑囊清扫后，充分显露肩峰下间隙。检查肩袖肌腱上表面完整性后，在肩峰前角处显露喙肩韧带。沿喙肩韧带向内下方清理，直至其在喙突的起点。

3. **显露肩锁关节** 将关节镜转至肩峰下外侧通路。用等离子刀由前外侧通路进入，在喙肩韧带前方向内方和下方清理，显露喙肩韧带背侧、喙突背侧及联合腱（图12-4）。

在喙肩韧带的背侧，沿喙肩韧带走行方向向肩峰侧分离，直至其在肩峰上的止点处。在此处可将肩峰表面的软组织稍微清理，以明确肩峰位置。由肩峰向内侧稍作显露，即可打开肩锁关节并找到脱位并向后上方移位的锁骨远端（图12-5）。由锁骨远端，沿锁骨向内侧显露锁骨前缘及锁骨下表面，可看到断裂的喙锁韧带及其在锁骨下表面的止点。

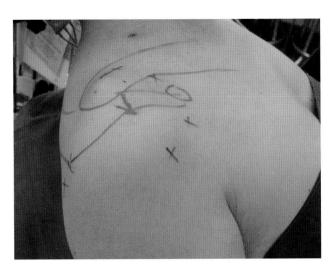

图12-2 术前在体表画出骨性结构并标记所需通路位置

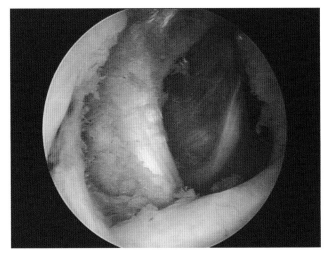

图12-3 清理肩袖间隙内的关节囊组织，显露前方喙突下表面、喙肩韧带起点以及联合腱

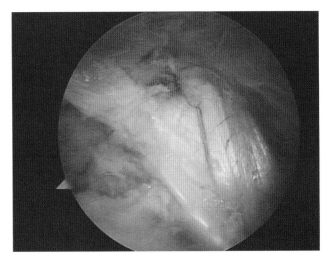

图12-4 将关节镜置于肩峰下间隙，显露喙突、联合腱及喙肩韧带

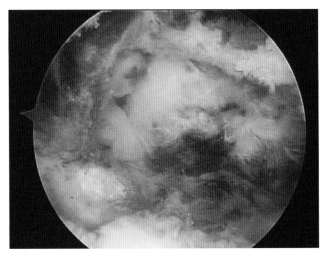

图12-5 显露锁骨远端、肩锁关节以及肩峰

有时在锁骨远端移位严重的病例，术中不易找到锁骨远端。此时助手可下压锁骨以帮助显露锁骨远端。尤其注意松解锁骨下方及肩锁关节内的瘢痕组织，以利于锁骨的复位。

4. 显露喙突　将关节镜仍置于肩峰下外侧通路，将等离子刀由前外侧通路进入。将喙突背侧上表面的软组织清理干净，显露喙突骨质。在喙肩韧带喙突侧起点的后方将喙突外缘清理干净。将喙突腹侧面的软组织清理干净。

在关节镜直视下，以由外向内的方法建立喙突内侧通路。通路位于喙突的内上方。先用硬膜外针头在合适位置穿刺，保证针头可从喙突内上方比较容易地处理喙突内缘。做切口后，将等离子刀由喙突内侧通路插入。剥离部分胸小肌在喙突上的止点。这时应注意等离子刀来始终朝向外侧，与喙突骨质紧贴，以防损伤喙突内侧的重要血管和神经结构。

5. 喙突下过线　用直角钳从喙突内侧通路插入，紧贴喙突内侧骨质，转向喙突下方。钳子的尖端对向外侧。

将关节镜转到喙突下间隙。看到直角钳的尖端后，用关节镜下取线钳带牵引线从前外侧通路插入，至喙突下，将牵引线的一端送入大直角钳的尖端内。然后撤出大直角钳，将牵引线穿过喙突下表面，将PDS Ⅱ线的两端分别从喙突上通路和前外侧通路引出。将牵引线的外侧端由喙肩韧带在喙突上止点的后方取出，这样之后引入的移植肌腱可自喙肩韧带后方向上方直接导入锁骨骨髓道内（图 12-6）。

6. 锁骨骨隧道的制备　首先在锁骨前方经皮刺入腰椎穿刺针，观察刺入的腰椎穿刺针与喙突之间的关系，以确定锁骨上方小切口的位置。一般内侧隧道位于喙突正上方稍偏内侧椎状韧带止点处。外侧隧道位于内侧隧道和锁骨远端中点，斜方韧带止点处。两隧道间距约为 2cm。沿锁骨长轴切开2～3cm。逐层切开暴露锁骨，在预先选择好的位置用 3.5mm 或 4.0mm 斯氏针制备骨隧道。将斯氏针的针头穿过锁骨下方骨皮质后停止继续钻入。但要注意，两个骨隧道的直径不宜过大，两骨隧道间的距离也不宜过近，以避免造成锁骨骨折（图 12-7）。

7. 过线及肌腱置入　采用过线操作，将穿过喙突下的移植肌腱和四根高强度缝线的两端各自引入内外侧隧道。

8. 复位和打结　助手对锁骨远端进行复位并维持，可在镜下观察复位的情况（注意复位 Rockwood Ⅳ 型肩锁关节脱位时，还需要施加前向的力，以恢复锁骨远端向后的脱位）。在关节镜下直视观察锁骨远端与肩峰间的对位关系满意后，分别对四根高强度线进行打结。所有的高强度线打结完毕后，张紧肌腱并缝合固定。

最后在镜下确认肩锁关节对位情况，以及重建的喙锁韧带情况。

9. 术中是否行锁骨远端切除　对于手术中是否同时行锁骨远端切除，目前仍有争议。之所以需要做锁骨远端切除，是因为有许多文献报道肩锁关节脱位后远期 X 线片上出现明显的肩锁关节退行性变，且患者出现持续的肩锁关节疼痛症状。另一方面，生物力学研究证实，行锁骨远端切除并不会增加重

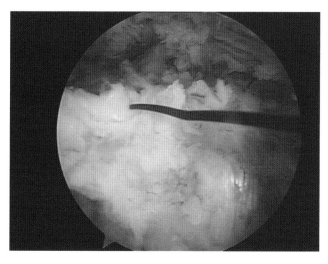

图 12-6　紧贴喙突内侧骨质，经喙突下，由喙突外侧、喙肩韧带后方穿过牵引线备用

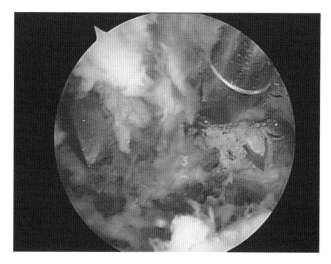

图 12-7　在锁骨上做骨隧道。在锁骨下表面可见钻透锁骨的两枚斯氏针的尖端

建喙锁韧带的应力，因而不会增加韧带失效的风险。但目前亦有许多文献报道行对肩锁关节脱位的患者采用喙锁韧带重建技术进行治疗时，并不同时行锁骨远端切除，亦能恢复不错的功能，且短期内肩锁关节无明显症状。因此，我们目前一般对伤后3周内的新鲜损伤并不常规行锁骨远端切除，而对陈旧病例可能仍有必要行关节镜下锁骨远端切除。

第五节　术后处理

术后颈腕吊带制动，根据患者情况予以止痛或消肿处理。术后3周可在平卧位开始肩关节被动活动练习。术后6周时拍X线片检查关节复位无丢失，则可嘱患者摘掉吊带，允许患肢主动活动，并开始辅助的主动活动练习。术后3个月内均应避免患侧卧位及患肢负重。3个月后开始肌力训练，并逐步恢复正常体育运动。定期复查影像学检查，观察复位维持情况。

第六节　治疗结果

与切开手术相比，关节镜下喙锁韧带重建术具有手术创伤小、可同时处理其他关节内损伤等优势。我们随访了32例肩锁关节脱位患者（22例为Ⅴ型肩锁关节脱位，10例为Ⅲ型肩锁关节脱位），在术后平均29.8个月时，患者肩关节活动度为：前屈上举至164.4°±17.2°，体侧外旋恢复至60.9°±17.0°，内旋至T12水平。平均ASES评分为96.0±5.1分。其中一例患者在随访过程中出现复位部分丢失。与另外一组行切开改良Weaver-Dunn手术治疗的患者相比，两组在肩关节功能恢复情况方面均无显著性差异，但切开组在随访过程中复位丢失的比例明显高于镜下组。由此可见，镜下喙锁韧带重建手术可使患者恢复良好的肩关节功能，并且术后肩锁关节的稳定性较好。

第七节　失误与并发症分析

一、复位不足

对肩锁关节周围组织松解不够以及未充分暴露肩锁关节等都可能造成复位不足。因此，我们强调对肩锁关节周围的充分松解，以利于复位肩锁关节；暴露肩锁关节，并在镜下监视复位情况，有助于及时发现复位不足。

二、复位过度

助手下压力量过大可能造成锁骨远端过度向下靠近喙突。因此，完全暴露肩锁关节，在关节镜监视下复位至关重要，可以避免因害怕复位不足而过度用力复位导致的复位过度。

三、忽视后方脱位

原因在于复位时未施加前向的力。对于Rockwood Ⅳ型脱位，复位时除了下压锁骨远端外，还应注意向前压，以消除锁骨远端向后的脱位。同样，术中完全暴露肩锁关节，在关节镜监视下复位可以帮助术者评估复位情况。

四、锁骨骨折

锁骨骨折与锁骨骨隧道直径过大或两隧道间距过近有关。术中可通过腰椎穿刺针定位两骨隧道的位置，同时在制备骨隧道时要注意隧道的直径，这也要求移植的肌腱直径不要太大。

相关文献

1. Klimkiewicz JJ, Williams GR, Sher JS, et al. The acromioclavicular capsule as a restraint to posterior translation of the clavicle：a biomechanical analysis. J Shoulder Elbow Surg, 1999, 8 （2）：119-124.

2. Fukuda K, Craig EV, An KN, et al. Biomechanical study of the ligamentous system of the acromioclavicular joint. J Bone Joint Surg Am. Mar，1986, 68 （3）：434-440.

3. Rockwood CA, Williams GR, Young DC. Disorders of the acromioclavicular joint. In：Rockwood CA, Matsen FA, eds. The shoulder. Philadelphia：WB Saunders, 1998, 483-553.

4. Dias JJ, Steingold RF, Richardson RA, et al. The conservative treatment of acromioclavicular dislocation.Review after five years. J Bone Joint Surg Br, 1987, 69 （5）：719-722.

5. Smith MJ，Stewart MJ. Acute acromioclavicular separations. A 20-year study. Am J Sports Med，1979, 7 （1）：62-71.

6. Taft TN, Wilson FC, Oglesby JW. Dislocation of the acromioclavicular joint. An end-result study. J Bone Joint Surg Am, 1987, 69 （7）：1045-1051.

7. Mikek M. Long-term shoulder function after type I and Ⅱ acromioclavicular joint disruption. Am J Sports Med, 2008, 36 （11）：2147-2150.

8. Kowalsky MS, Kremenic IJ, Orishimo KF, et al. The effect of distal clavicle excision on in situ graft forces in coracoclavicular ligament reconstruction. Am J Sports Med, 2010, 38 （11）：2313-2319.

9. Shin SJ, Yun YH, Yoo JD. Coracoclavicular ligament reconstruction for acromioclavicular dislocation using 2 suture anchors and coracoacromial ligament transfer. Am J Sports Med, 2009, 37 （2）：346-351.

10. Tienen TG, Oyen JF, Eggen PJ. A modified technique of reconstruction for complete acromioclavicular dislocation：a prospective study. Am J Sports Med，2003, 31 （5）：655-659.

11. Yoo JC, Ahn JH, Yoon JR, Yang JH. Clinical results of single-tunnel coracoclavicular ligament reconstruction using autogenous semitendinosus tendon. Am J Sports Med, 2010, 38 （5）：950-957.

12. 李奉龙，姜春岩，鲁谊，等. 肩关节镜下喙锁韧带重建术与切开改良 Weaver-Dunn 手术治疗肩锁关节脱位的疗效比较. 北京大学学报（医学版），2015，47（2）：253-257.

（朱以明　黄春岩）

第 13 章

冻结肩及肩关节粘连的关节镜下松解

第一节 简 介

肩关节僵硬或肩关节活动受限是肩关节外科患者的常见主诉之一，此类患者过去常被诊断为"肩周炎"，但是由于导致肩关节疼痛、活动受限的疾病至少有 6 ~ 7 种，每类疾病的治疗方法也不尽相同，故统一以"肩周炎"论之显然是不妥当的。因此，对于这一概念混淆的诊断名称，目前已逐渐被摒弃，代之以根据具体病情更明确的诊断。目前临床上被诊断为"肩周炎"的患者有很大一部分是冻结肩。冻结肩是一种特发性的肩关节疾病，其发病原因至今不甚明确，糖尿病患者的发生率高于普通人群。其定义为：排除一切已知因素、原发性的，表现为渐进性加重的肩关节疼痛、活动受限的肩部疾病。多见于 50 岁左右者，但发病年龄范围可宽至 30 ~ 70 岁。冻结肩根据病程可分为 3 个时期：①疼痛期：伴有进行性的活动受限，时间为 2 ~ 9 个月。②僵硬挛缩期：时间为 4 ~ 12 个月。③化冻期：各种症状逐步缓解。这 3 个时期并无明显界限，可彼此重叠。冻结肩是一种自限性疾病，99% 以上的患者一段时间后均自行缓解，病程通常为 1 年至 1 年半，个别患者可迁延至 2 年。如果肩关节粘连及疼痛达到极值后迁延至 6 个月仍未缓解，则诊断为顽固性冻结肩。此类情况在临床中较为罕见。

第二节 诊断与体格检查

一、临床表现

冻结肩常隐袭起病，但往往会由偶然事件诱发症状加重。患者早期常主诉夜间疼醒，无法入睡。随着病情发展，肩关节活动受限逐步加重，尤其是过头活动和手伸向后背时更为明显。医师应注意患者的全身情况，尤其是是否合并存在糖尿病。研究表明，普通人群中仅有 5% 的人发生冻结肩，而糖尿病患者中这一比例高达 20%。

二、体格检查

临床查体时，冻结肩患者常由于疼痛而无法顺利地配合检查肩关节周围肌肉的力量，故较难与肩袖损伤相鉴别。但冻结肩由于盂肱关节的粘连，往往在前屈上举、内外旋各个方向上的活动度明显下降，且主动与被动活动受限的范围基本一致。

三、影像学检查

对于冻结肩患者，影像学检查的主要目的是排除引起肩关节活动受限的其他因素，即继发性肩关节僵硬，如撞击综合征与肩袖损伤、钙化性肩袖肌腱炎、肩关节骨性关节炎及类风湿关节炎等。MRI 检查可发现盂肱关节内积液，盂肱下韧带及关节囊增生增厚，下关节囊腋褶腔隙缩窄或消失，以及盂肱关节间隙狭窄（图 13-1）。

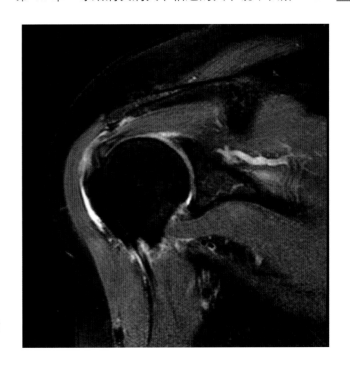

图 13-1 MRI 显示下关节囊腋褶腔隙明显缩窄，盂肱关节间隙狭窄

第三节　手术适应证与禁忌证

一、适应证

冻结肩的治疗大多采用对症治疗，并配合针对恢复活动度的康复治疗，但应避免暴力手法推拿松解。药物封闭疗法的效果不肯定，故一般不推荐其作为常规治疗的手段。对于顽固性冻结肩，或患者要求尽可能缩短病程时，可在症状达到极值后采用麻醉下推拿松解并配合关节镜下全关节囊松解手术进行治疗，同时应强调术后严格的功能康复锻炼，以防止术后再次粘连。

二、禁忌证

1. 慢性病患者，难以耐受全身麻醉及手术。
2. 处于病程初期、未接受规范的保守治疗患者。
3. 全身系统性疾病，如糖尿病、甲状腺功能异常、帕金森病、类风湿等引起的继发性肩关节僵硬。
4. 巨大不可修复性肩袖损伤合并肩关节僵硬。

第四节　手术技术

一、手术体位

对于冻结肩患者的盂肱关节松解，建议采用侧卧患肢牵引体位。相对于沙滩椅体位，侧卧牵引体位可以更好地显露盂肱关节下方的关节囊，同时，牵引可以增加下方关节囊与腋神经的间距，降低手术操作损伤神经的风险。

二、评估

首先建立后方入路进入盂肱关节。对于冻结肩及肩关节粘连患者，盂肱关节间隙较其他患者狭窄，加之关节内滑膜增生及关节囊增厚等因素，后方通路的建立有时较为困难。此时可以让助手辅以侧方牵引，增加盂肱间隙以便进入关节。自后方通路进入后常规探查肩袖肌腱、肱二头肌长头肌腱和盂唇等关节内结构是否有损伤。显露前方肩袖间隙。由于关节囊增厚、挛缩等因素，冻结肩患者的前方肩袖间隙的"三角"区域较正常有所缩窄，建立前方通路时应注意避让周围重要的解剖结构。

三、前方关节囊的松解

前方关节囊的松解主要包括肩袖间隙的松解、盂肱中韧带及盂肱下韧带前束的松解。直视下经肩袖间隙建立前方通路，用射频刀头打开前方肩袖间隙，向上至肱二头肌长头肌腱前缘，注意保留长头肌腱浅层覆盖的肩袖间隙组织及长头肌腱悬吊结构，以利于长头肌腱的稳定；向内松解至前方盂唇外缘，注意不要损伤盂唇结构；向下松解至肩胛下肌上缘；完全打开肩袖间隙，向浅层松解直至显露喙肩韧带、喙突及联合腱结构（图 13-2）。

盂肱中韧带斜行骑跨于肩胛下肌上部，有一定程度的变异。冻结肩患者的盂肱中韧带及前方关节囊通常增生、增厚明显，与肩胛下肌粘连，难以探及两者之间的明确间隙。可使用篮钳或射频刀头从前方通路由近端向远端、由浅及深逐渐松解，同时让助手适度外旋以张紧前方的关节囊，以便于松解和保护肩胛下肌。继续向下，经肩胛下肌深面与盂唇之间打开前方关节囊及盂肱下韧带前束，并尽可能向下方延伸至盂肱下韧带腋褶部，以便与后方松解会师（图 13-3）。

四、后方关节囊的松解

将观察镜头转至前方通路，自后方通路引入篮钳或射频刀头以进行后方关节囊的松解。首先由后方通路关节囊入口处开始向近端松解至肱二头肌长头肌腱后缘，完成后方及后上关节囊的松解（图 13-4）；然后由后方通路入口处向下松解盂肱下韧带后束并向下、向前延伸至盂肱下韧带腋褶部，与前方松解会师，完成全关节囊的松解（图 13-5）。

五、肩峰下间隙的松解

原发性冻结肩的主要病理基础是粘连性关节囊炎，其关节粘连主要发生于盂肱关节，此类患者通常肩峰下间隙并无明显粘连。但对于冻结肩合并肩峰撞击综合征或肩袖损伤者，应同时行肩峰下间隙的松解，具体方法请参考肩袖损伤章节，这里不再赘述。

六、术后处理

冻结肩患者的术后康复锻炼计划与肩袖修复术后相似。对于不合并肩袖损伤的单纯原发性冻结肩患者，术后康复的各个阶段均应提早开始。通常术后用颈腕吊带保护 2 ～ 3 周，患者在术后第一天即可开始被动功能康复，摘除吊带后即可开始主动活动，并逐渐过渡至日常生活活动。

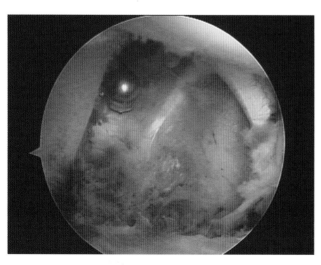

图 13-2　松解肩袖间隙

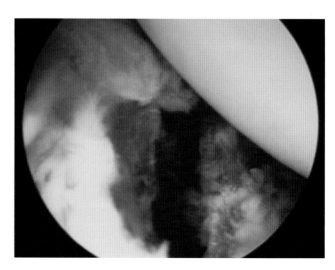

图 13-3　前下方关节囊的松解

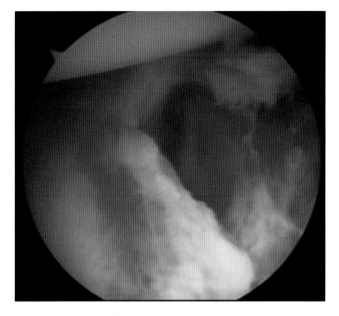

图 13-4　后方关节囊的松解

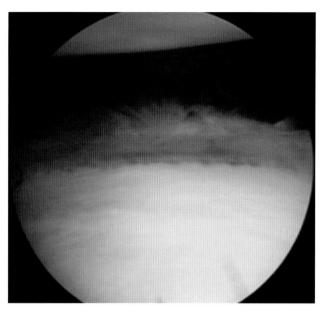

图 13-5　前、后方关节囊松解会师

第五节　失误与并发症分析

一、松解不彻底

对冻结肩患者进行盂肱关节松解的难点在于下方关节囊的松解。由于关节囊增厚挛缩、关节间隙缩窄及神经毗邻等因素，使此过程的操作相对局促，有时难以达到理想的松解效果。具体操作时应注意以下几点：

1. 前方通路的建立应贴近肱二头肌长头肌腱前缘，即尽量偏向近端，便于术中更好地引入器械，到达前下方关节囊。

2. 必要时应增加侧方牵引，张紧关节囊，为下方松解争取足够空间。

3. 对于难以完全显露下方关节囊的病例，应采用前后会师方法，逐渐向关节囊最低点松解直至完全打开。术中彻底松解的标志为向前下显露肩胛下肌肌腹，向下方显露肱三头肌盂下结节止点，向后方显露冈下肌和小圆肌肌腹。

二、不对称性松解

关节囊是盂肱关节重要的静态稳定结构，对于冻结肩患者的关节囊松解，应强调对称性全关节囊松解。若术中松解不对称，可能继发术后肩关节不稳定或单方向活动受限。

三、神经损伤

术中松解下方关节囊操作时距离腋神经走行较近，此步骤应注意保护。具体操作时可适当增加侧方牵引，张紧关节囊，逐层由浅及深松解至显露肌腹结构。整个松解操作应使射频刀头指向肩盂侧，紧贴盂唇组织，但不损伤盂唇，自盂唇关节囊移行处切开关节囊，全程操作需在直视下完成，要避免器械进入镜头视野盲区而增加神经损伤的风险。

相关文献

1. Cuomo F, Flatow EL, Schneider JA, et al. Idiopathic and diabetic stiff shoulder：decision-making and treatment//Warner JJ, Iannotti JP, Flatow EL, eds. Complex and revision problems in shoulder surgery. Philadelphia：Lippincott Williams & Wilkins, 2005：205-229.

2. Bunker TD, Reilly J, Baird KS, et al. Expression of growth factors, cytokines and matrix

metalloproteinases in frozen shoulder. J Bone Joint Surg Br，2000，82：768-773．

3．Neviaser RJ，Neviaser TJ. The frozen shoulder：diagnosis and management. Clin Orthop Relat Res，1987，（223）：59-64．

4．Hand C，Clipsham K，Rees JL，et al. Long-term outcome of frozen shoulder. J Shoulder Elbow Surg，2008，17：231-236．

5．Bonsell S，Pearsall AW，Heitman RJ，et al. The relationship of age，gender，and degenerative changes observed on radiographs of the shoulder in asymptomatic individuals. J Bone Joint Surg Br，2000，82：1135-1139．

6．Uhthoff HK，Boileau P. Primary frozen shoulder：global capsular stiffness versus localized contracture. Clin Orthop Relat Res，2007，456：79-84．

7．Chambler AF，Pitsillides AA，Emery RJ. Acromial spur formation in patients with rotator cuff tears. J Shoulder Elbow Surg，2003，12：314-321．

8．Park HB，Yokota A，Gill HS，et al. Diagnostic accuracy of clinical tests for the different degrees of subacromial impingement syndrome. J Bone Joint Surg Am，2005，87：1146-1155．

9．MacDonald PB，Clark P，Sutherland K. An analysis of the diagnostic accuracy of the Hawkins and neer subacromial impingement signs. J Shoulder Elbow Surg，2000，9：299-301．

10．Neviaser RJ．Radiologic assessment of the shoulder：plain and arthrographic. Orthop Clin North Am，1987，18：343-349．

11．Neer CS．Impingement lesions．Clin Orthop Relat Res，1983，（173）：70-77．

12．Tauro JC. Stiffness and rotator cuff tears：incidence，arthroscopic findings，and treatment results. Arthroscopy，2006，22：581-586．

（李奉龙　鲁　谊）

第 14 章

肱骨近端骨折及其并发症

第一节　简　介

肱骨近端骨折是一种常见的骨折类型，国外大多文献认为其发生率在 4%～5%，其中 80%～85% 为无移位或轻微移位骨折，可通过保守治疗取得满意效果。对于移位明显的骨折，则需要手术治疗。肱骨近端骨折可发生在任何年龄段，但最常见于老年患者，其发生与骨质疏松有一定的关系。对于老年患者，轻中度暴力即可造成骨折，常见于在站立位摔伤，即患肢外展时身体向患侧摔倒，患肢着地，暴力向上传导，导致肱骨近端骨折。对于年轻患者，其受伤暴力较大，常伴多发损伤。当肩关节受到直接暴力时，也可以发生肱骨近端骨折。另一种少见的原因是电击伤，可致骨折或骨折脱位，尤其对后脱位应给予足够重视，以避免漏诊。

目前临床常用的针对肱骨近端骨折的分型是 Neer 分型。该分型根据肱骨近端四个解剖部位，即肱骨头、大结节、小结节和肱骨干，及相互之间的移位程度来进行分类。认识其解剖部位及骨折后移位方向极为重要。当大结节骨折后，其在冈上肌、冈下肌和小圆肌牵拉下向后上方移位；小结节骨折在肩胛下肌牵拉下向内侧移位；外科颈骨折后，胸大肌将远折端向内侧牵拉。正确投照的 X 线片对判断骨折移位尤其重要，一般要求投照肩胛骨正位片、肩胛骨侧位片及腋位片，必要时结合 CT 进行诊断。

对于存在明显移位成角的骨折，即 Neer 两部分至四部分骨折及骨折脱位，通常需进行手术治疗。主要手术方法包括闭合复位经皮穿针固定、切开复位内固定及人工关节置换等，具体因骨折复杂程度而异。近年来，随着关节镜技术的发展以及对肱骨近端解剖结构的深入了解，骨科医师开始尝试应用微创技术治疗简单类型的肱骨近端骨折，包括两部分大结节骨折、两部分小结节骨折，以及大、小结节骨折不愈合或畸形愈合等骨折并发症。本章主要讨论两部分大结节或小结节骨折以及大、小结节骨折不愈合或畸形愈合的关节镜治疗。

第二节　诊断与体格检查

一、临床表现

新鲜肱骨近端骨折最明显的表现是疼痛、肿胀和活动受限，因肩部软组织较厚，畸形表现不明显。在检查过程中应仔细询问受伤过程，常见的原因是间接暴力伤。在青少年，受伤时身体向后摔倒，患肢外展，肘关节伸直，腕关节背伸位着地，暴力向上传导，造成肱骨近端骨折。对老年患者，轻微暴力即可造成骨折，患肢常为外展位。对青壮年，多为直接暴力伤，多来自外侧或前外侧。注意是否有其他合并伤，如颅脑损伤和胸部创伤等。询问病史时要注意是否有癫痫发作、电击或电治疗病史，此时常导致肩关节后脱位或骨折脱位。

大、小结节骨折不愈合或畸形愈合患者的临床表现与肩袖损伤相似，主要表现为肩关节慢性疼痛伴力弱，部分患者由于创伤性肩关节粘连，可出现主、被动活动均明显受限。

二、体格检查

急性伤患者体格检查时患肩明显压痛，可触及骨擦感。伤后 24 ~ 48h 可见淤血斑，受伤严重者伤后数天可向上臂和胸部蔓延。两部分大结节骨折常伴肩关节前脱位，查体肩关节空虚，肩关节前方饱满，肩峰突出，肩关节后方扁平，明显方肩畸形；两部分小结节骨折可能伴发肩关节后脱位，肩关节后方饱满，喙突明显突出，肩关节前方扁平。

在骨折不愈合或畸形愈合患者可触及大、小结节压痛。由于大结节上移导致肩峰下间隙缩小，查体时可伴有 Neer 征或 Hawkins 征等撞击体征阳性表现。由于骨折部位不同，可对应出现相关肩袖肌群力弱的表现。

三、影像学检查

清晰、准确的 X 线片对肱骨近端骨折诊断有重要意义，可以帮助判断骨折的部位、移位程度及骨折脱位的方向。在肩部创伤诊断中必须投照三个相互垂直平面的平片，即创伤系列片，包括肩胛骨正位 X 线片、肩胛骨侧位 X 线片（肩胛骨切线位片）和腋位 X 线片。

由于肩胛骨平面与冠状面成 30°~40°，盂肱关节前倾，普通的肩关节前后位片实际为肩关节斜位片。在投照真正的肩胛骨正位片时，患肩紧靠片盒，健侧向前倾斜约 40°，此时投照肱骨头与肩胛盂无重叠，清楚地显示关节间隙，肩盂前后缘完全重叠。肩关节发生脱位时，则正常肩关节间隙消失，肱骨头与肩胛盂重叠。在投照真正的肩胛骨侧位 X

线片时，患肩外侧紧靠片盒，健侧向前倾斜约 40°。肩胛骨投影为"Y"形结构，前方分叉为喙突，后方为肩峰，垂直一竖为肩胛体投影，肩盂位于"Y"形结构的中心。在真正的肩胛骨侧位片上，可清晰显示大、小结节骨折及肩关节前后脱位。对于肱骨近端骨折，只有在真正的肩胛骨正、侧位片上才可清楚地判断其移位、成角的方向和大小，普通的肩关节前后位和穿胸位片均为肩关节斜位片，不能真正反映移位、成角及脱位情况。腋位 X 线片可清晰地显示盂肱关系，在肱骨近端骨折时应设法拍照。投照时，尽量取仰卧，患肩外展 70°~90°（避免加重骨折移位）。将片盒置于肩上，X 线束稍低于身体，由腋下向上投照。在新鲜损伤患者，因疼痛的肩关节外展明显受限，可投照改良腋位片。投照时患者取站立位，上半身向后倾斜约 30°，将片盒放于腋下，使 X 线片束从上向下垂直投照。但其影像重叠较多，临床上应尽量取仰卧位投照。在清晰的腋位片上，可以准确地诊断肩关节后脱位，大、小结节骨折移位方向和程度，盂缘骨折及肱骨头骨折。有文献报道对于诊断肱骨近端骨折，肩胛骨正位加腋位的准确率明显高于肩胛骨正位加肩胛骨侧位，尤其是向后移位的大结节骨折，肩胛骨正位加肩胛骨侧位的漏诊率达 25%。

对于复杂的肱骨近端骨折，创伤系列的 X 线片加上 CT 影像可以提供更准确的信息。虽然有文献认为 CT 对肱骨近端骨折的分型并无明显的意义，但 CT 在判断大小结节移位、肱骨头劈裂骨折、压缩骨折、盂缘骨折及骨折脱位方面有很大帮助，在临床上应结合使用。

第三节　手术适应证与禁忌证

一、适应证

对于移位明显的肱骨近端骨折，仍以切开复位内固定手术治疗为主，而适于关节镜下复位固定的骨折类型相对较少，主要包括单纯撕脱型两部分肱骨大结节骨折或小结节骨折，且骨折移位超过 5mm。由于关节镜手术通路位置所限，对于骨折块较大或骨折线向远端延伸的两部分大结节或小结节骨折，则不宜行关节镜手术治疗，应考虑切开复位内固定治疗。

二、禁忌证

1. 同时合并外科颈骨折的三部分或四部分骨折或骨折脱位患者。
2. 骨折不愈合或畸形愈合伴锁定脱位患者。
3. 合并神经和血管损伤的患者。
4. 慢性病患者，难以耐受全身麻醉及手术。

第四节　手术技术

一、手术体位

体位摆放可依据术者喜好选择侧卧牵引体位或沙滩椅体位。前者的优势在于在牵引下能够充分打开肩峰下间隙，手术操作空间相对宽裕；后者的优势在于若单纯关节镜手术难以完成时，可直接转为切开手术，无须变换体位。因此，若术前判断单纯关节镜手术难以完成骨折复位固定，术中需要中转切开，则应选择沙滩椅体位。

二、评估及骨折块松解

首先建立后方入路进入盂肱关节，全面检查盂肱关节内有无合并其他损伤，如 Bankart 损伤、SLAP 损伤、盂缘骨折、肱二头肌长头肌腱损伤和肩袖损伤等；仔细探查骨折块是否累及关节软骨。对于骨折不愈合或畸形愈合的陈旧性损伤病例，常伴有不同程度的盂肱关节粘连性关节囊炎，术中需进行相应的关节囊松解。

将关节镜由后方入路转入肩峰下间隙，滑膜清扫后建立外侧入路，在肩峰下间隙找到骨折块。通常情况下，大结节骨折块由冈上肌腱和冈下肌腱牵拉而向后上方移位，小结节骨折块由肩胛下肌牵拉而向前内移位。充分松解骨折块及其附着的肩袖肌腱组织，并对骨折床进行清理（图 14-1）。对于骨折不愈合的陈旧性损伤病例，由于骨折块周围被大量瘢痕包裹，定位骨折块有一定难度，此时可紧贴大结节骨折床逐步清创，进入骨折块主骨间隙，进一步清除骨折块周围包裹的瘢痕组织，逐步显露直至完全松解。进行此操作步骤时，注意保护周围正常的肩袖肌腱组织。对于骨折块较小的病例，必要时可术中辅助透视以定位骨折块。需要注意的是，对于陈旧小结节骨折不愈合的病例，骨折块经由肩胛下肌牵拉向喙突下方移位，常与臂丛神经和血管发生粘连，松解时需谨慎操作，避免损伤周围重要结构（图 14-2）。

三、骨折块的复位及固定

充分松解骨折块及其上附着的肩袖肌腱组织

后，以缝线经骨折块内侧腱 - 骨交界处穿出作为复位牵引线，根据骨折部位建立辅助通路用于复位牵引。

对骨折床进行彻底清创，显露至最内侧骨折端。若骨折累及关节面，充分松解后常可显露盂肱关节腔。在骨折床最内侧近关节软骨处置入缝合锚钉，尾线经骨折块腱 - 骨交界处均匀分布穿出。将镜头转入后外侧辅助通路，经外侧通路引入套管，自套管内取出内排锚钉尾线，并将其引入外排挤压锚钉锁孔中，于骨折床远端原大结节下方置入外排锚钉，并锁紧尾线，牢固固定骨折块。

对于陈旧性骨折不愈合的病例，骨折块可能经彻底松解仍难以复位，此时可考虑切除骨块直接行肩袖修复术。对于骨折畸形愈合的病例，若术中探查骨折块较为稳定，可行大、小结节成形术并肩峰或喙突成形术，以减轻患者的撞击症状，同时应注意探查是否合并肩袖损伤并进行相应的修复。

四、术后处理

术后采用颈腕吊带制动。在术后第 2 天或第 3

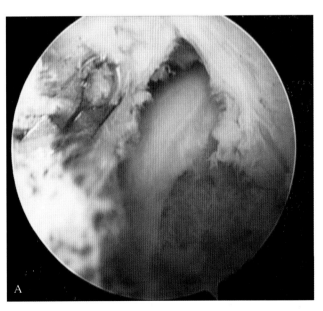

图 14-1　大结节骨折的镜下固定。A. 松解大结节骨折块，显露骨折床

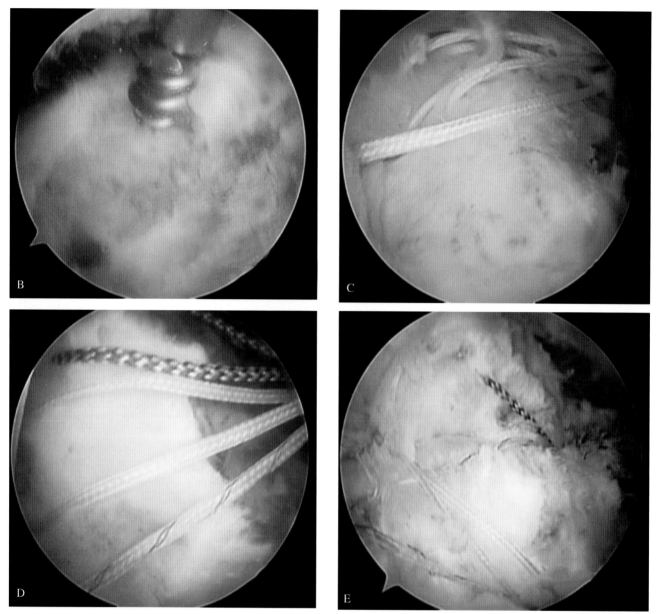

图 14-1 续 大结节骨折的镜下固定。**B.** 在骨折床内侧近关节面缘处置入内排锚钉；**C.** 经骨折块腱 - 骨交界处将内排锚钉尾线均匀分布穿出；**D.** 将内排锚钉尾线牵拉至大结节外侧，试行复位，确定外排挤压锚钉的最佳入点；**E.** 置入外排挤压锚钉，牢固固定骨折块

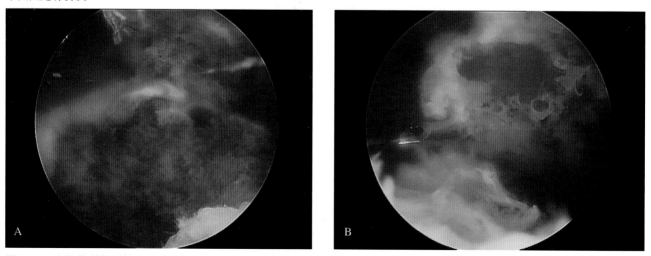

图 14-2 小结节骨折的镜下固定。**A.** 松解小结节骨折块，清理并显露骨折床；**B.** 以缝合钩自骨块腱 - 骨交界处穿出，释放牵引线，以备内排锚钉尾线过线使用

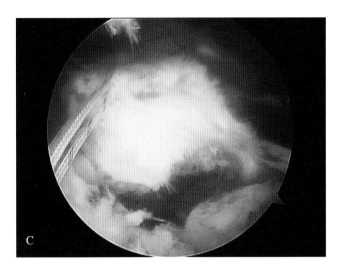

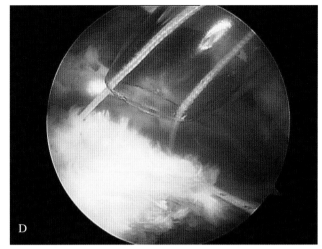

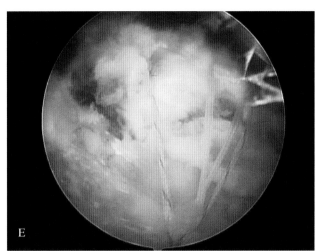

图 14-2 续　小结节骨折的镜下固定。C. 内排锚钉尾线自腱-骨交界处穿出；D. 将内排锚钉尾线打结固定；E. 置入外排挤压锚钉，完成骨折块的双排固定

天，根据患者疼痛允许情况下尽快进行手、腕、肘的被动功能锻炼。术后 2 ~ 3 周后进行被动功能锻炼，术后 6 周拍摄 X 线片证实骨折初步愈合则拆除吊带开始主动活动度练习。术后 3 个月开始肌力锻炼并逐渐过渡至日常活动。

第五节　失误与并发症分析

一、骨折复位不良

对于关节镜下骨折复位固定手术而言，由于通路位置限制、骨折块把持不牢固以及复位操作空间相对局限等因素，使其较切开手术更易发生骨折复位不良。另一方面，对于陈旧性骨折不愈合的病例，由于骨折块被瘢痕包裹粘连严重，若显露松解不彻底，亦可影响骨折复位。为了避免出现骨折复位不良，应注意以下几点：

1. 充分显露并松解骨折块，必要时需术中在透视下试行复位。

2. 根据具体骨折部位，另建立辅助通路用以牵引复位骨折块。

3. 多通路、多角度观察复位后骨折块贴合情况，以确定最佳位置。

4. 内排锚钉尾线应经骨块腱-骨交界处均匀分布穿出，力求把持确实；确定外排锚钉入点时也应多通路观察，试行复位并张紧缝线，确定达到最佳复位位置时方可置入外排锚钉。

二、术中锚钉松动拔出

大、小结节骨折后，骨折床主要为松质骨裸露，对锚钉的把持能力明显减弱，在置入内排锚钉时应注意探查入点处骨质情况。对于存在明显骨质疏松的病例，应选择直径相对较大的锚钉以增加把持力。

置入锚钉的方向应尽量偏向密度相对较高的软骨下骨，增大把持力度。此过程需在透视下完成，避免锚钉穿出关节面。另外，对于陈旧性骨折不愈合的病例，应充分松解骨块，减小复位张力。对于难以复位并且骨折块较小的病例可予以摘除，直接行肩袖修复手术。

相关文献

1. Flatow EL, Cuomo F, Maday MG, et al. Open reduction and internal fixation of two-part displaced fractures of the greater tuberosity of the proximal part of the humerus. J Bone Joint Surg Am, 1991, 90A: 1213-1218.

2. Song HS, Williams GR Jr. Arthroscopic reduction and fixation with suture-bridge technique for displaced or comminuted greater tuberosity fractures. Arthroscopy, 2008, 24: 956-960.

3. Ji JH, Shafi M, Song IS, at al. Arthroscopic fixation technique for comminuted, displaced greater tuberosity fracture. Arthroscopy, 2010, 26: 600-609.

4. Pietschmann MF, Gulecyuz MF, Fieseler S, et al. Biomechanical stability of knotless suture anchors used in rotator cuff repair in healthy and osteopenic bone. Arthroscopy, 2010, 26: 1035-1044.

5. Meier SW, Meier JD. The effect of double-row fixation on initial repair strength in rotator cuff repair: a biomechanical study. Arthroscopy, 2006, 22: 1168-1173.

6. Ji JH, Moon CY, Kim YY, et al. Arthroscopic fixation for a malunited greater tuberosity fracture using the suture-bridge technique: technical report and literature review. Knee Surg Sports Traumatol Arthrosc, 2009, 17: 1473-1476.

7. Bhatia DN, van Rooyen KS, du Toit DF, et al. Surgical treatment of comminuted, displaced fractures of the greater tuberosity of the proximal humerus: a new technique of double-row suture-anchor fixation and long-term results. Injury, 2006, 37: 946-952.

8. Kim DH, Elattrache NS, Tibone JE, et al. Biomechanical comparison of a single-row versus double-row suture anchor technique for rotator cuff repair. Am J Sports Med, 2006, 34: 407-414.

9. Clavert P, Adam P, Bevort A, et al. Pitfalls and complications with locking plate for proximal humerus fracture. J Should Elbow Surg, 2010, 19: 489-494.

10. Ji JH, Kim WY, Ra KH. Arthroscopic double-row suture anchor fixation of minimally displaced greater tuberosity fractures. Arthroscopy, 2007, 23: 1133-1134.

11. Kim KC, Rhee KJ, Shin HD, et al. Arthroscopic fixation for displaced greater tuberosity fracture using the suturebridge technique. Arthroscopy, 2008, 24: 120. e1-120. e3.

12. Herscovici D Jr, Saunders DT, Johnson MP, et al. Percutaneous fixation of proximal humeral fractures. Clin Orthop Relat Res, 2000, 375: 97-104.

13. Pujol N, Fong O, Scharycki S, et al. Simultaneous arthroscopic treatment of displaced greater tuberosity and glenoid fracture using a double-row technique. Knee Surg Sports Traumatol Arthrosc, 2009, 17: 1508-1510.

（李奉龙　朱以明）